慢性肾脏病百问百答

主　编　刘红艳　李欣欣

天津出版传媒集团

天津科学技术出版社

图书在版编目(CIP)数据

慢性肾脏病百问百答 / 刘红艳, 李欣欣主编. --
天津：天津科学技术出版社, 2024.6. -- ISBN 978-7
-5742-2284-7

Ⅰ. R692-44

中国国家版本馆 CIP 数据核字第 2024N04B02 号

慢性肾脏病百问百答
MANXING SHENZANGBING BAIWEN BAIDA
策划编辑：韩　瑞
责任编辑：李　彬
责任印制：赵宇伦
出　　　版：天津出版传媒集团
　　　　　　天津科学技术出版社
地　　　址：天津市西康路 35 号
邮　　　编：300051
电　　　话：(022) 23332390
网　　　址：www.tjkjcbs.com.cn
发　　　行：新华书店经销
印　　　刷：天津午阳印刷股份有限公司

开本 880×1230　1/32　印张 9.5　插页 2　字数 250 000
2024 年 6 月第 1 版第 1 次印刷
定价：68.00 元

主编简介

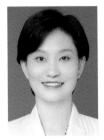

刘红艳，女，毕业于天津医科大学肾脏病学专业，硕士研究生，天津医科大学第二医院肾内科主治医师，现任天津市医疗健康学会肾脏病专业委员会委员、天津市整合医学学会肾病与代谢专业委员会青年委员。在多年的临床工作中多次被评为优秀医务工作者以及优秀住培教师。研究方向为慢性肾脏病代谢性脑病，一直从事临床工作以及临床研究工作，致力于急慢性肾脏病病因诊断及治疗，以及尿毒症血液透析、腹膜透析等方面的工作，参与编写专著1部，近年在中华医学核心期刊发表文章数篇。

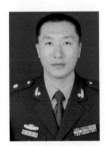

李欣欣，男，毕业于河北北方学院临床系，中国人民解放军联勤保障部队第九八三医院泌尿外科副主任医师，从事泌尿外科临床工作20余年，现任天津医疗健康委员会尿路健康专业委员会常委，天津医学会泌尿外科分会青年委员。曾因工作突出荣立三等功，并参与西非利比里亚维和、中华人民共和国成立70周年阅兵保障、玉树抗震救灾等重大任务。擅长泌尿系统肿瘤的微创手术治疗、前列腺增生性疾病的电切手术治疗，以及泌尿系结石的腔内手术及肾移植手术，同时也开展导致男性不育的精索静脉曲张的显微外科手术等。

前　言

　　慢性肾脏病已经成为全球危害人类健康的重要公共卫生问题。我国成人慢性肾脏病的患病率为 10.8%，基本上 10 个人中就有 1 个人以上患有慢性肾脏病，这是个触目惊心的数据。但是国人对慢性肾脏病的知晓率和诊断率普遍较低。原因是慢性肾脏病被称为"隐蔽性杀手"，因为慢性肾脏病发病比较隐蔽，大部分时候不容易让人发现，临床表现也不典型，因此大家就可能忽略，当疾病发展至终末期时，临床症状比较凸显的时候，人们再到医院看病，双肾体积已经缩小，血肌酐的水平已经达到终末期尿毒症的水平，这个时候是回天无力，因此，这部分病人就只能进入到透析的阶段，有条件的病人，后期可能行肾移植；经济条件受限的或者没有肾源的病人，就需要维持性透析治疗，血液透析或者腹膜透析治疗。这个时期的病人并发症的发病率比较高，比如贫血、高血压、心脑血管系统的病变、呼吸系统的病变、骨骼系统等，全身各个系统器官都可能受到尿毒症并发症的侵害，这些病人苦不堪言。慢性肾脏病的发病因素众多，比如原发性肾小球肾炎、遗传性肾脏病、继发性肾脏病（比如结缔组织病：系统性红斑狼疮、干燥综合征；血液系统疾病：骨髓瘤、淋巴瘤、淀粉样变性；恶性肿瘤；糖尿病；高血压、乙型病毒性肝炎、甲状腺疾病等多个系统的疾病）以及生活习惯、饮食等众多因素的作用，最终导致肾脏损伤，如果不能及时纠正致病因素，肾脏损伤将进行性加重，最终进入到终末期肾脏病——尿毒症期。这也是我们想要写这本书的初衷，这本书是写给我们非医学专业的朋友们。本书就生活中可能导致损害肾脏的因素，比如抽烟、饮酒、高嘌呤饮食、熬夜、染发剂、环境污染、不健康饮食、肥胖、高血压、糖尿病等导致的肾脏损害，之后对于不同原因导致的慢性肾脏病的加重因素以及生活中的注意事项，以及发展至终末期阶段——尿毒症期，进入到透析阶段的时候，病人以及家属需要知道并要做到的注意事项以及出现相关临床症状的可能因素，同时对于肾移植术后病人的注意事项及可能的临床症状，向大家一一介绍，希望通过这些危险因素的普及，提醒大家在生活中对于这些危险因素的避免，尽可能的保障我们肾脏生活环境的健康，肾脏才能心甘情愿地为我们人体工作，为人体提供生活环境的安全，肾脏的功能是排出体内多余的水分、清除体内代谢的产物、调节机体电解质以及酸碱平衡的稳态，是人体赖以生存的重要脏器。不要因为肾脏受了委屈、受到危险因素的侵害，而不叫嚷的性格，我们人体就肆无忌惮的去忽视它，完全不在意它。虽然它不喊不叫，但是，如果人体不关爱肾脏的健康，肾脏也会疲惫，也会伤心，也会反抗，这些情况的结果就是——终末期肾脏病尿毒症，最终肾脏会给人体一个颜色看看，因此，慢性肾脏病悄然而至，最终给人体以致命的打击。物理学上讲："力的作用是相互的"，俗话说"人心换人心"，在这儿用这些话再合适不过了。我们写书的宗旨是想提醒大家，保护肾脏健康是我们幸福生活的基础，为了更好地生活，请从现在起关爱它，了解并掌握影响肾脏的危害因素，遗传性的因素我们可控制的部分不多，但是，就生活中的影响因素我们是完全可以避免的。为了大家肾脏的安全与健康，我们大家共同努力，一起出发！

刘红艳　李欣欣

2024 年 3 月于天津

目　录

上篇　慢性肾脏病危险因素及发生发展

下篇　肾脏替代治疗

上 篇

慢性肾脏病危险因素及发生发展

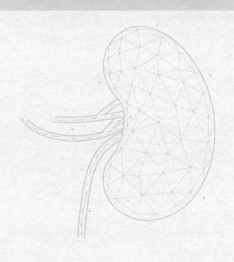

肾脏的位置

在肾内科门诊经常有人双手捂着骶髂关节说："医生，我肾疼，尤其活动的时候。"肾脏的大概位置位于肋脊点和肋腰点之间，肋脊点位于最下面一个肋骨和脊柱的交点，肋腰点位于最下面一个肋骨与腰大肌外侧缘的交点，右肾略低于左肾，这两点之间是肾脏大概的位置，肾脏的位置随着体位和呼吸而轻度改变。

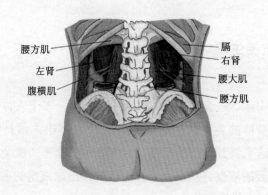

腰方肌　左肾　腹横肌　膈　右肾　腰大肌　腰方肌

肾脏的大小

男性和女性肾脏体积大小略有差别，正常成年男性肾脏的平均体积为 11cm×6cm×3cm，左肾略大于右肾；女性肾脏的平均体积和重量均略小于同龄男性。肾脏平均重量男性约 150g，女性约 135g。身材越高或体重越大的人肾脏体积更大些，同理，身材越低或体重越小的人肾脏体积略小些。我们平时可以看到比较瘦小的人，泌尿系彩超提示肾脏长度为 9.0～9.5cm，报告也显示双肾大小正常，这是彩超室医生根据患者身高、体重以及肾脏其他衡量指标得出的结论。

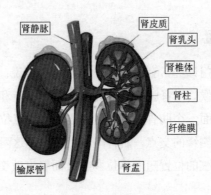

肾脏的主要生理功能

1.排尿

人们在喝水、进食过程中，进入人体的水分多于人体所需要的量时，经过身体的各种代谢后，最后由肾脏排出，维持身体的水平衡。肾脏这个极其精密的构造，通过某些部位感知流经肾脏血液中的各种物质的浓度，精确地计算出需要排出尿液量的多少。

2.排泄体内代谢产物

人体需要各种营养物质，同时又产生各种代谢废物，其中一部分通过大便排出，另一部分通过肾脏排出，比如多余的肌酐、尿素氮、尿酸以及胍类、酚类。

3.维持电解质平衡

人身体的电解质包括钠离子、氯离子、钾离子、钙离子、血磷等，这些电解质在人身体中有着非常重要的作用。但是，这些电解质的水平在一定范围对于人体才是安全的。人体中的电解质大部分通过进食来摄取，比如氯离子和钠离子，也就是食盐的成分，当人吃得比较咸，氯离子和钠离子浓度较高时，肾脏亦存在感知这些离子浓度变化的部位。当肾脏感知到氯离子和钠离子浓度高于正常水平时，通过排出较多的氯离子和钠离子来实现平衡，其他电解质亦然。这样不仅实现了电解质平衡，同时通过这种调节作用，也调节了血管的压力，维持血压水平的平稳。

4.维持酸碱平衡

人体这个精密的工厂每时每刻都在产生代谢产物，这些代谢产物为酸性物质，酸性物质主要来源于糖、脂肪、蛋白质的代谢。过多的酸性物质在体内堆积会对身体各系统产生严重的伤害，通过肾脏排出酸性代谢产物，人体的各个细胞、器官、组织才能正常运行。

5.内分泌功能

肾脏的内分泌功能就是肾脏能够产生促红细胞生成素、肾素、活性维生素 D_3 等多种物质，这些物质在人体代谢过程中是不可或缺的。促红细胞生成素是红细胞成熟过程中的必须物质，没有促红素，容易出现红细胞的生成及成熟障碍，导致人体出现贫血，这就是尿毒症患者会出现贫血的原因；肾素是参与人体血压调节的重要物质；维生素 D_3 是钙离子吸收过程中非常重要的辅助因子，肾脏功能障碍时维生素 D_3 生成减少，因此，钙离子的吸收障碍，也是尿毒症患者发生低钙血症、抽筋、肾性骨病的原因。

肾脏实现生理功能的基本功能单位

肾脏在实现排出代谢产物，维持水、电解质、酸碱平衡过程中是通过多个功能单位完成的，这个功能单位称为肾单位，每个肾脏大约有 100 万个肾单位，即正常人大约有 200 万个肾单位。肾脏在受损害时，肾单位数量逐渐减少，当肾单位减少到一半时，肾脏不再能维持基本的生理功能，而出现排泄废物的堆积以及水、电解质、酸碱平衡的紊乱，即出现血液中毒素水平升高、尿量减少、水肿、低钙、高磷、高钾、酸中毒等一系列异常情况，若病情进展，最终进入尿毒症期，需透析替代部分肾脏功能，维持生命延续。

肾单位包括肾小体和与之相连的肾小管。肾小体由肾小球和肾小囊组成。

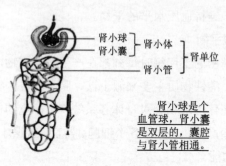

肾小球是个血管球，肾小囊是双层的，囊腔与肾小管相通。

肾单位的结构

肾小球的主要功能

肾小球是肾单位的主要构成部分之一，主要是滤过功能。肾小球是由20～40个盘曲的攀状毛细血管网（又称毛细血管襻）组成。换句话说，肾小球是由多个毛细血管团组成，是毛细血管团而不是单一的直血管，是为了让血液更加充分地与毛细血管壁接触，增加肾小球的滤过面积，更好地完成滤过功能，生成尿液。

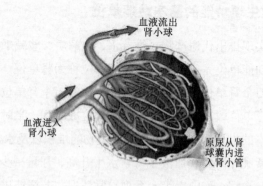

肾小球

说到滤过功能就必须要说明肾小球的滤过屏障，也就是滤过膜。滤过屏障有三层：内层的毛细血管的血管壁、中间的基底膜、外层的上皮细胞，共同组成了滤过屏障。滤过屏障起到滤过作用是通过以下两方面完成。

1.机械屏障

滤过屏障中的三层中每层都有大小不同孔径，小于孔径的物质可以滤出，大于孔径的物质则不能滤出，继续留在血液中进入循环，滤过孔径起到了筛选的作用。

2.电荷屏障

人体内有些物质带有电荷，滤过屏障中某些物质带有负电荷，同性电荷相斥，带负电荷的滤过屏障为的是阻止血液中带负电荷的物质，血液中带负电荷的物质是血浆白蛋白，血浆白蛋白在人体中有非常重要的作用，不是代谢废物，因此人体为了避免血浆白蛋白在肾小球滤过过程中被滤出，带负电荷的滤过屏障通过同种电荷相斥的原理，将血浆白蛋白继续留在体内发挥作用。通过肾小球的毛细血管网和滤过屏障，肾脏完美地完成了滤过功能。如果损害了肾小球的机械屏障或者电荷屏障，就会导致血液中大分子物质或者带负电荷的血浆白蛋白漏出，进而出现一系列的临床表现。

肾小球的结构

肾小球基本形状是球状的，分两个极，一个是血管极，一个是尿极；简单来讲，肾小球这个球上下有两个口，一个是血管出入的口，另一个是尿液流出的口。上面的开口毛细血管经此进入，也叫入球小动脉，进入球内的毛细血管经一定盘绕后形成血管团或毛细血管网，之后毛细血管再经由入口出来，也叫出球小动脉；而血液流经肾小球的毛细血管网后，形成的尿液进入肾小囊，这个尿液成为原尿。

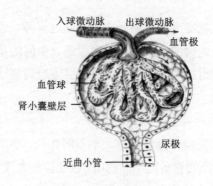

入球微动脉　出球微动脉

血管极

血管球

肾小囊壁层

尿极

近曲小管

肾小球模式图

肾小囊的功能

肾小囊和肾小球共同构成肾小体。肾小囊为杯状，主要功能是储存由血管网形成的尿液。如下图所示，肾小囊是由内外两层构成，肾小囊包绕着肾小球的毛细血管团，在上端内外两层形成折返，两层之间形成囊腔，经由毛细血管网滤出的尿液进入囊腔，这个尿液成为原尿，肾小囊在下端向下延伸形成与肾小球相连的肾小管。

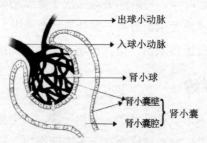

出球小动脉

入球小动脉

肾小球

肾小囊壁　肾小囊

肾小囊腔

什么是原尿？什么是终尿？

原尿是经过肾小球毛细血管网滤过进入肾小囊的液体，其中包含水分、葡萄糖、无机盐、电解质以及极少量的小分子蛋白质，每天原尿生成量约 180L。也就是说原尿中滤出了一些不该滤出的物质，比如过多的水分、葡萄糖、小分子蛋白质以及部分电解质，就像用筛子筛选粮食的过程，因筛子的孔径不可选择地筛出了我们不能丢弃的东西，这就需要我们采取措施来补救。对于肾脏来讲，补救的工作就交给了下面的肾小管和集合管，将肾小球滤出的过多水分回吸收一部分，全部的葡萄糖回吸收，部分电解质以及碳酸氢根需要回吸收。经过这些操作后，最终形成了需要丢弃的代谢废物——终尿，也就是我们所说的尿液，经由输尿管、膀胱、尿道排出。终尿每天尿量 1.5L 左右，终尿的量也会随着我们的饮水量、出汗量以及是否发热而波动。

影响肾脏滤过功能的因素有哪些？

影响肾脏滤过功能的因素有两个：一个是滤过膜，另一个是有效滤过压。

1. 滤过膜

滤过膜功能完整是肾小球完成滤过的首要条件，影响到肾小球毛细血管网长度、滤过膜结构的完整性、滤过膜电荷屏障的因素，都会导致肾脏过滤功能下降。比如有些药物（抗生素、抗肿瘤药物等）、肾炎等情况，导致肾小球的有效滤过面积减少。有效滤过面积，也就是滤过功能正常的滤过膜。

2. 有效滤过压

影响有效滤过压的因素有以下三方面。

（1）肾小球毛细血管压：毛细血管压就相当于平均动脉压。血液在毛细血管内流动时对血管壁产生压力，毛细血管压受人体血压的影响，血压在一定范围内波动时，肾小球毛细血管会通过自身调节保持毛细血管压相对稳定。如果血压过低或者过高，超过了毛细血管的自身调节能力时，毛细血管压会相应降低或升高，这样就会影响肾小球的滤过功能。

（2）血浆胶体渗透压：血浆胶体渗透压是由人体的血浆白蛋白产生，人体血浆胶体渗透压在正常情况下不会出现明显波动。如果出现血浆白蛋白水平明显降低的情况，血浆胶体渗透压也会降低。血浆胶体渗透压的变化会影响肾小球的滤过。需要说明的是血浆胶体渗透压调节血管内外水分的交换，换句话说，血浆胶体渗透压下降，会导致血管内的水分渗出到血管外。

（3）肾小囊内压：肾小囊内压是由原尿对肾小囊壁产生的，就像塑料袋里盛水，水少压力就小，水多压力就大。对于肾小囊内压来讲，如果下面的肾小管、集合管、输尿管或者尿道出现堵塞的情况，尿液排出就会受阻，尿液仍在生成，产生的尿液就会堆积在被堵塞的部位上方，时间久了会出现肾积水、输尿管扩张，肾小囊内压会增大。

有效滤过压与三者之间的关系：有效滤过压=毛细血管压－（血浆胶体渗透压+囊内压）。从这个关系中可以知道，如果毛细血管压、血浆胶体渗透压以及囊内压有明显变化时，肾脏的滤过功能也将随着变化。

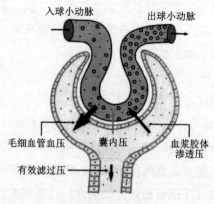

有效滤过压示意图

肾小管及集合管的主要功能

　　肾脏实现正常功能运转，需要肾小球、肾小管以及集合管的精密配合才得以完成。肾脏产生的原尿量高达 180L，原尿中含有和血液中相同浓度的葡萄糖、钠、氯、钾、碳酸氢根及部分氨基酸和大量的水分，但进入输尿管最终被排出的尿液量仅 1.5L，并且终尿中不含葡萄糖、氨基酸，仅含极微量的蛋白，并且排出电解质的浓度明显低于血浆中的浓度，那么原尿形成终尿的工作就都由肾小管及集合管来完成水分以及其他物质的重吸收。如果尿液中出现了葡萄糖、氨基酸，或者尿量明显增加，再或者尿液的 pH 值过高，排除了糖尿病的可能，说明肾小管或集合管功能出现了问题，应及时就医，尽早治疗。

夜尿增多的原因

　　夜尿增多分为以下几种情况。

　　（1）对于老年男性，前列腺增生肥大是常见的情况，会引起病人出现排尿困难、淋漓不尽、频繁去厕所，不论白天或晚上排尿次数明显增多。

　　（2）对于糖尿病患者，如果血糖控制不佳，会导致血液中血糖水平明显升高。肾脏滤出的原尿中葡萄糖的浓度与血液中葡萄糖的浓度是相同的，这样就导致原尿中渗透压升高，原本该被肾小管及集合管吸收的水分被排出，导致总的尿量增多。

　　（3）泌尿系感染时，病原菌入侵人体泌尿道黏膜的上皮细胞，导致尿道黏膜上皮细胞受损，神经就从破损的细胞处显露出来，排尿时尿液就会刺激到神经细胞，人就会不舒服，感觉尿液没有尿干净，出现频繁想排尿的感觉，这就是尿频，同时会伴有尿急和尿痛。

　　（4）肾结核。部分肾结核患者会出现夜尿增多的情况，是因为结核分枝杆菌入侵泌尿道上皮细胞，而导致神经细胞暴露或受损，在排尿时尿液刺激神经细胞导致患者出现尿疼的症状。这种症状会给人排尿不尽的感觉，患者会反复排尿，夜间也同样；另外，反复慢性肾盂肾炎患者肾小管功能受损后，也会表现为夜尿增多。

（5）对于高血压的患者来讲，高血压是导致全身动脉粥样硬化的因素之一，这种情况会影响周身各器官的供血不足、缺血，肾脏的肾小管对缺血比较敏感，肾小管起着对尿液的浓缩和稀释的功能，在缺血的情况下，肾小管不能很好地完成尿液的浓缩，导致患者频繁起夜。

泌尿系感染的症状

泌尿系感染是指病原微生物侵入了尿路黏膜所引起的炎症反应，临床表现有尿频、尿急、尿痛、排尿时烧灼感等尿路刺激的症状，还有人出现夜尿次数增多、下腹坠胀、腰痛、发热，甚至有人会出现乏力、食欲下降等症状，部分人还会出现水肿。

为什么一般情况下人体不发生泌尿道感染？

正常人体对于细菌入侵尿路黏膜有一系列的防卫机制。

（1）尿道口和外阴周围分布正常菌群，这些正常菌群可以抑制病原菌的生长。泌尿道感染容易发生在两种人身上：一种是特别不讲卫生的；另一种是特别讲卫生的，一天洗几遍，并且还用某些洗剂，这很容易将尿道口和外阴周围的正常菌群破坏，致使其失去了对尿路黏膜的保护作用，更容易发生感染。

（2）尿液的冲刷作用，通过排尿可清除99%侵入尿路的细菌。有一部分发生尿路感染的病人是因为工作原因，不能及时排尿。长时间的憋尿，就给入侵尿路的细菌存活并繁殖的机会，失去了正常频率尿液冲刷尿路入侵细菌的作用，因此导致感染。

（3）膀胱黏膜可以分泌有机酸以及免疫球蛋白，这些物质可以吞噬杀灭入侵的病原微生物；同时膀胱壁的组成成分有阻止细菌黏附的作用。

（4）人体尿液呈酸性，含有高浓度尿素和有机酸，这种环境不利于细菌的生长。

（5）对于男性来讲，前列腺液均有部分抗菌的作用。

总之，当某些情况下人体的上述防御功能被破坏时，人体容易出现泌尿道感染。

什么情况下容易发生泌尿道感染？

（1）抵抗力低下的患者容易发生泌尿道感染，比如年老体弱的人、糖尿病病人、服用激素或免疫抑制剂治疗的患者、恶性肿瘤患者、肾病综合征的患者。

（2）生殖系统的感染病灶，比如女性阴道炎、男性前列腺炎等，均容易引发泌尿道感染。

（3）泌尿道解剖或功能异常，比如尿路结石、泌尿系统的肿瘤、膀胱输尿管反流、神经源性膀胱等。

（4）使用尿路器械的患者，比如留置尿管超过 3 天，泌尿道感染率高达 100%。

（5）妊娠的女性，因为怀孕的女性激素水平的变化，导致输尿管平滑肌松弛，引起膀胱输尿管反流，这样增加了细菌入侵的概率；怀孕的女性因增大的子宫压迫输尿管，造成输尿管梗阻，也容易发生感染。

（6）多功能马桶，可以让人排便后自动冲洗，但是机器冲洗的方式可能导致大便进入尿道、阴道，增加感染机会。

（7）部分女性为了保持内裤的干净，长期使用卫生护垫，这样导致尿道口不透气，潮湿的环境增加了细菌感染的机会。

（8）内裤清洗后放在卫生间阴干，也会导致细菌滋生，应该晾在太阳光下应用自然的紫外线起到杀菌的作用。

（9）熬夜或者寒冷天气下着装过少，都会导致机体免疫力下降，导致泌尿系感染，这些情况容易发生在年轻人身上。

泌尿系感染后需要怎么做？

泌尿道感染都是因为一定的原因导致，除了药物治疗外，寻找病因至关重要，只有去除了病因才能在今后生活中尽量少发生泌尿系感染。在泌尿系感染期间，一定要多喝水，多排尿，尿液的冲刷是很好的排菌方式，注意休息，保障充足的睡眠，注意保暖，注意保障营养的摄入；因多功能马桶导致者不再使用这个功能，长期熬夜者调整生活方式，良好的生活方式是对机体免疫力最好的保护，尤其是冬季天气寒冷，适当增加衣物是必要的；勤更换内裤，清洗内裤后在太阳光下晾晒；尿路结石的患者去泌尿外科就诊，改善尿路梗阻情况，保障尿路通畅；对于使用尿管的患者，尽早拔除尿管去除诱因。

泌尿系感染会出现水肿吗？

一般来讲，泌尿道感染不会导致患者水肿，但临床上部分患者泌尿道感染后确实会出现双下肢或者眼睑的水肿，化验提示尿常规蛋白阴性、肾功能无明显异常，血浆白蛋白处于正常范围，无心力衰竭症状，给予抗感染治疗后，患者水肿消失，考虑患者下肢以及眼睑水肿可能与炎症反应有关。

水肿一定是得了肾病吗？

在肾内科门诊经常会看到这样的病人，神色紧张地进到诊室，说："医生，我可能得肾病了，我的脚肿了。"查看水肿部分时发现，患者一个脚的脚踝部红肿，皮温高，同时伴有疼痛，问患者得知：查体时发现过高，也没控制饮食，也没有复查过尿酸水平。医生据此判断患者是高尿酸血症、痛风，当然，无论是高尿酸血症还是痛风，都会对肾脏造成一定损害，甚至有一部分患者会导致肾衰竭，进入到透析的阶段。但是，门诊的病人，我们应该先为患者查尿常规以及肾功能，同时还要查泌尿系彩超。查尿常规是为了明确有无蛋白尿、血尿，查肾功能是为了明确有无肾功能不全，查泌尿系彩超是为了明确有无结石。因为高尿酸血症、痛风的患者，血尿酸水平过高时，人体为了保护自己，会增加尿酸的排泄，过多的尿酸盐容易形成结晶、结石。查过这些化验及检查后发现尿常规及肾功能均正常，泌尿系彩超也没有发现结石或其他问题，化验提示血尿酸水平明显升高，那么患者只是高尿酸导致了痛风，目前未导致肾脏器质性病变，接下来需要做的事情除了药物治疗，还有病人自己严格的饮食控制。

门诊还有的患者说自己腿肿了，得了肾病，查体发现只有左下肢或者右下肢水肿，那么这种情况患肾病的可能性也不大，下肢水肿有可能是下肢的静脉血栓，需要进一步明确下肢血管情况，逐步排除。因此，水肿不一定就是肾病，还有其他原因会导致水肿，并且不同的疾病会有不同水肿的特点。

水肿的原因有哪些？

下肢水肿不一定都是肾脏疾病。水肿分为全身性水肿和局部性水肿。

1.全身性水肿

（1）心源性水肿：水肿见于有心脏疾病的患者，主要原因是因为右心功能衰竭导致，水肿的程度可由于心力衰竭程度而有所不同，可自轻度的踝部水肿直至严重的全身性水肿。水肿的特点是首先出现于身体低垂部位，比如站立的患者水肿出现在脚踝部及下肢，平卧位的患者水肿以腰骶部较为明显，侧卧位的患者水肿出现在与床接触的一侧身体，颜面一般不出现水肿。比较严重的时候还可能出现胸腔积液、腹腔积液，当然胸腔积液和腹腔积液的确定来源于胸片和腹部彩超等的检查发现，如果病人符合这个特点的水肿，就诊时首选心内科，如果合并肾脏损伤或肾脏疾病时，再联合肾内科医生就诊。

（2）肾源性水肿：可见于各种类型的肾炎和肾病。水肿的特点是疾病早期早晨起床时发现眼睑与颜面部水肿，之后很快发展为全身水肿，比较细心的患者早上洗脸时发现眼睑、颜面部的浮肿，之后双脚踝部以及双下肢出现程度相等的水肿，用手指一按可出现凹陷的，这种情况可就诊于肾内科门诊。

（3）肝源性水肿：常见于肝硬化的患者，水肿也可首先出现在脚踝部，逐渐向上蔓延，但是头和面部及上肢一般常没有水肿，如果患者有肝炎、长期大量饮酒导致的肝损害，之后进展至肝硬化，这种情况就诊于消化科或者肝胆外科。

（4）营养不良性水肿：水肿由于慢性消耗性疾病长期导致营养缺乏、蛋白丢失，比如晚期肿瘤、严重胃病以及重度烧伤等情况，一般患者存在进食差，消瘦，水肿常从足部开始逐渐蔓延至全身，这种情况应该就诊于治疗原发病的科室。

（5）妊娠性水肿：这种情况很好区分，妊娠是前提，并且早期很少会出现水肿，一般发生在妊娠的中后期，但是部分妊娠女性可出现妊高征或者蛋白尿。因此，在妊娠期间或者发生水肿时，建议一定要查尿常规以便鉴别。

（6）内分泌代谢疾病所致水肿：有多种内分泌代谢性疾病也可以引起水肿，比如甲状腺功能减退。水肿的特点是非凹陷性的，用手指按水肿部分不出现凹陷，并且水肿部位的皮肤比较粗糙、增厚、颜色发白、温度减低，同时患者容易感觉冷，对什么事情也提不起兴趣，面部表情淡漠。另外，甲状腺功能亢进，水肿可以是凹陷性的，也可以出现非凹陷性的，患者一般会伴随心慌、出汗、容易出现情绪波动、发怒等，当出现这种情况的时候要警惕甲状腺的问题，应该就诊于核医学科或者内分泌科。糖尿病患者发生肾损害时也会出现水肿，这时候需要内分泌科联合肾内科共同治疗。再比如，原发性醛固酮增多症、库欣综合征、腺垂体功能减退都会导致水肿的发生。这些疾病在平常生活中并不常见，但如果排除了上述情况而导致水肿时，要考虑到这些情况的可能，这些疾病就诊的科室为内分泌科。

（7）药物性水肿：部分药物比如解热镇痛药、磺胺类某些抗生素及别嘌醇、木通、雷公藤、胰岛素、甘草制剂和部分降压药亦会导致水肿。

（8）经前期紧张综合征：育龄期妇女在月经来潮前 7～14 天出现眼睑、下肢水肿，过后这种情况消失，可能与内分泌激素水平改变有关，出现这种情况可以与妇科医生沟通了解情况。

（9）特发性水肿：除了以上这些水肿的情况，水肿原因不明，可能与内分泌功能失调有关，绝大多数见于女性，水肿多发生在低垂部位。

如何看尿常规的化验结果？

一般尿常规检查项目中包括尿液颜色、尿胆原、胆红素、白细胞、葡萄糖、蛋白质、酮体、尿比重、维生素 C、pH 值（也就是酸碱度）等指标，比较详细的尿常规里还包括红细胞、白细胞、鳞状上皮细胞、非鳞状上皮细胞、管型、细菌、结晶、酵母样细胞等的镜检情况，让患者和医生更加清楚异常项目的情况。

（1）尿液颜色：尿液颜色一般是浅黄色到黄色，如果颜色过深可能说明患者饮水量过少，甚至部分患者处于脱水状态；如果颜色过浅，甚至有病人描述尿液颜色像白开水，说明患者饮水量较多。

（2）尿液的比重：正常值范围一般是 1.010～1.030，如果比重过高，可能提示患者饮水量少；如果比重过低，可能是患者饮水量过多，或者提示患者自身原因或集合管对尿液的浓缩稀释功能异常。比如高血压患者，长期血压水平控制不佳，导致肾脏血管受损，肾脏供血不佳、缺血，而肾小管对缺血比较敏感，因此，这种情况下肾小管的功能会受到相应的损伤，重吸收以及尿液浓缩功能可能受损。当然，还有其他情况会导致肾小管功能受损。如果患者多次晨起第一次尿液比重过低，提示我们要注意寻找肾小管损伤的原因。

（3）尿液中维生素 C：一般没有特殊意义，维生素 C 是一种水溶性维生素，当食用过多的橘子、柠檬、柚子、西红柿等富含维生素 C 的水果、蔬菜时，身体无法完全利用就会将多余的维生素 C 经过肾脏随尿液排出，从而出现尿液中维生素 C 增多的现象，但是这种情况无需担心。维生素 C 在尿液检查中的目的并不具有临床意义，主要是排除一些干扰因素对尿液检查的影响，比如泌尿道感染的患者部分细菌会将尿液中的硝酸盐转变成亚硝酸盐，这种转变是在细菌数量达到一定程度，如细菌菌落数超过 10^5 个/ml，细菌与硝酸盐作用达到 4 小时以上会发生。所以，亚硝酸盐的出现是尿路感染的指征。但是如果尿液中存在有大剂量的维生素 C，会导致这个检查结果的假阴性，从而干扰正常结果的出现。此外，如果尿液中存在大量的维生素 C，可以导致尿糖检测出现假阳性，是因为维生素 C 作为氧化剂可以引起班氏反应的阳性。因此，可以看出维生素 C 在尿检中的意义，主要排除一些对检查结果有影响的混杂因素，如果维生素 C 阳性，而且患者有症状，要对尿液中的尿检指标综合进行分析。同时，也建议患者就诊时或者体检前不要食用含维生素C过多的食物或饮料，以免造成尿常规结果的影响。

（4）尿胆原和尿胆红素：这是肝脏的指标，如果患者出现了黄疸，或者是胆管系统的疾病，尿常规里尿胆原和胆红素会出现阳性结果。

（5）尿 pH 值：也是尿酸碱度，一般来说正常值在 5.0~7.5 之间，但不同的医院，化验使用的机器不同，试剂的差别，导致每个医院的尿 pH 参考值会略有差别。影响尿液 pH 值最主要是尿液成分，尿液中含有尿酸、尿素等成分会对尿 pH 值有一定影响，尿 pH 值跟饮食情况也相关。正常的饮食状态下尿液处于中性或偏酸的状态，通常情况下不需要对 pH 值进行人为干预。但有一些特殊情况，比如有尿酸结石的情况下就需要服用药物碱化尿液，让尿液 pH 值增加促进酸性成分在尿中溶解，以便及时排出，避免或预防结石的形成。但是，对于这种情况也不是越碱越好，而是最好将尿液 pH 值控制在 6.2~6.9 之间。这么精准的控制如何能做到？尿液 pH 试纸简单可行，在服用碳酸氢钠碱化尿液的过程中，间断使用尿 pH 试纸监测尿液 pH，争取达到要求的范围，以便真正溶解尿酸而预防其形成结石的可能。

（6）尿蛋白、白细胞、红细胞：对于单纯尿白细胞阳性来讲，患者同时有尿频、尿急、尿痛，或者腰痛、小腹坠胀不适，那么提示泌尿系感染的可能，这个时候需要适当抗感染。有些泌尿系感染除了人体抵抗力下降，还有一些生活习惯的不当或生活用品的问题而导致，但是有些感染除了这些原因，还有一些其他或特殊的情况，比如泌尿系统结石，尤其是输尿管结石也是导致泌尿系感染的重要原因之一，清除结石和之后的预防结石复发亦很重要。部分患者泌尿系感染的同时尿常规还会出现红细胞，甚至蛋白的可能，经过抗感染治疗后，无论是白细胞，还是红细胞、蛋白质均消失，则支持泌尿系感染的诊断。如果抗感染治疗后，白细胞、红细胞消失了，泌尿系感染的症状消失了，尿蛋白持续存在，则说明可能肾脏出现了问题，需要进一步完善检查，明确蛋白尿的病因。还有，尿路系统结核同样会导致白细胞尿，如果患者存在尿频、尿急、尿痛、白细胞尿，部分患者会同时存在红细胞尿，经常出现午后体热、体重下降的情况，并且抗感染治疗效果不好，排除了结石以及生活习惯、生活用品等的影响，这时候还要考虑到泌尿系统结核的可能。这些情况临床医生自然会考虑到，会进一步完善检查明确病因。除此以外，尿潜血除了感染、结核的可能，泌尿系统的肿瘤也是导致尿红细胞阳性的原因之一。长期存在的蛋白尿、血尿，在排除了上述因素的情况下，考虑可能存在肾脏相关损伤。肾脏损伤的病因有继发性因素，也就是原发病发生在肾脏以外的系统、器官；原发性因素，也就是原发病发生在肾脏，比如各种原发性肾小球肾炎，这种情况需要肾内科医生进行专业的检查，进一步明确病因。

	项目名称	结果	单位	参考区间		项目名称	结果	单位	参考区间
1	尿胆原(UBG)	弱阳性		弱阳性	19	非鳞状上皮细胞(高倍)(NSEHP)	5.10 ↑	个/HPF	0-1
2	胆红素(BIL)	阴性		-	20	透明管型(HYAL)	0.00	个/LPF	0-1
3	酮体(KET)	阴性		-	21	病理管型(UNCC)	0.00	个/μl	
4	潜血(BLD)	1+ ↑		-	22	病理管型(低倍视野)(UNCCLP)	0.00	个/LPF	
5	蛋白质(PRO)	√2+ ↑		-	23	结晶(UNCX)	0.00	个/μl	
6	亚硝酸盐(NIT)	阴性		-	24	白细胞团(WBCC)	1.00	个/μl	
7	白细胞(LEU)	阴性		-	25	黏液丝(MUCS)	0.50	个/μl	
8	比重(SG)	1.012		1.010-1.03	26	细菌(BACT)	82.70	个/μl	
9	酸碱度(pH)	5.0		5.0-7.0	27	酵母样细胞(BYST)	0.00	个/μl	0-3
10	维生素C(VC)	阴性							
11	葡萄糖(GLU)	阴性							
12	白细胞(WBC)	√31.40 ↑	个/μl	0-12					
13	白细胞(高倍视野)(WBCHP)	√7.85 ↑	个/HPF	0-5					
14	红细胞(RBC)	√22.30 ↑	个/μl	0-7					
15	红细胞(高倍视野)(RBCHP)	√5.58 ↑	个/HPF	0-3					
16	鳞状上皮细胞(SQEP)	4.40	个/μl	0-28					
17	鳞状上皮细胞(高倍)(SQEPHP)	1.10	个/HPF	0-5					
18	非鳞状上皮细胞(NSE)	20.40 ↑	个/μl	0-6					

如何看懂泌尿系彩超检查的结果

泌尿系彩超是泌尿系统的超声检查，检查内容包括肾脏、输尿管、膀胱，男性还包括前列腺。肾脏生成尿液，输尿管输送尿液，膀胱储存尿液，有人戏称这个系统为"下水道"，非常形象。下水道系统的正常运行是保证人体排出多余水分、代谢废物，调节酸碱平衡、电解质平衡，是保障人体健康的基础之一。肾脏在这个检查报告中会体现出肾脏的大小、皮质的厚度、肾脏回声情况、皮质和髓质交界清晰与否，有无结石、有无囊肿、有无占位性病变。

对于患者，只要会读彩超报告单最下面的结果就可以。报告结果显示双肾未见明显异常，恭喜您；报告结果显示双肾体积缩小、双肾体积略大、双肾实质回声增强、双肾弥漫性病变，应该找肾内科医生；报告结果显示肾囊肿、肾结石、肾积水、错构瘤、肾脏占位不除外，应该找泌尿外科医生。输尿管在体检报告中会体现出有无扩张、狭窄、结石、占位性病变，如果报告结果显示输尿管有狭窄、扩展、结石或者占位不除外，应该找泌尿外科医生；膀胱在报告单中显示充盈的情况、黏膜有无病变、有无占位，如果出现充盈差、黏膜病变或者占位性病变不除外，这也需要到泌尿外科就诊。对于男性，泌尿系彩超很重要的一部分就是对前列腺的检查：前列腺有无钙化、增大、形态是否规则、包膜是否完整、实质回声的情况、有无占位性病变等这些信息。报告单结果中显示前列腺无异常，也恭喜您。如果报告单中出现了异常结果的描述，请找泌尿外科医生。门诊很多患者只要是泌尿系彩超异常就挂肾内科的号，比如肾脏占位、囊肿、结石、积水等这些都属于泌尿外科。肾脏以下的输尿管、膀胱、前列腺也都属于泌尿外科的范畴。

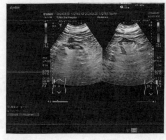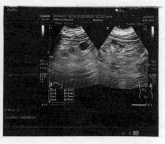

病史摘要:

超声所见: 右侧:

肾脏:右肾大小11.6*5.1cm 皮质厚度0.43cm 右肾实质回声增强 皮髓质界限不清
CDFI:血流灌注尚可 右肾实质内可探及数个囊性无回声区 形态规整 壁薄光滑 透
声尚可 后方回声可见增强 最大4.0*3.2cm

输尿管: 未见扩张

左侧:

肾脏:左肾大小11.4*5.5cm 左肾实质回声增强 皮髓质界限不清 CDFI:血流灌注尚可
左肾实质内可探及数个囊性无回声区 形态规整 壁薄光滑 透声尚可 后方回声可见增强
最大2.6*2.0cm

输尿管: 未见扩张

膀胱:充盈欠佳 内未见明显异常
前列腺:4.4*3.7*2.9cm 形态规则 包膜完整 实质回声欠均匀 可见强回声斑 未见异常
血流信号

超声提示: 双肾实质回声增强
双肾多发囊肿
前列腺钙化斑

泌尿系彩超提示双肾大小不一样的意义是什么?

健康人的双肾大小也不是绝对一样,两个肾脏的大小差异在
1.5cm 以内属于正常现象。如果大小差异大于 1.5cm,说明较小的
肾脏可能存在问题。在肾内科门诊经常可以看到查体发现双肾大小
异常来就诊的,也有的因为腰痛或泌尿系感染,或者蛋白尿、血尿,
就诊过程中发现患者双肾大小不等,两肾大小差异超过 1.5cm,可
能的原因有:生理性因素、先天性因素以及病理性因素。

1.生理性因素

如果患者在检查前憋尿时间过长,可能导致膀胱过度充盈,出
现两肾大小不一的情况。这属于正常生理现象,一般不需要特殊治

疗。那么如何鉴别是属于这一生理现象呢？如果在查体中发现双肾大小差异超过正常范围，可以与彩超室医生沟通，在排空膀胱的情况下，彩超进行复查，如果双肾大小差别属正常范围，则提示是生理现象；如果大小差异在正常范围以外，则需要进一步检查明确病因。

2.先天性肾发育不良

先天性肾发育不良是一种先天性疾病，主要是由于胚胎时期肾脏发育异常引起的。这种情况一般不需要特殊处理，但需要排除病理性因素的可能。

3.病理性因素

（1）肾动脉狭窄：一侧的肾动脉狭窄可引起患侧肾脏供血不足，会导致肾脏萎缩，体积减小，与对侧肾脏大小相差大于 1.5cm以上。如果泌尿系彩超发现这种情况，建议首先行肾动脉超声明确有无肾动脉狭窄，若肾动脉超声提示肾动脉狭窄，则建议就诊于血管外科，请血管外科医生根据患者肾功能以及肾脏体积缩小的情况来评估，是否可采取球囊扩张或支架植入，如果评估后可采取干预措施，一般来讲狭窄得到改善后，肾脏供血改善，缩小的肾脏的功能也可以得到改善。如果患者患侧肾脏已经硬化，体积缩小到无功能的情况下，或者患侧肾脏肾小球滤过率极低，经过评估即使做球囊扩张或者支架植入，也不能挽救患侧肾脏功能，可能血管外科医生会不建议进行干预。一般这种情况见于大动脉炎、动脉粥样硬化、肾动脉纤维肌性发育不良，当然在血管外科干预肾动脉狭窄的同时，需要针对原发病的病因进行治疗。

（2）单侧肾积水：各种原因导致的上尿路梗阻可以造成肾积水，表现为肾脏集合系统扩张、体积增大、肾实质受压，这种情况常见于输尿管结石、输尿管肿瘤、肾盂输尿管连接处狭窄等，这种情况长时间或反复存在会进一步影响肾脏功能，出现肾功能衰竭。

一旦泌尿系彩超提示双肾大小差别超过正常范围，并且存在单侧肾积水时，请就诊于泌尿外科进一步查找肾积水的原因，解除肾积水，保持尿路通畅。

（3）单侧肾盂肾炎：肾盂肾炎是肾脏集合系统的化脓性炎症，肾盂肾炎分为急性和慢性。急性肾盂肾炎期间因炎症可导致患者肾脏充血水肿，影像学检查时变为患侧肾脏体积增大。慢性肾盂肾炎在长期慢性炎症刺激下可以导致肾盂肾盏纤维增生、挛缩、肾实质损害等病理变化，进而再成肾脏体积缩小，并且肾脏表面粗糙不光滑，就像我们皮肤破溃感染后形成的瘢痕。如果彩超出现大小不等且患侧肾脏变粗糙不光滑的情况，追问患者有无反复泌尿道感染的病史，并且提供之前泌尿系彩超双肾大小正常的资料，基本可以确定慢性肾盂肾炎所致的结果。部分肾功能衰竭、维持性透析的患者是因为反复肾盂肾炎所致。这种情况也是对大众的一个提醒，大部分人认为泌尿系感染是小问题，但反复出现的小问题也会累积成大问题，尤其是有些生活习惯导致的反复感染应提起警醒。

（4）单侧肾肿瘤：肾脏占位性病变，随着肿瘤体积的增大也可以导致肾脏体积增大，外形发生变化，例如肾透明细胞癌、肾母细胞癌、肾错构瘤等。一般这种情况发生时，泌尿系彩超除了提示双肾大小差别，同时也可提示占位性病变，这种情况下就诊于泌尿外科进一步明确占位性病变的性质，明确下一步检查及治疗的方案。

（5）肾静脉血栓：单侧肾静脉血栓形成时，患侧肾脏静脉回流不畅，导致肾实质水肿而表现为体积增大，当泌尿系彩超提示双肾大小差别超过正常范围时，除了行肾动脉彩超明确有无狭窄，同时需要行肾静脉彩超明确有无血栓的可能。肾静脉血栓的患者除了双肾体积大小不等外，患者一般会存在患侧腰痛，甚至发热的情况。肾静脉血栓请就诊于血管外科。

（6）肾结核：通常表现为患者肾脏体积缩小，而对侧肾脏的严重积水或代偿性增大，彩超上表现为大小差别超过正常范围。这种疾病的患者同时还有尿频、尿急、尿疼等尿路刺激征的症状，同时伴有低热、体重下降，尿里可找到结核菌或者尿培养发现结核菌，如果确诊为肾结核应该就诊于传染病医院。

哪些检查可以明确肾脏是否有问题？

肾脏的常规检查包括尿常规、肾功能、泌尿系彩超。

1.尿常规

如果患者肾脏有问题，尿常规会出现蛋白尿、血尿、白细胞尿，甚至管型异常等。尿常规是肾脏疾病的窗口，通过尿常规来辅助判断肾脏的情况。但部分老年人，即使肾功能异常，尿常规化验亦是阴性，因此，需要在查尿常规的基础上进一步查肾功能。

2.肾功能

肾功能化验包括血肌酐、尿素氮、血尿酸，当人体肾脏损伤到一定程度时，除了尿常规表现为蛋白尿、血尿，肾功能也会表现异常，其各项指标的水平是对肾脏功能损害程度的评估指标。

3.泌尿系彩超

当患者出现蛋白尿、血尿、水肿或者高血压，甚至肾功能异常，而患者又不能提供明确的病史，或者病程不详，为了让医生明确患者的病情是慢性还是急性，这个时候泌尿系彩超显得异常重要。对于慢性肾脏疾病患者，泌尿系彩超表现可能是肾脏体积有所缩小，或者在体积没有明确缩小的情况下皮质厚度变薄，实质回声增强，皮质髓质交界处不清晰、血流灌注欠佳，这些情况都提示患者肾脏疾病是慢性表现；对于急性肾脏疾病患者，泌尿系彩超显示双肾大小正常，或者肾脏体积增大、皮质厚度正常、实质回声无明显增强、皮质髓质交界处清晰，这些情况都在提示患者的病情属于急性，病程较短。泌尿系彩超提供的肾脏情况属于大体变化，尿常规及肾功能属于微观变现，如果大体的影像已经显示肾脏明显缩小，那就是慢性肾功能衰竭，结局可能是逐渐进入透析。如果双肾明显缩小说明肾脏的情况已经非常严重了，尿毒症是最终的结局。泌尿系彩超正常而患者存在蛋白尿、血尿、肾功能异常，这说明患者肾脏出现问题，但没有到终末期，通过治疗可能会得到可喜的结果。

泡沫尿一定是蛋白尿吗？

尿中泡沫增多不一定是蛋白尿。尿中泡沫增多有很多影响因素：一种是环境因素，包括小便池是否干净，有没有用水往下冲，便池不干净或者往下冲水时会激起泡沫；另一个是身体的因素，对于健康人群也可能出现排尿过程中泡沫增多的情况，比如长时间的憋尿，或者饮水量较少，尿液排出量较少，尿液中尿素、尿酸、无机盐等代谢物质浓度增多，导致尿液表面张力增加，也可能出现泡沫增多的情况。此外，如果短时间内进食了大量的糖分，超过了人体的糖耐量，多余的糖分会通过肾脏代谢，以尿液的方式排出，尿液中糖分含量过高，尿液整体浓度增加，也会引起尿液泡沫增多。再有，在泌尿系感染的情况下，尿液中的脓性分泌物质增多，并且含有较多的细菌或细菌代谢产物，也会出现泡沫增多的情况。男性尿液中如果混有精液，排尿时也可见泡沫产生。为了能简单区分尿中泡沫是不是蛋白，可以将尿液放置 30 分钟以上，如果泡沫消失了，一般来讲不是蛋白导致的泡沫尿；如果 30 分钟后泡沫仍然存在，建议到肾内科就诊，查尿常规明确是否存在蛋白尿的可能。其实，这个现象可以通过物理知识来解答，健康人的尿液中几乎不含蛋白质，当尿液中含有比正常多的蛋白时，因为蛋白溶解在尿中，使尿液的表面张力变大，容易引起泡沫，尿中含有的蛋白越多，泛起的泡沫就越多越浓密（下图为尿液放置后正常尿液与蛋白尿的区别）。

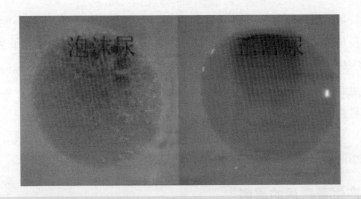

尿常规检查中，留取尿液需要注意的事项

（1）尿液标本采集时间。晨尿标本的价值最大，因为尿液经过肾脏一整夜的浓缩、酸化，使尿液中的有形成分、化学成分浓度最高，晨尿最容易将肾脏出现的问题显示出来。如果过多饮水会导致有形成分、化学成分被稀释，各项指标容易出现阴性结果，误导医生做出判断。

（2）采集尿液标本之前，病人务必用肥皂洗手、清洁尿道口及其周围皮肤。避免因手部、尿道口及其周围皮肤的细菌对结果造成假阳性的影响。

（3）留取尿液标本过程中，避免粪便、精液、阴道分泌物和月经经血的污染。因为这些物质进入到尿液中，会导致尿常规结果假阳性。粪便中会有细胞成分以及大量细菌；精液中有蛋白的成分；阴道分泌物也有细胞成分；月经经血进入尿液导致血尿。这些情况均会导致尿液结果不准确。

（4）尿液标本应尽快化验。如果尿液标本放置时间过长，则会有尿液中的盐类结晶析出、尿素分解产生氨、细菌繁殖、尿胆原和尿胆红素转化等，均可影响结果的正确性；陈旧性标本可因为尿液中二氧化碳挥发或细菌生长而使 pH 值增高；细菌可使尿液葡萄糖降解为酸和乙醇，使其 pH 值降低，这种情况下的尿常规不能正确反应患者的病情。如果尿液标本不能及时送检，应将其保存于 2～8℃条件下，但不能超过 6 小时（用于尿培养的标本在 24 小时内仍可进行培养）。但也要注意有些尿液标本冷藏后有盐类析出，影响其显微镜检查。

总而言之，尿常规需要留取早晨第一次尿的中段尿，并最好在半小时内送检。

产生蛋白尿的原因

正常情况下，肾小球滤过膜能够有效阻止较大分子的蛋白质（分子量在 4 万道尔顿以上）通过。而分子较小的蛋白质（分子量小于 4 万道尔顿）能够通过滤过膜，但是，这些被滤过的小分子蛋白又可以被近曲小管重吸收，所以，健康成年人每天通过尿液排出的蛋白质极少（30～130mg/24 小时），一般常规 24 小时尿蛋白定量检查方法呈阴性。当尿中蛋白质浓度超过 100mg/L 或者 150mg/24 小时的时候，蛋白质定性检查呈阳性，这个时候的尿液称为蛋白尿。那么，只要出现蛋白尿就说明肾脏得病了吗？答案是不一定，出现蛋白尿也是分情况的，蛋白尿分为生理性蛋白尿和病理性蛋白尿。

1.生理性蛋白尿

（1）功能性蛋白尿：这种蛋白尿是在剧烈运动、劳累、受寒、发热、精神紧张、交感神经兴奋等所致的暂时性蛋白尿，与肾血管痉挛或者充血导致的肾小球的毛细血管壁通透性增高而导致蛋白质从血管中滤出。既然是短暂性，就是说脱离了这些影响因素，蛋白尿也就会消失，虽然会消失，但是如果反复出现也会对肾脏造成损害。因此，如果患者经常会在特定环境下出现蛋白尿，建议尽可能的少出现在这样的环境中，如果不能避免，也请做好防护措施。这种情况多见于青少年，尿常规里蛋白定性不超过（+），尿蛋白定量不超过 500mg/24 小时。

（2）体位性蛋白尿：也称直立性蛋白尿。这种蛋白尿出现在人体是直立的情况下，而在卧位休息后蛋白尿就消失。原因是人体直立位时向前突的脊柱压迫左肾静脉导致局部静脉压增高所致。这种蛋白尿好发生于瘦高型的青少年，临床上也有瘦高型成年人出现这种蛋白尿的。

2.病理性蛋白尿

见于各种肾脏以及肾脏以外的疾病所致的蛋白尿，这种蛋白尿多是持续性的，需要治疗。病理性蛋白尿的分类有：肾小球性蛋白尿、肾小管性蛋白尿、混合性蛋白尿、溢出性蛋白尿、组织性蛋白尿、假性蛋白尿。假性蛋白尿是因为肾脏以下的泌尿道疾病，比如膀胱炎、尿道炎、尿道出血及尿液中混入了阴道分泌物、经血等，尿常规里出现蛋白，这个蛋白并不是来源于肾脏，因此称为假性蛋白尿。

（1）肾小球性蛋白尿：肾小球滤过膜受损，通透性增高，血浆蛋白质滤出并超过肾小管重吸收能力所致的蛋白尿。如病变较轻，尿中出现以白蛋白为主的中小分子量蛋白质，称为选择性蛋白尿；如滤过屏障病变较重，尿中除排泄中小分子量蛋白质外，还排泄大分子量蛋白质，如免疫球蛋白 IgG 等，称为非选择性蛋白尿。

（2）肾小管性蛋白尿：当肾小管结构或功能受损时，肾小管对正常滤过的小分子量蛋白质（如 β_2-微球蛋白、溶菌酶等）重吸收障碍，导致蛋白质从终尿中排出。

（3）溢出性蛋白尿：血中小分子量蛋白质，如多发性骨髓瘤轻链蛋白、血红蛋白、肌红蛋白等异常增多，从肾小球滤出，超过了肾小管重吸收阈值所致的蛋白尿。

如何正确留取 24 小时尿蛋白定量？

肾脏疾病导致尿常规蛋白质持续阳性，尿常规对于检测蛋白质是定性检查，为了明确蛋白量的多少，需要留 24 小时的尿，尿液的收集方法如下。

（1）首先准备一个有刻度的容量比较大的容器，也就是桶，最好能盛下 4 升尿液（因为有人 24 小时饮水较多，尿量也较多）。

（2）尿液的收集要从第一天早晨 7 点开始，一直持续到第二天的早晨 7 点。

（3）第一天早上 7 点时要排空尿液（因为 7 点时膀胱里的尿液收集的是 7 点之前的，不是需要收集的时间范围内的，因此需要排出去），这次的尿液不收集。

（4）第二天早上 7 点即使没有尿意，也要排一次尿，并且这次的尿液需要收集（因为第二天 7 点膀胱里的尿液收集的是第二天 7 点之前的，是需要收集的时间范围内的）。

（5）收集尿液的容器一定要提前洗干净，不可有污染物，需放在避光干燥处；夏天炎热时要往容器里放入防腐剂，防腐剂在排第一次尿液时放入；或者把尿液放入冰箱里冷藏（这个操作好像有点儿让人接受起来略有困难），以防止尿液标本腐坏而影响检查结果。

（6）收集完全部的尿液后，一定要准确测量并记录总的尿量，尿量的计算需要精确到 ml（因为尿蛋白定量的测定需要知道总尿量才能计算出，用尿常规或者家里的小药瓶（一定提前刷洗干净、晾干）留取 1 管混匀后的尿液 10～20ml，送到医院检查。

尿常规提示潜血阳性一定是肾脏疾病吗？

答案是否定的。

1.全身性因素

包括血液病（如白血病）、感染性疾病（如流行性出血热）、心血管疾病（如充血性心力衰竭）、结缔组织病（如系统性红斑狼疮）、药物（如磺胺类药物、水杨酸类药物及抗凝药等），这些因素都可以导致血尿的发生，而体现在尿常规上为潜血阳性。

2.尿路邻近器官疾病

如急性阑尾炎、急性或者慢性盆腔炎、结肠或直肠憩室炎症、恶性肿瘤等，这些疾病均可导致血尿。

3.尿路疾病

肾盂肾炎、肾下垂、泌尿道结石、结核、尿路肿瘤等，这些疾病也可能导致血尿的发生。

4.肾脏疾病

各种类型肾炎、多囊肾、肾肿瘤以及血管相关疾病等，这些也可导致血尿发生。

尿潜血阳性一般分为两种：一是肾性血尿，一是非肾性血尿，在这些血尿发生的情况下，我们如何区分是否和肾脏相关，除了患者提供的病史、临床症状，当我们不容易区分的时候，我们也可以通过尿相差镜检来检查尿常规里红细胞的形态来区分。这些红细胞经过肾脏滤过膜的挤压变性而呈现特殊的形态，因此成为肾性血尿，通过尿红细胞相差镜检辨别尿红细胞的形态，为医生的诊断提供依据。在此需要说明的一点是：肾性血尿也不一定只是疾病发生在肾脏，一些全身性的疾病比如自身免疫性疾病（系统性红斑狼疮、干燥综合征等）、血液相关疾病（多发性骨髓瘤、淀粉样性变性等）以及代谢性疾病（甲状腺功能亢进、甲状腺功能减退等），当这些疾病发展过程中损害了肾脏，也会产生血尿，这个时候我们就有明确的指标说明这个疾病已经损害了肾脏。

什么是多尿？什么是少尿？

尿量是指 24 小时内人体排出体外的尿液的总量。尿量主要取决于肾脏功能，但也受精神、饮水量、活动量、年龄、药物应用和环境温度等因素的影响。健康人每天正常尿量为 1.5L 左右。

1.多尿

成人 24 小时尿量大于 2500ml，儿童 24 小时尿量大于 3000ml 称为多尿。多尿分为生理性多尿和病理性多尿。

（1）生理性多尿：这种尿多是指肾功能正常时，由于外源性因素或生理性因素导致的尿量增多，比如喝水过多，食用含水量多的食物，静脉输液。再有，精神紧张或者癔症以及服用利尿剂、咖啡因、脱水剂等药物，尿量也会增多。

（2）病理性多尿：可见于内分泌性疾病（比如中枢性尿崩症，尿量可达 10L 之多，这是由于抗利尿激素的缺乏或减少，导致本应该重吸收入血的水分而被排出体外，需要及时就医）、原发性甲状旁腺功能亢进症（这种疾病是因为甲状旁腺的疾病导致甲状旁腺激素分泌增多，使血液中的钙浓度升高，这种情况下到达肾小管的钙浓度也会明显升高，高血钙会导致肾小管对尿液的浓缩功能受损而出现多尿）、原发性醛固酮增多症（这是由于疾病导致醛固酮水平升高，升高的结果是血钾经过肾脏大量丢失，导致肾小管浓缩功能受损而出现多尿）；肾脏疾病：失钾性肾病、肾性尿崩症、急性肾衰竭的多尿期等疾病也会导致尿量明显增加；代谢性疾病：比如糖尿病病人的血糖水平明显高于正常时，由于葡萄糖作为溶剂导致到达肾小管中的葡萄糖量增多，增加肾小管液中的渗透压，导致渗透性利尿，结果就表现为尿量增多。大部分糖尿病病人在诊断糖尿病前会发现自己的尿量增多，就是这个原因。

2.少尿与无尿

成人 24 小时尿量少于 400ml，学龄前儿童尿量少于 300ml/24 小时，婴幼儿尿量少于 200ml/24 小时，称为少尿。成人 24 小时尿量少于 100ml，小儿少于 30ml，称为无尿。少尿的原因分为肾前性、肾性、肾后性。如患者突然出现少尿或无尿，一定首先考虑尿路梗阻的情况，也就是肾后性因素导致的，一般来讲，病人的尿量在疾病进展过程中会是逐渐减少，有一个过程，在出现少尿或无尿时，患者应该会伴随着水肿、胸闷、憋气、不能躺平等症状。

如果觉得尿量减少或增加，并且也没有明显水肿的时候，建议记一下 24 小时出入量，也就是把每天喝的水、吃的水果、喝的粥、喝的牛奶、茶水、饮料的总量都记下，把 24 小时的尿量也记下来，如果出入平衡就没有问题。如果尿量明显少于入量，可看看这一天当中出汗多不多，如果出汗很多或者今天天气很热，那说明也没有什么问题，多余的水分通过汗液蒸发了；如果尿量多于入量，如果正在服用药物，看看有没有利尿的成分，或者喝的饮料有没有利尿的成分，如果这些情况都能解释尿量少或者多的问题，那么是没有问题的；如果解释不了，或者自己找不出原因，就建议去肾内科，让医生帮助分析解决问题。

尿常规出现异常一定是肾脏出现了病变吗？

前面我们已经提到：尿里面出现蛋白质或者血尿的时候，不一定是肾脏出现了问题。但是，有些比较细心或者考虑比较多的患者，或者尿常规里不只有蛋白质，或者只有潜血，而是同时出现了白细胞、红细胞、蛋白质，患者会问："医生，我的尿常规里又有红细胞，又有蛋白质，是不是我的肾脏病很严重。"如果患者的尿常规里是这样的情况，同时又有尿频、尿急、尿疼或者排尿烧灼，小腹坠胀不适，腰痛，甚至发烧的情况，尿常规同时有细菌，我们首先考虑泌尿系感染。女性还要考虑在泌尿系感染之外，有没有阴道炎的可能，也需要排除一下。男性有没有前列腺炎的可能。在这些情况之外，还要考虑有没有结石或者肿瘤、结核的可能。肾脏疾病的诊断思路是在排除继发因素的基础上，再考虑原发性肾脏疾病的可能。因此，在治疗过程中大家要给肾内科的医生判断和治疗的时间，我们一边治疗，一边观察症状以及化验的变化，一边查找病因，争取做到不漏诊、不误诊。

如何留取尿常规以及保存方法

尿常规是肾脏最常见且必须要做的化验之一。一般尿常规建议留取早晨的第一次尿的中段尿。原因是：清晨起床后，在空腹和未运动状态下排泄的第一次尿，称为晨尿。经过一夜的睡眠，尿液不受饮食、饮水、运动的影响，一般在膀胱内存留的时间达 4 小时以上，尿液比较浓缩，偏酸性，尿液中有形成分保存较好，特别适用于尿有形成分的检查。除了观察有形成分，从晨尿中可以得知肾小管的浓缩稀释功能以及酸化功能；留取中段尿，是因为中段尿液受到污染的概率比较低。

保存方法：如果离医院比较近，可以直接拿到医院去化验；如果路途较远，排尿后超过 30～60 分钟才能送到医院，建议冷藏（避免滋生细菌和坏掉），即用冰块保存，在储存的盒子里放上冰块，在冰块和尿液之间用软物隔开，避免尿液被冻住。

为什么需要留 24 小时尿蛋白定量？ 如何留？

在肾内科门诊或者住院的患者有时候会有这样的疑问："我们刚刚留了早上第一次的中段尿，已经查出蛋白 2+ 了，怎么还让我们留 24 小时尿，多麻烦呀。"同样都是查尿蛋白，为什么要留 24 小时尿蛋白定量呢？因为尿常规属于定性检查，就是看看有没有蛋白；24 小时尿蛋白定量属于定量检查，就是告诉你尿蛋白定量具体有多少。临床上医生需要精确地知道尿蛋白到底是多少，根据这个化验评估病情，也可以告诉患者尿蛋白是多还是不多。

如何留 24 小时尿蛋白定量，如果不详细告知有很多人可能会留错。如果从今天早上 7 点开始留，7 点以前的尿都要排到厕所里，早上 7 点的时候不管你有没有尿意，都要去厕所排空膀胱（因为 7 点的尿液，都属于 7 点前排出的），之后每次排的尿液都留在有刻度的容器里，到第二天早上 7 点前，所有的尿液都留在有刻度的容器里，第二天整 7 点不管有没有尿液都要排一次尿，排到有刻度的容器里收集起来（因为第二天早上 7 点的尿液属于 7 点之前的），这才是完成的 24 小时尿液。还要注意，如果夏天气温很高的时候，排尿前需要在容器里放樟脑球，以预防尿液被细菌腐败，影响检查结果。24 小时尿液留后，看尿液的总量是 1.5L 还是 2.0L，记录下具体数值，混匀后从中留取 30ml 左右，送检验科化验。这就是留取 24 小时尿蛋白定量的全过程。

出现什么临床症状时，提示肾脏可能出现问题了？

在肾内科门诊经常能够看到患者查体时发现肾功能异常，血肌酐高达 1000μmmol/L，甚至有达到 3000μmol/L 的，看到这个化验结果患者和家属就像晴天霹雳。接着再检查发现肾脏病属于慢性，双肾体积已经缩小到 7cm 或者 6cm，硬化到处于没有功能的状态，患者已经是终末期肾脏，需要透析替代部分肾脏功能了，在询问病史的过程中，发现患者在之前从未查体过，家属和患者还在纳闷儿，之前身体特别好，从来没有生过病，这到底是怎么回事。这些事情充分说明了肾脏疾病是"隐形的杀手"，很多时候如果不细心，自己身体在出现症状的时候就被忽视掉了。同时也呼吁大家定期体检，每年一次，有情况及时发现，及时治疗。

肾脏疾病的症状

如果排尿时发现尿中泡沫增多，并且放置一段时间（2小时）之后泡沫不消失，尿液颜色改变，比如茶色尿、洗肉水样颜色，早晨起来发现眼睑水肿、面部水肿，并且与睡前喝水或者吃的比较咸并不相关，或者出现双脚踝部水肿，逐渐出现双下肢水肿、乏力、食欲差、恶心、呕吐等症状时，一定要想到可能是肾脏出现了问题，建议到肾内科就诊，查一下尿常规、肾功能以及泌尿系彩超，肾脏有没有问题也就一目了然了。

得了肾脏病的注意事项

俗话说"三分治七分养"，肾脏疾病不像感冒一两周就恢复了，肾脏疾病反反复复，病程很长，有些患者还逐渐进入了终末期，进入透析阶段。在治疗期间，患者的配合至关重要，除了遵医嘱按时服药、定期复查之外，还需要遵守一些原则，因为肾脏疾病的影响因素很多。

（1）适当休息。这个适当休息不是一直卧床，肾病综合征的患者血液处于高凝状态，一直卧床更增加了血栓和栓塞的可能，适当休息是建议避免强度大的体力劳动，要适当活动，以防止静脉血栓的形成。

（2）避免到公共场所。尤其服用大剂量激素、免疫抑制剂的患者，这种情况下患者机体抵抗力处于低下的状态，公共场所可能会增加感染的机会，严重的感染可能会致命。

（3）保障充足的热量。每日热量摄入不用少于126kJ/kg。

（4）严格限制食盐的摄入。肾脏疾病的患者，每天食盐摄入量控制在3～5g。食盐可导致血压水平升高，水钠潴留。还有酱油、醋、味精、料酒、蚝油等，以及咸菜、方便面、煎饼等，这些食物里含盐量都不低，所以，在吃饭时大家一定注意少吃或者不吃。

（5）低优质蛋白饮食。因为肾脏疾病滤过膜的损伤，蛋白质从肾脏流失，导致了血中血浆白蛋白水平低下，大部分患者认为既然丢失蛋白，那么就应该大量补充蛋白，但千万别吃高蛋白的食物，因为，在肾脏疾病没有控制之前，肾脏存在持续丢失蛋白的情况，如果摄入过高的蛋白后，这些蛋白质也不会留在身体里，而是从肾脏再次流失，这样，反复的摄入高蛋白再流失，会加重肾脏的损伤，所以，不主张病人摄入高蛋白饮食。

（6）低脂饮食。肾脏病患者大部分会同时存在高脂血症，血脂水平过高会导致血液的高凝状态，血栓或者栓塞的风险比较大，因此，在饮食方面，为了减轻高脂血症，应少进富含饱和脂肪酸（动物油脂）的食物，而多吃富含多聚不饱和脂肪酸的食物，比如植物油、鱼油，以及富含可溶性纤维的食物，比如燕麦、米糠以及豆类。

（7）避免随便服用药物。大部分药物需要经过肾脏代谢，并且有些药物还有肾毒性，因此，肾病期间服用药物需要小心谨慎，比如止痛药、不明成分的中药、保健品等，建议咨询医生后再服用。

肾脏疾病能遗传吗？

大部分肾脏疾病没有遗传性，有一部分肾脏疾病属于遗传病，比如多囊肾、Alport综合征、薄基底膜肾病、法布里病，这些都属于遗传性肾脏病，在医学上可以检测到相关的突变基因。原发性肾脏病，像IgA肾病；继发性肾病，比如糖尿病肾病、高血压肾病，虽然不属于遗传疾病，不符合遗传规律，但是这类疾病容易在家族中聚集出现，因为这些疾病有家族聚集性，大量的研究发现，某些患者体内可能存在相应的疾病的易改因素，也就是外因通过内因起作用，在肾脏疾病预防过程中，不能因为不是遗传性肾脏疾病就掉以轻心。因此，建议在生育过程中通过科学的方法，比如分子生物学的方法，及时发现胎儿可能携带的致病基因，优生优育，提高新生儿一代的素质。

什么是高尿酸血症？血尿酸对人体的作用是什么？

高尿酸血症就是血中尿酸的水平升高了，高到一定程度就叫高尿酸血症。血尿酸在人体中具有极其重要的生理作用，包括维持血压、帮助人类进化、提高智力、促进脂肪代谢和抗氧化作用。适量的尿酸水平对身体健康有益。高尿酸会引起一些问题，但是血尿酸低了绝对不可以的。通过人类科学家的研究表明，血尿酸在人类的进化过程中起到了至关重要的作用，帮助了人类的进化。大多数的哺乳动物体内都有一种神奇的尿酸酶，尿酸酶可以将尿酸代谢为尿囊素，完全不存在尿酸堆积导致痛风的问题，以前，我们人类认为尿酸是彻头彻尾的代谢废物，但是随着科学研究的发现，尿酸对于人类成为现在的样子有着不可或缺的意义。

1.血尿酸在人类进化中对血压的维持是至关重要的

我们人类从爬行经过非常漫长的进化到直立行走，在这个过程中血压是至关重要的，没有血压就没有我们人类的大脑、心脏的正常活动。但是，人类在远古的时候吃的东西都是以果类为主，盐分是比较低的，所以，漫长岁月里我们的祖先一直处于低盐的状态，血压维持是比较难的，这个时候血尿酸在维持祖先从爬行到直立情况下的血压起到了关键的作用。没有血尿酸的话，人类的血是很难供到像头部、心脏那么高的位置的，可以说血尿酸帮助我们直立了起来，帮助了人类进化。

2.血尿酸促进了人类的智力发展

血尿酸水平高的人是比较聪明的。有研究发现尿酸跟一些大脑兴奋剂的结构相似，比如咖啡因、可可碱，所以有人提出人类智力的进化可能与尿酸酶活性丧失、尿酸水平升高有关。研究还表明尿酸水平与儿童和年轻成人智力水平之间存在显著相关性，并且痛风的发生率与高智商有相关性。阿尔茨海默症的病人血尿酸的水平总体是低的。尿酸可以刺激大脑皮层的应激反应，人类祖先丢弃尿酸酶，不仅导致直立行走成为可能，还有可能直接促进了人类智力的发育。

3.血尿酸与脂肪代谢的关系

在人类整个进化过程中，人类祖先面临了多次冰期。寒冷时期，许多动植物被冻死，能够获得的食物越来越少。而尿酸酶的缺失，让体内的血尿酸水平升高。较高的血尿酸水平，也能促进果糖在肝脏中转化成脂肪储存下来。这些脂肪能让他们度过寒冷的困难时期。这一特点在食物匮乏的地方和时期，显得极其重要。

但是，对于当今社会的人来讲，没有了恶劣的自然环境，因此血尿酸促进脂肪的存储转变为了影响人体健康的因素之一，过高的血尿酸水平进一步加重了高脂血症的发生，因此，控制血尿酸水平也是高尿酸血症患者的重要功课。

4.血尿酸抗氧化，清除自由基，起到抗衰老的作用

尿酸是一种天然的抗氧剂，它和维生素C作用原理类似。是人体内含量最大的水溶性抗氧化剂，可以清除人体内三分之二的自由基。和维生素C的不同是，人体不能合成维生素C，而尿酸基本由人体代谢生成。维持正常的血尿酸水平，其实也能保护我们的身体，清除自由基、抗氧化、降低氧化应激反应。血尿酸浓度增高仅见于人类及灵长类动物，在进化过程中发挥着重要的DNA基因保护作用，起到抗衰老的作用。

5.保护大脑

血尿酸抗氧化的特性，也能保护大脑。研究表明，尿酸能显著减轻超氧自由基在神经细胞中的生成与积聚，并能抑制脂质过氧化，髓神经细胞起保护作用。在帕金森病、变应性脑炎和脑卒中这些疾

病的研究中发现，血尿酸浓度的升高通常代表机体处于应激状态，尿酸发挥着抗氧化损伤作用。帕金森患者的血尿酸水平一般偏低，提高尿酸水平能够降低帕金森患病率，并延缓认知功能损害的出现和进展。在阿尔茨海默症的病人身上也发现了类似的特点。也就是说高尿酸人群患老年痴呆的风险更小。

6.血尿酸增强骨量

虽然过高的尿酸水平，会导致尿酸盐结晶造成对骨质的损害，对骨代谢有一定的负面影响。但是更多的数据表明，维持一个合理偏高的尿酸水平，对增强骨量有正面意义。一是抗氧化作用能降低破骨细胞前体中活性氧的含量，避免骨头的破坏。二是促进骨质间充质干细胞增殖和分化成为骨细胞，增加骨量。根据研究报告显示：绝经后的女性，较高的尿酸水平和较高腰椎骨密度呈线性正相关。在荷兰，一项研究报告也显示血尿酸水平与较高的骨密度相关，可能是骨代谢的保护因素。

说了这么多血尿酸对于人体的作用，现在社会大多数人第一次接触血尿酸，都是因为血尿酸水平过高导致痛风，但是尿酸控制也要在合理范围。过低的尿酸对人体也是不利的。如果人体内缺乏血尿酸，会出现低血压、抗氧化应激能力变差、影响智力水平，还会增加肿瘤风险、增加神经系统疾病（帕金森病、阿尔茨海默症等）的发生率。血尿酸水平和心血管疾病、骨质疏松等疾病呈现 U 型关联，也就是血尿酸水平过高和过低对人体都不利。

高尿酸血症对肾脏的影响

血尿酸是人体对嘌呤复合物代谢的终产物，人体产生的尿酸有三分之一通过肠道排泄，三分之二通过肾脏排泄。在正常嘌呤饮食状态下（就是不过多的食用含嘌呤食物，也不过多的控制嘌呤食物的摄入，平时怎么吃就怎么吃），男性＞420μmol/L，女性＞

360μmol/L（化验数值以当时医疗机构参考值为准），即可诊断为高尿酸血症。高尿酸血症形成的病因有，一是吃嘌呤类食物过多，二是肾脏排出尿酸过少，肾脏排出过少是因为肾脏疾病导致肾脏滤过率下降，而导致尿酸排出减少，导致血尿酸水平升高。

1.急性尿酸性肾病

是指尿酸在短时间内大量释放，超过了近端肾小管的重吸收能力而导致尿液中尿酸水平明显升高。过多的尿酸经过肾脏排泄，由于浓度过高在尿液中析出，在肾小管中形成尿酸结晶，本来肾小管中尿液的物质都是溶解在尿液中的，这时候尿酸结晶形成，过多的结晶会导致肾小管堵塞，尿液不能及时流出，导致尿液积聚在肾脏，或者尿液不能正常产生，身体代谢的毒素不能及时排出，导致少尿型急性肾损伤。临床上这种情况常见于恶性肿瘤，比如淋巴瘤、白血病等放化疗后，放疗和化疗导致肿瘤组织崩解、坏死导致大量血尿酸从肿瘤组织释放，突然过多的血尿酸释放入血，就形成了上面说的情况，尿酸结晶堵塞肾小管，引起急性肾损伤。

2.慢性尿酸性肾病

是由于长期的高尿酸水平，肾脏排出尿酸量增多，过高浓度的尿酸盐会在肾间质中沉积，正常情况下肾间质没有这些物质的沉积，尿酸盐的沉积会诱发慢性炎症反应，从而导致肾间质纤维化、硬化，导致肾小管功能的损害。开始的时候患者可能没有什么表现，但是，随着时间的推移，会逐渐出现尿液浓缩功能下降（肾小管的主要功能重吸收肾脏排出的过多水分和有用物质，达到浓缩尿液的目的），夜尿增多。这个时候查尿常规没有有形成分，尿蛋白阴性或者微量，之后病情不加以控制，进行性进展，形成慢性肾脏病。身体为了纠正高尿酸血症的影响，肾脏努力增加尿酸的排泄，尿液中排泄的尿酸再次形成结晶损伤肾脏，形成恶性循环。随着病情进展，最终会出现肾脏滤过功能的下降，毒素、水分排出障碍，酸碱平衡以及电解质调节异常。进展至终末期肾脏、尿毒症，需要透析替代部分肾脏功能。

3.尿酸性肾结石

血尿酸水平升高导致肾脏对尿酸的排泄增加，尿液中血尿酸的浓度明显升高，尿酸在尿液中析出，形成结晶，也就是结石，而形成结晶的理化因素是持续性的酸性尿。部分患者在体检时发现肾结石。尿酸性结石在 X 线片中不显影，为阴性结石。尿酸性肾结石的治疗原则是降低血尿酸的水平和提高尿酸在尿液中的溶解度，以便尿酸能通过尿液排出。

高尿酸血症患者的注意事项

高尿酸血症除了对肾脏损伤之外，也可能对关节损伤，血尿酸水平过高，会形成尿酸盐沉积于关节和肌腱、肌鞘中，损害关节功能，造成疼痛，影响患者生活质量；同时血尿酸浓度过高，超过机体需要或可以承受的情况下，尿酸盐也可以在心脏内膜、瓣膜等处沉积，形成痛风石，导致患者出现动脉粥样硬化、高血压等，发生心脏供血不足、心肌损害，还可以刺激血管壁，损伤内皮细胞间接导致脑血管病变；尿酸水平过高可以损伤胰腺的胰岛β细胞，导致胰岛素功能下降，使患者容易出现糖尿病、代谢综合征、高脂血症等，加重患者的代谢紊乱。高尿酸血症的患者到医院就诊，除了吃医生开的药，生活及饮食上还需要注意以下事项。

1.改变生活方式

一定要健康饮食（低嘌呤饮食、避免高脂饮食）、控制体重、限制烟酒等。建议患者根据个人情况坚持适度运动（每天坚持30分钟以上中等强度的锻炼，如散步、太极拳、瑜伽、阻力训练等有氧运动）。患者在运动中应避免剧烈运动及突然受凉。肥胖者应减体重，控制体重在正常范围。

2.多饮水

建议患者每天饮水量 2000ml 以上，多饮水、多排尿，可促进尿酸从尿液里排出，同时预防尿路结石的发生。饮水量也需要结合患者肾功能及血压情况，从患者尿量角度，建议保证每天的尿量在 1500ml 以上，最好在 2000ml 以上。

3.适当碱化尿液

高尿酸血症的患者建议碱化尿液，尿 pH 值在 6.2～6.9 范围内最有利于尿酸盐结晶溶解并从尿液中排出，但尿 pH 值＞7.0 易形成草酸钙及其他结石，也就是说高尿酸血症患者的尿液不是越碱化越好。因此，建议碱化尿液过程中要注意检测患者的尿 pH 值。间断在排尿的时候用尿试纸测一下自己尿液的 pH 值，就知道尿液的 pH 值有没有达到要求的范围之内。

高尿酸血症的药物治疗

现在很多人一听说高尿酸血症，也能说出治疗高尿酸血症的药物。但是，不是高尿酸血症就马上需要降尿酸治疗，比如急性痛风发作的时候，不建议立即降尿酸治疗，除非之前一直在服用降尿酸的药物。下面我们分别来看。

1.急性痛风发作治疗

急性痛风发作也就是痛风性关节炎的急性发作期，治疗建议及早（应在 24 小时内）给予抗炎镇痛治疗，如果您发生这种情况，不知道怎么处理的时候，不建议自行服用药物，建议及时看医生。推荐的药物非甾体抗炎药、糖皮质激素和秋水仙碱。慢性肾脏病患者在使用非甾体抗炎药的时候应警惕可引起急性肾损伤的可能，更应充分水化，密切注意肾功能情况。非甾体抗炎药物不耐受或者禁忌的患者可考虑糖皮质激素或秋水仙碱。秋水仙碱最好在症状出现 12～24 小时内开始使用，但不能用于重度肾损伤或肝损伤的患者。

急性期不适宜积极降尿酸治疗，除非一直在服用降尿酸的药物。慢性肾脏病患者痛风急性发作时应特别重视水化和碱化尿液，并在上述治疗的同时辅以局部非甾体抗炎药的使用，改善患者的症状，最大限度减少全身用药的毒副作用。

2.降尿酸治疗

建议根据患者的伴随症状、合并症、并发症、肾功能的情况和尿酸水平合理用药，降尿酸的药物有抑制尿酸生成药物：别嘌醇、非布司他；促进尿酸排泄的药物：苯溴马隆、丙磺舒；关于药物的选择上，不建议患者自行选择，避免自行用药不当，还是建议到医院，让医生根据患者实际情况来选择用药。

什么是痛风？痛风对肾脏的影响是什么？

1.痛风

血液中高浓度的血尿酸超过了人体所需要的程度，尿酸形成尿酸盐结晶沉积在关节滑膜、滑囊、软骨及其他组织中引起的反复发作性炎性疾病，这种疾病称为痛风。痛风也不是持续性发作，一般发作多在轻微损伤、饮食过量或者相关疾病之后，好发于肢体远端关节，典型的症状发作于足趾（足痛风），也可因尿酸盐结石引起肾绞痛。慢性痛风以破坏性关节变化为特征。痛风的药物治疗与高尿酸血症相同，如果痛风结节严重影响生活的情况下，可以手术切除影响功能活动的痛风结节。

2.痛风对肾脏的影响

痛风是高尿酸血症的延续，因为血液中血尿酸浓度水平的明显升高，肾脏为了维持身体血尿酸水平的平衡，因此肾脏加强对尿酸的排泄，尿液中血尿酸水平浓度也明显升高，在酸性环境下，血尿酸形成尿酸盐结晶，损害肾脏的间质，影响肾脏小管浓缩稀释功能，导致肾间质纤维化、硬化，进而影响肾脏的滤过功能，导致血液中毒素水平升高，部分病人最终进展至尿毒症，这是痛风对肾脏的损害。

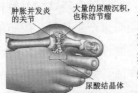
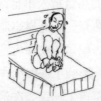
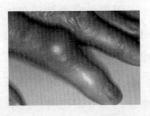

肿胀并发炎的关节　　大量的尿酸沉积，也称结节瘤

尿酸结晶体

运动对血尿酸的影响

运动分为有氧运动和无氧运动。及时补充水分的有氧运动对人体预防高尿酸血症有一定的作用，人们通过有氧运动平衡营养代谢的同时，也对增强体质、提高关节功能大有好处，同时可消耗大量脂肪，减少尿酸的合成原料，所以能够帮助人体降低尿酸。我们可以选择一些比较缓和的运动，如散步、匀速步行、打太极拳、跳健身操、练气功、骑自行车等。无氧运动指拔河、举重或在健身房进行的高强度运动，这样的运动会使新陈代谢加速，促进人体代谢产物，比如：乳酸性酸性物质的生成，体内的乳酸堆积会抑制尿酸的排泄，尿酸随着尿液排泄，运动后大量出汗，如果不及时饮水，尿量就会减少，这会使沉积在体内的尿酸增加。因此，长期接受高强度训练的运动员患上痛风的概率要高于普通人。因此，在选择运动方式上是非常关键的，不要因为运动方式的错误而导致本来就已经升高的尿酸水平再次升高，加重临床症状，同时加重器官的损害。

如果人体尿酸水平过高已出现痛风、关节疼痛等临床症状，应减少运动量甚至停止运动，因为在关节液中有尿酸盐结晶存在，若此时再去加强运动，会导致结晶对关节面造成磨损，该阶段应停止运动，休息，辅助药物治疗并控制饮食。

节食对血尿酸代谢的影响

过度节食会造成身体的热量摄入不足，这时候人体就会分解自身的脂肪来供身体所需的热量，就会燃烧脂肪来产生热量，脂肪的燃烧会产生叫酮体的产物。酮体造成体内是酸性环境，酸性环境会加重尿酸形成尿酸盐结晶，影响了尿酸的排泄。如果正巧是高尿酸血症的患者，这种情况真是雪上加霜。在治疗高尿酸血症的时候，我们需要碱化尿液来增加血尿酸在尿液中的溶解度，血尿酸以溶解的形式存在于尿液中，就可以促进尿酸的排泄了。但是，如果身体是一个酸性的环境，这样就非常不利于尿酸的排泄。所以，合理的节食，才有利于我们控制血尿酸水平。

肥胖和高尿酸血症有关系吗？

高尿酸血症和肥胖有一定的关系，研究表明，60%～70%高尿酸血症患者体重指数都是超标的，也就是肥胖人群更容易患高尿酸血症，可能有以下一些原因。

（1）肥胖人群进食量比较多，吃的肉类、海鲜、内脏等高能量、高嘌呤饮食也会比较多，生成的血尿酸也会比较多，并且体重过重的人活动量也少，因此，血尿酸水平就容易升高。

（2）临床上很多肥胖的患者都存在胰岛素抵抗，还会合并糖、脂肪以及尿酸代谢的紊乱，这样的情况就容易出现血尿酸水平高、血压高、血脂高以及血糖高等代谢综合征。

（3）肥胖人群的肾上腺素及肾上腺皮质激素、性激素水平都较体重正常人群的水平有所下降，酮体产生的也多，酮体是酸性物质，酸性物质过多导致尿酸的排泄相应的减少，因此，高尿酸血症的发生概率也明显升高。

因此，标准体重的维持是健康的前提之一，科学健康饮食，科学控制体重至关重要。

烟酒对血尿酸代谢的影响

烟对血尿酸代谢的影响：烟本身没有对血尿酸代谢影响的直接作用，但是吸烟可以兴奋自主神经系统，影响体内嘌呤代谢；并且烟草中某些有害物质可以加重高血压、动脉硬化、冠心病、呼吸系统疾病，会进一步导致血液循环减慢、组织缺氧等病理过程，同时大量吸烟时，可能加重肾脏负担，影响尿酸排泄，间接影响血尿酸的代谢，有升高血尿酸的风险。

饮酒是造成血尿酸升高以及痛风发作的常见因素。酒类本身含嘌呤较高，并且酒精对人体内乳酸合成具有刺激作用，促使乳酸合成快速增加，这种情况抑制肾脏排泄尿酸的过程。

熬夜对血尿酸代谢的影响

临床发现高尿酸血症、痛风的患者越来越年轻化，询问病史得知除了饮食的原因外，还长期熬夜。长期熬夜对血尿酸的代谢有以下影响。

1.熬夜导致肥胖

熬夜难免会觉得饥饿，或者在熬夜中觉得闲着没意思，吃点儿什么吧，在这个过程中，吃的食物如果选择了含嘌呤较高的，比如动物内脏、烧烤、海鲜、大骨浓汤，或者再喝点儿酒或饮料等，不难理解，嘌呤摄入量增加，可能会影响人体血尿酸的水平。除此之外，长期熬夜吃夜宵导致体重增加、肥胖，也是血尿酸水平升高的原因之一。

2.熬夜导致基础代谢率降低

熬夜会打乱内分泌平衡，并对基础代谢率产生影响，脂肪消耗速度变慢，脂肪囤积在体内，胆固醇含量增加，会加速内源性嘌呤物质的生成，导致血尿酸水平升高。

3.熬夜会降低血液 pH 值

熬夜会导致脂肪消耗速度减慢，加速内源性嘌呤物质的生成，在脂肪代谢过程中会形成酸性物质，熬夜本身也会导致血液 pH 值下降，我们知道在酸性环境中尿酸容易形成尿酸盐结晶，尿酸在这种情况下在血液中溶解度下降，在尿液中的溶解度也下降，这个时候尿酸排泄就会减少，从这个角度来看，熬夜可以增加血尿酸的水平。

4.熬夜影响肾脏功能

血尿酸的生成和排泄处于动态平衡状态，负责排出尿酸的器官就是肾脏，长期熬夜，肾脏得不到充分休息，肾脏工作能力下降，可能会对尿酸代谢造成影响，导致血尿酸水平波动。

熬夜对肾脏的影响

熬夜这种不良的生活习惯，已经成为我国现在肾脏疾病发病率逐年上升、发病年轻化的一大原因。

1.熬夜导致交感神经兴奋

正常情况下，人在睡眠过程中迷走神经兴奋、交感神经抑制，人体在睡眠中血压处于比较低的水平。如果熬夜，交感神经处于持续兴奋状态，血压水平在夜间就无法下降，维持在白天清醒时的水平。而肾脏是身体血液供应极为丰富的器官，心脏每分钟排出的血液中有四分之一都会流经肾脏，因此这种情况使得肾脏对血压的变化极为敏感。肾脏得不到良好的休息，久而久之被高血压压垮的肾小球逐渐增多，最终导致肾功能减退。

2.熬夜造成激素紊乱

由于晚上的睡眠由多个睡眠周期组成，在快动眼睡眠与非快动眼睡眠之间不断变化，只有在非快动眼睡眠达到一定时间后，我们才会进入深度睡眠，在这个过程中各种激素水平得到调整，分泌各种激素的器官在得到休息后才能更加高效正常的工作，保障各种激素分泌的正常，让我们的身体重启迎接崭新的一天。熬夜会使睡眠碎片化，深度睡眠时间不足，直接影响各种激素的分泌水平，导致血压水平升高，肾小球内毛细血管的血压也会随着机体的大环境而升高，导致肾小球毛细血管受损，最终会导致肾功能受损。

3.熬夜导致肥胖

睡眠不足会导致人体的瘦素降低，而生长素释放肽升高，变得胃口大开，久而久之人体就会发胖。肥胖也会使体内促进炎症反应的细胞因子增多，这些因子会攻击肾脏，肾脏受伤后就会产生疤痕，时间久了会导致肾脏纤维化，就像我们的皮肤受伤后的瘢痕组织，纤维化的结果就是肾小球不再有正常的生理功能。

4.熬夜诱发糖尿病

熬夜会使深度睡眠时间减少，深度睡眠期间交感神经抑制、迷走神经兴奋，深度睡眠减少也会兴奋交感神经，这种情况会抑制胰岛素分泌，同时也会减少身体对胰岛素的敏感性，形成胰岛素抵抗，我们都知道胰岛素的主要功能之一是维持我们机体血糖的平稳，胰岛素抵抗的情况下，会使血糖逐渐升高。同时交感神经兴奋还会促进胰高血糖素升高，即使不吃夜宵，熬夜也会不断促使身体内贮存的糖分进入血液循环，升高血糖，长此以往，会诱发糖尿病，而糖尿病也是最常见的肾脏疾病的病因。我国糖尿病肾病的数量也在逐年攀升，糖尿病肾病已经成为慢性肾脏病因中生力军，不容忽视。

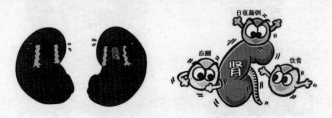

睡眠障碍与肾脏的关系

睡眠质量与免疫力有很大的关系，助眠法促进睡眠的试验表明，有良好睡眠的人群，血液检测发现 T 淋巴细胞和 B 淋巴细胞都显著的提高。T 淋巴细胞和 B 淋巴细胞是人体免疫力的生力军，是人体和病原微生物战斗的军队。如果这些细胞的数值升高了，提示这个人的免疫力也是增强的状态。免疫力强了自然能抵抗各种疾病。由此可见，充足的睡眠可以提高 T 淋巴细胞和 B 淋巴细胞，从而增强机体免疫力。

睡眠障碍又可以导致机体免疫功能下降，临床上多种继发性肾炎与机体免疫系统功能下降或者紊乱相关。

研究表明，睡眠障碍与肾脏健康之间存在一定关联，长期失眠等睡眠障碍可能导致血压升高、心跳加快等生理变化，进而加重肾脏负担。此外，失眠还可能影响肾脏的修复和恢复过程，导致肾脏功能受损，对于已经存在肾脏疾病的患者来说，失眠可能使病情进一步恶化。当肾脏出现问题时，也可能导致睡眠障碍。例如，肾功能不全患者常出现夜尿增多、睡眠质量下降等问题。这些问题反过来又会影响肾脏的健康状况，形成恶性循环。因此，要养成良好的生活习惯，保持规律的作息时间，避免熬夜，为肾脏提供健康安全的环境。

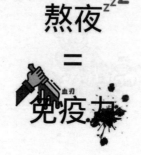

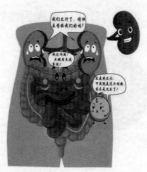

什么是横纹肌溶解？横纹肌溶解为什么会导致急性肾衰竭？

横纹肌就是肌肉。横纹肌溶解，是指各种原因引起横纹肌（肌肉）受损或者溶解所导致的一种急性、潜在致命性的临床综合征，及时发现和及时治疗非常重要。

横纹肌溶解的病因繁多，大型灾难，如地震、飓风、龙卷风、战争、矿难和恐怖袭击等，可导致横纹肌溶解的集体暴发。横纹肌溶解的发病机制就是肌肉组织损伤、破坏，随着肌肉细胞内容物的释放进入全身循环，从而引起一系列病理生理异常。在临床上肌红细胞尿和肌红蛋白尿很常见。肌肉内的肌酸激酶、乳酸脱氢酶也释放入血，血液检查发现水平明显升高，部分患者出现转氨酶的异常。对于肾脏损伤的机制主要是游离的肌红蛋白对肾小管的毒性损伤，因为肌肉损伤导致肌红蛋白大量释放，随着血液循环到达肾脏后，大量肌红蛋白进入肾小管，但又超过了肾小管回吸收的能力，因此，尿液出现高浓度的肌红蛋白，肌红蛋白在肾小管内形成管型，堵塞肾小管，影响尿液排泄；再有肌红蛋白对肾小管有直接的毒性，经过一系列的代谢作用后，使肾小管上皮细胞产生细胞因子和氧自由基，损伤肾小管；又因为肌红蛋白能清除体内的一氧化氮，导致一氧化氮不足，从而引起肾脏血管收缩，加重肾脏缺血，致使肾小管损伤。

生活中横纹肌溶解也随处可见。平时人们体力劳动少，一时兴起，到健身房兴致勃勃地蹬自行车1个小时后，结束后发现腿疼，腰也疼，尿液颜色也成茶色或酱油色了；还有的学生平时活动量不足，学校的运动测试后，也出现了同样的情况；有些新入伍的战士，之前没有经过系统的训练，参军后训练也出现同样的症状，甚至有人出现发热，腹痛，来医院一查肾功能异常了，请肾内科医生会诊，通过询问病史，考虑可能是运动导致了肌肉损伤，出现了肌肉溶解的现象，抽血发现肌酸激酶、乳酸脱氢酶、肌红蛋白明显升高，横纹肌溶解诊断明确。建议想锻炼的人士，一定要循序渐进，切不可操之过急，让身体逐步地适应锻炼，逐渐地增加强度，避免肌肉出现不必要的损伤，部分横纹肌溶解的患者急性肾损伤，药物治疗效果不佳，病情进行性加重的情况下，出现尿量减少，甚至无尿的情况，肾功能进行性恶化。因此需要透析治疗，有人甚至会遗留慢性肾损伤。

生活中还有哪些情况会出现横纹肌溶解呢？老年人容易出现，老年人高脂血症的患病率比较高，部分人会服用他汀类的降脂药，这类降脂药的副作用之一就是肌肉损伤，如果家里有人长期服用他汀类降脂药，近日出现了肌肉酸痛等情况，这时候要警惕横纹肌溶解的可能，及时到医院就诊，向医生提供所服用的药物。再有，老年人自己在家不慎摔倒，但是因为身体的原因，自己站立不起来，摔倒的位置如果比较狭小，上肢或下肢长时间受压，导致肌肉缺血、缺氧，肌肉损伤破坏导致肌肉内的激酶释放入血，出现一系列的肌肉损伤情况。还有地震，受压的人员在空间狭小的地方，重物压迫全身，导致肌肉缺血、缺氧，出现横纹肌溶解，这种肌肉的挤压伤如果不能及时发现，及时处理，为了避免坏死的肢体产生的毒素进入血液循环，而导致部分患者可能需要截肢，这种情况的横纹肌溶解危险性比较大。生活中常见的疾病，比如甲状腺功能减退也会导致横纹肌溶解，出现了肌肉酸痛等症状。

横纹肌溶解的治疗：有效补充血液容量，纠正酸中毒、降钾、纠正低钙血症等，无尿的患者或者血肌酐进行性升高的患者可能需要血液净化治疗。患者要卧床休息，清淡饮食，适当增加饮水量。青年人运动导致的横纹肌溶解经过处理后，绝大部分人激酶和肾功能很快恢复。甲状腺功能减退患者导致的横纹肌溶解随着甲状腺功能的恢复，也能逐渐好转；但老年人摔倒，导致肢体长时间受压导致的横纹肌溶解，部分病情除了药物治疗之外，可能有人需要肌肉切开减压，甚至需要截肢。

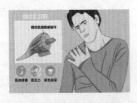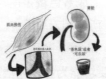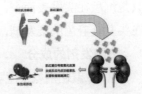

染发剂可以造成肾损伤吗?

染发在生活中很常见，但是，染发剂可以导致肾损伤，甚至急性肾功能衰竭。今天我们就揭开染发剂存在的危险。

1.染发剂的种类

染发剂分为永久性染发剂、半永久性染发剂、暂时性染发剂。

（1）永久性染发剂：可分为氧化染发剂、金属染发剂、植物染发剂。氧化染发剂：市场上的染发剂以此类最为多见，它通常先用双氧水破坏头发的黑色素，使头发脱色变淡，再用对苯二胺等中间剂将染料附着在头发上，促使染料以中间体的形式渗入发丝，然后在发丝内形成结合体进行着色。金属染发剂：此类染发剂主要用于白发染黑，作用机理是在头发上涂抹硝酸银溶液和硫化钠溶液，使之生成黑色的硫化银附着在头发上；也有利用含铅、铁、铜等金属的化合物与头发蛋白中的半胱氨酸中的硫相互作用，生成黑色的硫化铅。植物染发剂：此类染发剂利用从植物的花茎叶提取的物质进行染色，着色力较氧化染发剂差。对人体损害小，但价格贵，在国内市场占有率低。

（2）半永久性染发剂：此类染发剂作用原理是相对分子量较

小的染料颜色"挂"在头发表面，一般能耐6～12次洗发液洗涤，半永久性染发剂涂于头发上停留20～30分钟后即可使头发上色。由于不需使用双氧水，不会损伤头发，所以近年来较为流行。

（3）暂时性染发剂：此类染发剂的颗粒较大，不能进入发干，只是沉积在头发表面上，形成着色覆盖层，只需洗涤1次就可除去在头发上着色的染发剂，所以相对安全。

2.染发剂的成分

（1）碱化剂氨：主要功能为打开毛鳞片，为色素进入打基础。

（2）中间体（色素前体）：这类染料中最主要的化合物有对苯二胺、对氨基苯酚、邻苯二胺等。染料中间体被氧化后能直接显色，可作为永久染发剂中间体的有近30种，但市场上常用的有近10种。

（3）耦合剂：耦合剂主要是一些基团，在间位取代苯的衍生物，它不容易被双氧水氧化，但可与染料中间体的氧化物产生耦合或缩和，生成各种色调的染料，耦合剂和中间体的区别为：中间体易氧化，能直接显色，而耦合剂不易氧化，不直接显色，而是通过与中间体的氧化物耦合或缩合后才显色。

（4）胶凝剂和增稠剂：作为形成凝胶或形成具有一定黏度的膏体。

（5）表面活性剂：作为清洁剂和发泡剂。

（6）调理剂：为了减少碱性染膏对头发的损伤程度，通常在染发基质中添加如水溶性羊毛脂、水解蛋白等物质。

（7）螯合剂：对染料中间体的自动氧化起到催化作用。

（8）氧化延迟剂：防止氧化过快，没有足够的染料耦合剂和中间体渗透到头发内部，产生色调不饱满、不均匀等后果。

（9）香精：掩盖不被接受的味道。

3.染发剂含有的有害物质

（1）芳香胺化合物：是一种致癌物的化学合成染料，染料经头皮吸收后进入人体，染料中的有害成分过度摄入人体后会破坏人体中的血红细胞，从而成为淋巴癌和白血病的元凶。

（2）对苯二胺：是化学染发剂的主要成分，既可溶于水又可溶于油，苯二胺能使染色快、色彩效果持久不易褪色。此外，苯二胺还是一种高致敏物，还有致基因突变而易导致膀胱癌、乳腺癌、白血病、骨癌的发生。

（3）铅：化学染发剂中的铅含量是油漆的5～10倍，人体铅中毒后会引发头晕、头疼、乏力、四肢麻木、贫血、哮喘等，若是头皮破损进入肝肾还会丧失劳动力。

（4）苯二酚：又名氢醌，是一种有机产品，能刺激皮肤和黏膜。

（5）氨基苯酚：皮肤吸收后可引起皮炎。

（6）水银（汞）：长期摄入水银会引起慢性中毒而死亡。

4.染发剂对肾脏的损伤

临床上不难看到染发剂导致的对身体的损害，比如白血病、肝损害、皮炎、湿疹、过敏、支气管哮喘，那么染发剂是如何损伤肾脏的呢？主要是染发剂中的苯二胺、邻苯二胺、苯二酚等毒性物质，在染发过程中有需要头发升温的过程，这个温度其实还挺高的，烫过头发或者染过头发的朋友应该都有所感受，在温度比较高的情况下，头皮的毛孔都比平时更是打开的状态，这些毒性物质大量进入体内、进入血液循环，进入肾脏，肾脏有很强的浓缩功能，这些毒性物质会被肾小管细胞吸收，直接引起肾小管细胞功能障碍，以及肾脏的慢性缺血，这些毒性物质在与肾脏接触过程中对肾脏造成损伤，可能出现急性肾衰竭，部分患者会由急性转为慢性肾衰竭，甚至需要透析维持生命！建议不要为了美一时而后悔一世。如果必须要染发时，建议选择安全性高，正规厂家的产品。同时注意染发的频率，最好每年不要超过两次，同时也呼吁生产厂家们，从大家的健康出发，多生产安全产品，造福社会，造福人民。

吸烟对肾脏的损害

1.增加了肾脏的排泄负担

烟草中含有大量的有毒有害物质，如一氧化碳、尼古丁、氨、焦油、笨并芘、甲醛等，这些有毒有害物质的排泄增加了肾脏的负担。

2.吸烟促进了高血压对肾脏的损害

大家都知道高血压除了引起心脑血管疾病，还可以导致肾脏的损害，在高血压肾损害的进程中，早期仅表现为肾脏动脉的痉挛，肾血管流量的减少，之后出现肾小动脉的硬化，致使肾脏出现蛋白尿，肾小管、肾小球纤维化、硬化，甚至部分患者进展至尿毒症。人们在吸烟的过程中可使交感神经活性增强，血管加压素、肾上腺素、去甲肾上腺素释放增多，血管加压素这个激素从名字上就知道，它的本事是导致血压升高。同时联合肾上腺素、去甲肾腺素的共同作用，血压水平升高了，肾脏肾小球内压增高。有研究显示身体健康的吸烟人员在夜间收缩压（也就是人们理解的高压）及舒张压（也就是低压）正常降低的幅度比不吸烟的人员低。正常状态下，人们在夜间睡眠期间血压达到一天中的最低值，这个血压低值能够使得满负荷工作了一天的肾脏有一个充分休息的时间（因为夜间交感神经活性下降，血压会降低，适应身体多个脏器的需求，因为多个脏器处于相对运转缓慢休养阶段，不需要比较高的血压即可维持正常功能运转），为了我们人体能够在第二天精神百倍迎接新生活养精蓄锐。但是，长期吸烟的人士在夜间血压数值达不到理想状态，相当于让筋疲力尽的肾脏再雪上加霜，长此以往，肾脏和肺脏一样苦不堪言。

3.吸烟进一步加重了糖尿病患者对肾脏的损害

糖尿病肾病大家并不陌生，在人数众多的，不论是血液透析还是腹膜透析的患者，有大约三分之一是由糖尿病肾病导致的。有研究表明吸烟的糖尿病肾病患者的病死率比不吸烟的糖尿病肾病患者增多了2~3倍。因为糖尿病对于心脏、头部、肾脏等血管的损害，就会导致糖尿病的病死率高于其他人员，吸烟的糖尿病肾病的病死率更高。吸烟人员对胰岛素的敏感性降低，导致血糖控制不稳定，并且吸烟的糖尿病肾病比不吸烟的糖尿病肾病的肌酐清除率要低，导致吸烟的糖尿病肾病患者更容易出现蛋白尿，肾功能异常、肾功能衰竭、尿毒症，增加了病死率。

4.吸烟导致血管内皮细胞受损

吸烟可以导致一氧化氮减少，一氧化氮主要作用是舒张血管，吸烟过程中舒张血管的物质减少，甚至在吸烟过程结束后，留在身体内物质还在作用，这种情况就使得内皮细胞依赖性血管舒张功能减弱，并且导致内皮细胞增生，增生的后果是导致内皮细胞功能损害、障碍，肾脏血管的内皮细胞损害，肾脏处于缺血、缺氧状态，引起蛋白尿，导致肾脏纤维化、硬化，长此以往，肾脏逐渐失去功能，导致肾功能不全。

5.吸烟导致炎症反应

吸烟过程中进入到身体里的有毒有害物质，机体为了防止这些物质对人体的损害，免疫细胞都会对这些物质进行攻击清除，免疫细胞包裹着这些有毒物质形成免疫复合，在清除的过程中引起炎症反应，产生炎症因子，这些炎症因子持续存在，随着血液循环炎症物质进入肾脏，免疫复合物以及炎症因子对肾脏造成损害，导致肾脏纤维化、硬化，损害肾脏功能。

空气污染对肾脏的影响

国内外研究表明，PM2.5 等空气污染物会引发机体炎症反应，长期暴露在此环境中会导致肾功能中度降低。最常见的是膜性肾病（膜性肾病是一种自身免疫相关的原发性肾小球疾病）。在 PM2.5 ＞70μg/m³ 的地区，PM2.5 每增加 10μg/m³，发生膜性肾病的风险增加 14%。区域分析表明，膜性肾病在北方地区的发病率更高，特别是河北省。另外空气污染可能会在引发一些病变的同时，加重肾病患者的原发病，使得肾病患者肾衰竭、尿毒症等发生的可能性大大增加。另一项是北京大学于 2021 年最新发表的研究，发现大气 NO₂ 长期暴露与我国成人慢性肾脏病患病风险增加的关联具有统计学意义，且在 5 年时达到最大。该研究表明，大气 NO₂ 长期暴露与我国成人 CKD（慢性肾脏疾病）患病风险增加有关。

空气污染常见的有工业排放和车辆尾气、烹饪、吸烟、燃烧木材、喷雾产品、家用电器等。空气污染有时还会含有重金属，如铅、汞和镉等，所有这些都会对肾脏产生不良影响。PM2.5 颗粒能够在空气中停留非常长的时间，导致人们在毫不知情的状态下不可避免地将它们吸入自己的肺中，由肺部进入到血液循环，再进入肾脏对肾脏产生一系列的损伤。

爱护肾脏从点滴做起！无论室内和室外，空气污染都会毫不客气地对肾脏"下狠手"！室内禁止抽烟！支持环保、能源与交通运输部门的减排工作。同时，避免在主要交通道路及车流量密集街道上骑车或步行，特别是在交通高峰时段；避免在交通繁忙地段进行体育锻炼，体育锻炼应在公园或大面积绿地内进行；在污染严重天气，应尽量避免室内外通风，并尽量减少在户外的时间，尽量避免在高交通流量的时段长时间通勤。在户外时应佩戴符合国家标准的 N95 防护口罩（可以滤过阻挡 95% 的 PM2.5）。还要注意室内使用清洁能源烹饪及采暖，推荐使用符合国家标准的抽油烟机，以减少烹饪油烟在室内扩散。

感染会造成肾损伤吗？

感染的范围比较广，包括细菌、病毒、真菌、寄生虫、立克次体、支原体、螺旋体等病原体入侵人体后所引起的局部组织和全身性炎症反应。感染的部位有呼吸道、泌尿道、皮肤、消化道等，所有感染的患者可能出现的共同症状有发热、寒战、腰痛、乏力、食欲差、头痛、心动过速等；但不同感染部位患者的临床症状也不一样，泌尿道感染的患者可能出现尿频、尿急、尿痛等尿路刺激征，有些患者还出现小腹坠胀不适、腰痛；呼吸道感染患者可以出现鼻塞、流涕、咳嗽、咳痰，甚至呼吸困难等；皮肤感染的患者感染部位可以出现红、肿、热、痛，甚至可以出现分泌物等；消化道感染的患者可以出现恶心、呕吐、腹痛、腹泻、里急后重、脓血便等。有人会问：感染在皮肤、泌尿道、消化道或者呼吸道，距离肾脏这么远，怎么会导致肾脏损伤呢？我们来慢慢看。

1.感染可能导致机体血容量不足

其实在临床工作当中，我们经常会看到，不管是年龄大的，还是年轻的，甚至是十几岁的孩子，在感染、高热、进食差的情况下，查肾功能发现血肌酐、尿素氮升高了，患者会异常紧张，以为是肾衰了。其实在感染过程中，由于高热，水分从皮肤、口腔蒸发，再有这种情况患者进食极差，不吃饭，不喝水，还有一部分患者感染期间出现恶心、呕吐或者腹泻，这些情况都是导致人体血容量不足的原因；肾脏的血流非常丰富，心脏泵出的四分之一都进入到肾脏，肾脏监管着排毒、排水，酸碱平衡以及电解质平衡的工作，只有进入肾脏的血液达到一定量时，肾脏才能完成功能。由于肾脏血液量比较大的情况，导致肾脏对于血容量不足也很敏感，在人体血容量不足的时候，肾脏的感应装置，它就会立即行动起来，它会控制肾小球的入球小动脉，让入球小动脉收缩，减少血液进入肾脏的量，它觉得本来人体血容量就少，赶紧供应大脑和心脏吧，这两个重要器官要是血容量不足，可是要出危险呀，肾脏在人体缺血情况下，赶紧减少排出的尿量。当血容量减少到一定程度时，肾脏干脆就不排尿了。这个时候，减少肾脏的血流量，就导致肾脏滤过功能受损（影响肾脏滤过的一个重要因素就是血流量），毒素排出、酸碱平衡的维持出现问题，临床上看到的就是患者尿量减少，肾功能出现问题，甚至严重的病人因为无尿，而出现水肿，同时伴随着胸闷憋气，也能平躺的心力衰竭的症状。这时候患者就诊于医院治疗：根据感染的病原菌积极抗感染（如果肾功能异常，不建议使用氨基糖甙类抗生素），同时补充血容量、适当增加机体所需要的营养物质，如果患者因肾功能异常，出现了高钾血症，在药物降钾的同时，要禁食高钾的食物。经过上面的处理措施，患者症状以及化验检查无明显改善的，肾功能进行性恶化，甚至有些患者进入到无尿期，出现心力衰竭、严重酸中毒以及电解质代谢紊乱的情况，这时候应该当机立断，建议行血液净化替代肾脏功能，排毒、排水，维持人体的酸碱平衡和电解质稳定。大部分人经过上述治疗后，肾功能可以恢复，但是有一部分人既往就有肾脏疾病，肾脏的代偿能力差，尤其老年人的肾脏储备功能不好，有可能由急性肾损伤转为慢性肾功能不全；对于患者来讲，在这期间应该积极配合医生的工作，适当卧床休息，低盐饮食，保证营养。

2.感染导致肾脏缺氧

感染的情况下人体血容量不足，而肾脏的血容量更加不充足，我们都知道血液是给人体各系统器官提供氧气的重要途径，血供不足的情况下，肾脏的供氧也是不足，导致肾脏缺氧，肾脏本来每天的工作量就很大，需要人体给它提供运转的氧分，缺氧的情况下就会导致肾脏的肾小管、肾小球的细胞不能正常的工作，甚至出现肾功能损害。

3.感染可以导致肾组织炎症和免疫损伤

感染期间，人体为了对抗和打击病原微生物，免疫细胞比如 T 淋巴细胞、B 淋巴细胞以及树突状细胞等，会和敌人战斗，在战斗的过程中会产生很多的炎症因子，人体的抗体也会和病原微生物这些抗原相结合形成免疫复合物，在战斗中产生的炎症因子和免疫复合物最终都会随着血液循环进入到肾脏，炎症因子会对肾脏的组织产生直接的损害，再有，某些免疫复合物会沉积在肾脏，本来肾脏没有这些外来物，当这些免疫复合物沉积在肾脏后，肾脏也会产生反应，导致肾脏的炎症和免疫反应，造成肾脏的损伤。

4.感染产生的毒素对肾小管上皮细胞造成损伤

在感染过程中产生的炎症介质中，有些是有益的，有些对于肾脏是有损害，再有入侵人体的病原微生物在人体内代谢过程中也会产生一定的有毒性物质，这些物质在流经肾脏，到达肾小管时对肾小管上皮细胞有直接的毒性，最终导致肾脏功能损害。

药物会造成肾损害

药物除了治疗疾病的正作用，还有副作用，我们对不影响身体功能的副作用可以不用太理会。但是，有些药物在人体中代谢后导致身体另外的疾病，甚至有些是不可逆转的。因此，在服药期间要时刻注意自己身体有没有新的异常表现。药物性肾损害主要表现为肾脏肾小管间质性损伤，这也是临床上导致急性肾损伤的常见原因之一，最常见的是急性肾小管间质性肾炎，其次是急性肾小管坏死、慢性间质性肾炎和马兜铃酸肾病。引起肾小管间质性肾炎的常见药物有以下几种。

（1）抗微生物的药物（俗称抗生素）：磺胺类抗生素、青霉素类、头孢类、大环内酯类、喹诺酮类、抗结核药物。

（2）非甾体抗炎药（大众常用到的药物）：阿司匹林、布洛芬、吲哚美辛、双氯芬酸钠、保泰松、萘普生。

（3）质子泵抑制剂（胃部疾病常用的药物）：奥美拉唑、西咪替丁、雷尼替丁、法莫替丁等。

（4）止痛剂（生活中常用到的药物）：安乃近、氨基比林、安替比林等。

（5）利尿剂：呋塞米、依他尼酸、噻嗪类、氯噻酮、氨苯蝶啶等。

（6）其他：别嘌醇、硫唑嘌呤、卡托普利、卡马西平、苯妥英钠等。

不要乱吃药，有些朋友一旦身体出现不舒服，就马上吃药。有些身体的不舒服是身体在与敌对因素做斗争，是身体保卫系统在调兵遣将，有些症状不见得就必须用药，比如受凉感冒后，出现的发热、咳嗽，其实是人体对抗病原菌的反应，咳嗽是机体排出支气管产生的分泌物的一种保护性机制，如果不是影响了工作和生活，不建议太过积极的服用药物，避免不必要的药物性肾损害。现在临床上不建议低于38.5℃的情况应用退热药，一方面是不过多的干预身体的对抗反应，再有退热药基本属于非甾体抗炎药，可能导致肾脏损害。

甲状腺功能减退对肾脏的影响

甲状腺功能减退俗称甲减，是因为各种原因导致的低甲状腺激素血症或甲状腺激素抵抗而引起的全身性低代谢综合征。如果做病理，表现为黏多糖在组织和皮肤堆积，临床上表现为黏液性水肿。同时患者还表现为冷漠、怕冷、对什么事情也提不起兴趣、乏力、手足肿胀、嗜睡、记忆力减退、体重增加、便秘、女性月经紊乱或者月经过多、不孕等。实验室的化验表现为：TSH 升高、FT3 和 FT4 降低，对于免疫相关性甲状腺炎的患者甲状腺过氧化酶抗体和甲状腺球蛋白抗体阳性。甲状腺出现了问题，有两个原因会影响肾脏。

（1）目前认为甲减时导致全身黏液性水肿，可能存在机体总体血容量不足，肾脏血流量减少，排泄功能下降，肾小球滤过功能降低，出现肾功能异常；同时可能由于肾小管浓缩及稀释功能受损，重吸收和分泌功能异常，临床表现为水排泄障碍，尿量减少，有报道称大概有 15% 的患者有水电解质紊乱，亦有发生低钠血症的可能。其发生机制可能与甲状腺激素缺乏有直接关系，有研究表明，甲状腺激素缺乏可引起肾小管 Na+-K+-ATP 酶活性下降，导致钠的重吸收减少。长期的甲减状态可致永久性肾功能损害，及时补充甲状腺激素可改善肾脏血流量，恢复肾小管重吸收功能。

（2）甲减可以导致横纹肌溶解，因为甲减患者长期处于低代谢状态，在运动过程中机体耗氧量增加，心肌以及骨骼肌容易缺氧，产生过多的自由基，直接造成肌肉损伤。肌肉里的肌酸激酶、乳酸脱氢酶、肌红蛋白这些物质在肌肉损伤的情况下释放到血液里，肌红蛋白属于大分子物质可能在肾小管内形成管型，造成肾小管堵塞，肾小管在重吸收这些物质的时候可以直接造成肾小管上皮细胞的损害。

甲状腺功能亢进对肾脏的影响

甲状腺功能亢进又称甲亢，是指血液循环中甲状腺激素过多，引起以神经、循环、消化等系统兴奋性增高和代谢亢进为主要表现的一组临床综合征。甲亢的症状：眼球突出、容易激动、烦躁失眠、心悸、乏力、怕热、多汗、消瘦、食欲亢进、水肿、大便次数增多或者出现腹泻、女性月经稀少等。甲亢可以影响心脏，称为甲状腺毒性心脏病。可以导致患者出现心动过速（这也是患者心慌不适的原因）、心房颤动（这是心律失常的一种）、胸闷、憋气等心力衰竭的症状，这些临床症状只有在甲状腺毒症纠正后才能消失。但是，甲亢不止影响心脏的传导和功能，同时还会影响肾脏，导致肾损伤。人体各个系统之间相互配合又相互影响，肾脏作为排泄器官，身体所有代谢终产物绝大部分都要通过肾脏来过滤净化，不是肾脏脆弱，而是每时每刻接触的代谢物很多，在这个基础上如果再肆意的给它增加工作量，就会导致肾脏损害。

甲状腺激素水平升高导致了甲亢，因此甲亢的代谢率增加，使交感神经兴奋，心脏在交感神经的作用下加速干活，泵出了比平时多很多的血液（这时候其实心脏也挺累的），这些血液无一例外的到了肾脏，肾脏一看来活儿了，加紧干吧，这样肾小球滤过率增加，滤出了更多的尿液，滤出的尿液流经到了肾小管，肾小管一看上边给派活儿了，也是撸起袖子加油干呀，这种情况下肾小管需要吸收更多的水分和物质，但是老板给的这项工作不好做，为什么呢？因为尿液的量增多了，而尿液中物质浓度是下降，导致渗透压降低，这一下肾小管正常工作的环境没有了，就导致肾小管浓缩功能下降，排尿量增多。再有，甲状腺激素在正常浓度的情况下，对于骨质没有明显的破坏，但是，甲亢是甲状腺激素水平明显升高，可以导致骨质破坏，导致血液中的血磷、血钙水平明显升高，这种情况下，流经到肾脏的血钙、血磷水平也升高，过滤到肾小管液中钙、磷水平也明显升高，高钙、高磷会损害肾小管的上皮细胞，影响肾小管的功能；我们知道肾脏可以调节人体的酸碱平衡，排出代谢产生的酸性物质，甲亢时肾小管的功能受损，导致肾脏的排酸、回吸收碱性物质的能力下降，导致身体出现肾小管酸中毒的情况。

Grave 病是导致甲亢最常见的病因，这种疾病是自身免疫性疾病，在生活中我们要保护好免疫系统，不要熬夜，挑选安全的化妆品、染发剂等。

肠道菌群与肾脏的关系？哪些肾脏疾病与肠道菌群相关？

营养物质在肠道内被摄取之后，经过体内代谢，最后代谢产物经肾脏排出体外，三者之间构成了一个整体，基于肠道微生物与肾脏病之间的复杂相互作用，许多学者都提出了"肠-肾轴"的概念。

1.肠-肾轴

（1）肠道黏膜屏障可以使机体免受肠内毒素、病原微生物及有害代谢产物的损害，保持人体内环境的稳定；当肠道器质性疾病或肠道微生态紊乱使得肠道内环境稳态被打破时，肠源性毒素产生增多，不能及时清除而在循环中蓄积，引起肾损伤，由于肠道上皮屏障的破坏及与尿毒症环境相关的肠道菌群的数量、结构的变化，在这种情况下，细菌产生的内毒素由肠腔易位进入血液，引起全身炎症反应。

（2）慢性肾脏病在疾病进展过程中，尿毒症毒素蓄积引起肠道菌群紊乱，肠毒素产生增多，使得肾功能进一步减退，最终肠道与肾脏间互为因果关系，形成恶性循环。

（3）这些以肠道为中心的改变都可能对慢性肾脏病患者产生相关的全身性后果，因为它们能够引发慢性炎症，增加心血管疾病风险并加剧尿毒症毒性反应。肠、肾互相为病，还可以通过影响生长激素、胰岛素、甲状腺激素及肾上腺皮质激素等多种内分泌激素影响全身功能。

2.慢性肾脏病的肠道改变

（1）肠道菌群改变：慢性肾脏病患者与健康人群相比，肠道微生物的种类和数量均有明显差异，肠道内专性厌氧菌如双歧杆菌、嗜乳酸杆菌显著减少，而条件致病菌主要是兼性需氧菌，如粪球菌、肠杆菌明显增加，这些条件致病菌与肠源性的尿毒症毒素如硫酸对甲酚、硫酸吲哚酚等的产生直接有关。

（2）肠道菌群代谢产物：食物中的苯丙氨酸和酪氨酸在肠道条件致病菌作用下形成对甲酚，后进一步转化为硫酸对甲酚；食物中的色氨酸在肠道条件作用下生成吲哚，并吸收入血转运到肝脏形成硫酸吲哚酚。一方面，慢性肾脏病患者硫酸对甲酚、硫酸吲哚酚等肠源性的毒素过多的形成，另一方面，由于肾功能的减退，肾脏排泄这些大分子毒素的能力下降，使得硫酸吲哚酚和硫酸对甲酚在体内大量蓄积，可直接损伤肾小管上皮细胞，引起肾间质纤维化，促进氧化应激和炎症因子的大量产生，进一步导致慢性肾脏病进展。氧化三甲胺也是由肠道条件致病菌产生的一种小分子的肠源性毒素，过多产生同样可直接导致进行性的肾小管间质纤维化。这些肠源性的毒素在肾功能减退的早期就开始升高，随着肾小球滤过率的下降而进一步升高，而且与慢性肾脏病患者生存预后呈负相关。

3.常见肾脏疾病与肠道菌群

（1）IgA 肾病：IgA 肾病是我国最常见的原发性肾小球疾病，通常认为黏膜免疫在 IgA 肾病的发病机制中起作用。对常见病原体或营养成分的免疫耐受不良的肠道黏膜免疫系统功能失调可能是触发 IgA 肾病的关键因素。免疫耐受不良可能会导致肠道菌群改变，从而引起对微生物群的异常反应。

（2）糖尿病肾病：肠道微生物代谢物苯酚进入肝脏合成硫酸苯酯。而研究发现硫酸苯酯可以导致糖尿病患者发生足细胞损伤和蛋白尿的发生，因此考虑糖尿病肾病与肠道微生物有关。

（3）狼疮性肾炎：有研究发现系统性红斑狼疮患者的肠道微生物组种类的多样性降低，分类复杂性降低，其中系统性红斑狼疮活动指数高的患者最为明显。这些结果提示肠道共生菌的异常导致了狼疮性肾炎的免疫发病机制。

（4）肾结石：在肾结石中草酸钙结石是肾结石的常见类型。研究表明与健康者相比，肾脏草酸钙结石患者的肠道菌群中草酸杆菌定植的壁垒更低。并且菌群多样性低于健康人群，肠道内草酸杆菌产生有助于草酸盐降解的酶，防止结石在肾脏沉积形成，抑制肾草酸钙结石的形成。这些说明肾结石的形成与肠道微生物改变有关。

（5）急性肾损伤：在急性肾损伤的病因中，脓毒症是重要原因之一，脓毒症急性肾损伤是一个复杂且多因素的过程，在脓毒症期间，肠道黏膜屏障的破坏、肠道微生物菌群的转移和易位可能导致全身性炎症，从而进一步改变宿主的免疫和代谢稳态。这种动态平衡的改变可能促进并增强急性肾损伤的发生与发展。

高血压是如何影响肾脏的？

近年来我国高血压患者近 3 亿，是个让人触目惊心的数据。高血压一旦发生需要长期服用药物，高血压会导致全身血管受损，重要脏器比如心脏、脑部、肾脏、眼睛都是高血压的靶器官（靶器官类似枪手打的靶，枪手最初的时候技术不熟练，经常脱靶，不能命中目标，熟练以后，技术过硬，几乎枪枪都能中靶，甚至靶心，高血压如果控制不好，心脏、头部血管、肾脏血管、眼底血管都是它的靶目标，谁也别想跑）。在对高血压疾病的描述中把高血压相关的心血管疾病与死亡率放在同样地位来评估，是说明高血压导致的心血管疾病可能导致患者出现严重的心力衰竭、心律失常、心梗而导致死亡的，所以，高血压相关性心血管疾病与死亡率相提并论。

肾脏也是高血压损害的靶器官之一，高血压性肾损害最终导致尿毒症透析的人数比例不低，因此，高血压患者同样也需要重视肾脏的保护。下面解释一下为什么高血压可以导致肾脏的损伤。

1.交感神经系统活性升高

去甲肾上腺素能直接引起肾脏血管收缩，使肾脏血管阻力增加，肾血流量减少，引起肾单位缺血，促进肾素从肾小球旁器分泌释放，进一步通过肾素血管紧张素系统的相互作用促使血压升高。

2.肾素血管紧张素系统

RAS 激活可导致水钠潴留和高血压发生。血管紧张素 II 可使肾血管收缩，造成肾脏血流量下降和血管阻力增加，肾小球内压力随之升高，系膜细胞收缩，导致对蛋白的通透性增加，出现蛋白尿、肾小球硬化和肾衰竭。

3.盐的负荷增加

肾脏是调节机体水盐代谢的重要器官，当肾小球出现高灌注和压力增高时损害肾脏排泄钠的能力，这样就会导致本来是需要排出体外的钠而存留在了身体里。钠的清除率降低和肾血流动力学呈低肾血流量、高滤过的状态，时间久了，这种高滤过就会导致肾脏损害，就像人一直拼命的干活，最终会因为身体得不到休息而倒下是一样的。肾损害的表现为尿微量白蛋白排泄增加，如果高血压的情况得不到改善，尿蛋白定量会逐渐增多，逐渐出现肾功能的异常。

4.遗传/先天因素

不同人种的高血压肾损害病理表现存在差异性，有研究显示非洲裔美国人与高加索人相比，出现高血压导致的终末期肾脏的危险性增多 8 倍；有高血压肾硬化症家族史的高血压患者比无高血压家族史者更容易出现肾损害，这些情况都支持遗传因素的参与。

5.高血压状态下肾小球前动脉阻力增加及肾小球内高压

高血压状态下肾小球前动脉阻力持续增高使肾小球毛细血管处于高灌注、高滤过和高跨膜压的状态，进而影响肾脏固有细胞的生长状态和生物学功能。高血压状态下的肾小球内高压是导致高血压性肾损害的主要病理生理机制。

6.肾脏血流动力学变化与血管重塑

高血压持续作用可以导致肾脏小动脉结构的改变，改变发生在血管中膜平滑肌细胞的肥大、增生。这些情况发生后，肾脏小动脉壁出现增厚，管腔变窄，血管的顺应性降低（血管的顺应性就是像皮筋一样，总是大力、长时间的牵拉，皮筋的弹性会下降），再进一步发展就会导致肾脏过滤功能下降，出现肾功能异常。

高血压患者需要注意的事项

血压控制不好或者多年高血压，会导致肾脏出现蛋白尿、肾功能异常，一部分透析患者的原发病就是高血压导致的，因此，高血压患者需要监测血压水平变化，及时找医生调整降压药。药物治疗很重要，但自身调理同时遵守医嘱更加重要。

（1）预防高血压需要减肥、戒烟、限制食盐（<6g/d）、限量饮酒、适当增加体力活动及保持乐观情绪等。

（2）避免熬夜，保证睡眠质量。

（3）体重较大患者，还需要控制高脂食物以及高嘌呤饮食。

（4）血糖偏高或者合并糖尿病的患者，要控制血糖、血脂。

（5）监测血压在一天中的变化，发现自己血压水平变化的规律，为医生准确调整药物提供依据。

（6）保持情绪稳定。

（7）避免排便时用力。

糖尿病是如何影响肾脏的?

随着人们生活水平的提高，糖尿病的发生率也逐渐升高，糖尿病肾病在慢性肾脏疾病中占比也逐渐明显增加，有资料显示透析的患者中有近三分之一的病因是糖尿病肾病，这是不容小觑的数据。糖尿病是一组多种病因引起以慢性高血糖为特征的代谢性疾病，是由于胰岛素分泌和/或利用缺陷所引起。这种长期的碳水化合物以及脂肪、蛋白质代谢紊乱的状态可引起多系统损害，导致眼、肾、神经、心脏、血管等组织器官慢性进行性病变、功能减退及衰竭。以下是糖尿病肾病的发病机制。

1.糖代谢异常

在糖尿病状态下，全身器官出现糖代谢障碍，其中肾脏、神经、眼等组织/器官糖代谢明显增加，此时约 50%的葡萄糖在肾脏代谢，一方面降低了机体发生酮症酸中毒、高渗性昏迷的风险（这两种情况的发生，如果不能及时发现，及时救治，是有生命危险的）。另一方面也加重了肾脏的糖负荷。

2.肾脏血流动力学改变

肾脏的高灌注、高跨膜压和高滤过在糖尿病肾病的发生中起关键作用，肾小球体积增大，毛细血管表面积增加，导致肾小球血流量及毛细血管压力升高，导致蛋白尿生成。

3.氧化应激

氧化应激是糖尿病状态下，葡萄糖自身氧化造成线粒体超负荷，导致活性氧产生过多；另一方面机体抗氧化能力下降，细胞内抗氧化的 NADPH 量不足。氧自由基可诱导多种损伤的因子，促进肾小球细胞外基质合成增多，降解减少，导致小球纤维化，氧自由基也可以造成上皮细胞黏附性消失，小管基底膜破坏和间质细胞浸润增加，导致小管间质纤维化。

糖尿病肾病患者的注意事项

1.饮食的控制

早期应限制蛋白质的摄入量，对于肾功能正常的病人，蛋白质入量控制在 0.8g/（kg·d）。对已有肾功能不全的病人给予蛋白质 0.6g/（kg·d），以优质蛋白为主。透析病人、儿童以及孕妇不宜过度限制蛋白质的摄入。为防止营养不良的发生，应保证给予充足的热量。建议少食动物脂肪，多食富含多聚不饱和脂肪酸的食物；控制食盐摄入量，能够改善血压和尿蛋白，增强 RAS 拮抗剂的疗效，指南推荐糖尿病肾病患者食盐少于 6g/d，但不低于 3g/d。

2.适当运动

无论肾功能正常与否，都建议适当运动，促进身体利用葡萄糖，以便能更好地控制血糖，同时适当运动也可以锻炼肌肉，也能减脂，控制体重，改善糖尿量、改善血管功能等减缓糖尿病肾病的发生发展，同时，避免大体重增加心肺负担，加重心肺的损伤。

3.遵医嘱

按时服用，定期检测血糖，掌握血糖变化情况，以便为医生调整药物提供依据。

4.保证充足的睡眠

睡眠质量不佳影响血糖、血脂、血尿酸的代谢，进一步加重病情。

5.戒烟、戒酒

研究表明吸烟是蛋白尿以及肾功能进展的危险因素，戒烟或者减少吸烟是糖尿病肾病患者防控肾损伤进展的重要措施；饮酒同样影响血尿酸以及血脂的代谢，加重血管以及肾脏的损伤。

6.积极控制血压

目前认为糖尿病肾病患者血压应控制在 140/90mmHg 以下，指南更严格的推荐，对于合并蛋白尿的糖尿病患者，血压应控制在 130/80mmHg 以下。

7.以防感染

糖尿病肾病患者抵抗力低下，容易发生感染，常可合并细菌、真菌、病毒感染，应积极防治。感染也是加重肾功能进展的重要因素。

8.避免肾毒性药物的使用

对于肾功能不全的患者，应根据肾小球滤过率慎用或者避免使用非甾体类抗炎药物，避免服用具有肾毒性的中药，比如马兜铃酸等。另外，糖尿病肾病的患者造影检查前需要充分评估肾脏情况，推荐造影前充分水化，使用低剂量低渗非离子型对比剂，造影后密切监测肾功能变化。

哪些腰痛可能与肾脏疾病相关？

腰痛是一个非常常见的临床症状，在我国公众的心中历来就有"腰主肾"的说法，因此，常常有患者以腰痛为主诉来门诊要求检查肾脏，然而，实际上以腰痛为首发表现的肾脏内科疾病相对比较少见。下面介绍肾脏疾病导致腰痛的可能表现以及情况。腰痛一般分为两种：肾绞痛和普通腰痛。

1.肾绞痛

肾绞痛是由于结石（也可以是血块，比如出血；坏死的肾乳头，比如肾盂肾炎）阻塞输尿管，导致输尿管痉挛、肾盂急性扩张引发剧烈疼痛（患者常难以用语言描述），单侧肾区疼痛常见，这种疼痛可向会阴部放射。患者一般表现为辗转反侧，试图找到相对舒服的体位，但是却找不到，多伴有恶心、呕吐、大汗等症状，可伴有膀胱刺激征（尿频、尿急、尿痛），绞痛缓解后多有血尿。体检可发现输尿管走行部位压痛。

2.普通腰痛

普通腰痛是指除肾绞痛以外的其他腰痛，由多种疾病引起，肾脏病变有：各种类型肾炎、肾静脉血栓、生长较快的肾肿瘤；肾梗死、感染、肾囊肿破裂；急性肾盂肾炎；肾外病变：带状疱疹、肌肉腰椎病变、腹膜后肿瘤、胰腺疾病、主动脉夹层等，这些疾病需要通过问诊、体检以及彩超、CT等进行鉴别。

3.肾脏内科疾病引发腰痛的特点

（1）多为钝痛、胀痛，疼痛一般不剧烈。

（2）多为双侧腰痛（但肾盂肾炎、肾静脉血栓常为单侧）。

（3）活动、体位（如弯腰、转身）与腰痛没有关系。

（4）肾区一般没有压痛，多为叩痛。

如果摔倒后出现腰痛、有腰椎间盘脱出病史而出现腰痛、干重体力活后出现的腰痛，这些情况首先建议就诊于外科，如果出现上面提到的可能与肾脏疾病相关的疼痛，尤其是伴有晨起眼睑水肿、双下肢对称性凹陷性水肿时，建议就诊于肾内科。

泌尿系结石会影响肾脏功能吗?

透析患者中有一定比例是因为肾结石导致反复尿路梗阻，而最终发展至尿毒症。既然肾结石可导致肾功能损伤，我们来了解一下肾结石的病因以及可能导致肾脏损伤的机制。

肾结石的病因及形成过程与社会环境、自然环境、种族遗传、饮食习惯、代谢异常、疾病、药物、泌尿系统梗阻、感染、异物、肾损害以及尿液变化等因素有关。肾结石的患病率很高，治疗以后的复发率也很高。由于结石可能损害肾功能以及合并感染，长期存在的肾结石刺激还可能引起尿路上皮肿瘤，因此，多数肾结石需要进行治疗，肾结石的治疗属于泌尿外科的范畴。

泌尿系结石是如何影响肾功能的呢?

泌尿系统结石如果在肾脏内，并且体积不大的情况下，对于肾脏影响不大。但是当结石的体积增大，或者进入肾盂、输尿管、尿道，导致尿路梗阻，这时候肾脏产生的尿液不能及时排出，而潴留在肾脏，形成肾积水。就像水管中流动的水一样，如果突然出现的石块堵住了水，水就会滞留在水管内，导致堵塞的水管会扩张，同理，泌尿系统结石导致的尿路梗阻，除了出现肾积水，如果堵在了较低的输尿管，上段、中段的输尿管都会扩张。这种情况就会影响肾脏的滤过功能，尿路梗阻的情况下，肾小囊的囊内压增加，增到一定程度时，肾小球内尿液产生会减少，甚至有些患者会出现无尿，肾功能急剧恶化，如果梗阻的时间比较短，发现了尿路梗阻的原因并解除了尿路梗阻，一般情况，肾功能很快恢复；如果患者的梗阻性是缓慢形成的，也就是说堵也堵了，尿液也能留出一些，但是，也出现了肾积水、输尿管扩张的情况，梗阻的时间很长，会导致肾脏出现不可逆的损伤，即使解除了梗阻，肾功能可能可以恢复一部分，部分患者会遗留肾功能异常，肾功能不能完全恢复；再或者急性梗阻情况反反复复出现，就像猴皮筋一样，反复大力拉伸，时间长了，次数多了，猴皮筋的弹性就逐渐没有了，肾脏的功能也一样，反复出现泌尿系梗阻，肾脏也可能出现不可逆的损伤。因此提醒大家，尤其是老年人，特别是有泌尿系结石病史，或者有前列性增生的老年男性，突然出现无尿，一定要考虑到尿路梗阻的问题，及时与医生沟通，说清楚病史，让医生能够及时准确找到病因。

泌尿系结石患者的注意事项

泌尿系结石发病率较高，但泌尿系结石也有一定的特征，比如地区特征，泌尿系结石的地区差异很大，与种族、饮食习惯和气候条件关系较大，结石在热带和亚热带比较多发，我国受地域、自然环境影响，结石的发病南北差异较大，南方诸省结石发病率高；并且结石有性别和年龄的差异，泌尿系结石好发于 30～50 岁之间，男女比例约为 2 : 1，为什么女性发病率低于男性呢？是因为女性尿道较宽、较短、不易发生尿滞留，另一方面雌激素能增加尿中枸橼酸排泄，而枸橼酸与钙容易形成可溶性络合物，增加钙盐的溶解度，减少结石形成的机会。但近年来，男女发病率的差距逐渐在缩小。既然，泌尿系结石发病如此之高，并且还有可能发生尿路上皮肿瘤的风险，虽然在种族、遗传因素上不能选择，但在能选择的因素上，我们要站主动的位置，我们要改变，尽量减少泌尿系结石的形成或复发。

1.饮水量

饮水量对结石的形成起着非常重要的作用。饮水量多，尿量自然就多，尿液中能够形成结石的物质被稀释，不容易形成结石，因此多饮水能够减少结石的形成。

2.气候和季节的影响

干热缺水的气候可以引起脱水，尿量减少能够增加尿中形成结石的盐类和酸度的浓度，使这些物质在尿液中过饱和，结石盐容易结晶、沉淀、析出而形成结石。季节变化对结石的形成也有较大的影响，夏秋季节发病出现肾绞痛的多，冬春季节发病较少，由于夏季温度高，容易出汗，体液散失的也多，尿量减少，尿液浓缩，不仅导致尿液中结石盐的过饱和，还可以引起尿中结石形成的促进物的聚合，向结石转变，使尿液中大晶体物质增多，容易产生结石。气候和季节的影响，其实也是饮水量的问题，温度高、干燥的地方，一定多饮水、多排尿，保持尿路通畅，是预防结石的很好方法。

3.高嘌呤饮食的影响

高尿酸血症可以导致泌尿系结石的形成。血尿酸是嘌呤代谢的最终产物，经过尿液排泄，如果过多的吃高嘌呤的食物，导致血尿酸水平明显升高，增加了尿酸结石形成的危险性，同时高尿酸可以促进尿中草酸盐的浓缩，加速草酸钙结石的形成。维生素C是体内内源性草酸的主要来源，当大剂量服用每天4g以上时，尿中草酸浓度上升，形成草酸结石的可能性增大，同时可能引起尿中尿酸排泄增加，有形成尿酸结石的危险。因此应避免长期食用高嘌呤类食物，同时，慎重补充维生素C保健品，因为平时的正常饮食基本可以满足我们人体所需要的维生素和微量元素。

4.纤维素的影响

食物中纤维素含量过少，食物在肠道中停留的时间就长，增加食物中各种物质的吸收量，蔬菜中菠菜、扁豆、西红柿、芹菜、豆腐、巧克力、浓茶中草酸含量较高，豆制品、糖、肉类中钙含量较高，动物内脏、肉类中尿酸成分较多，过多的吃上述食物，结石的危险性都可以增加。素食者尿路结石的发病率低，可能与植物纤维摄入多能够增加枸橼酸的分泌有关。

5.脂肪的影响

脂肪的消化不良可导致草酸盐吸收增多，可能是由于没有消化吸收的脂肪从结肠排出的过程中与钙离子结合，阻碍了钙与草酸的结合，肠腔内可溶性的草酸增加，草酸盐的吸收也随着增加，过量吸收的草酸经过尿液排出，增加草酸盐结石形成的危险。高胆固醇饮食可以促进结石的形成，鱼油能够降低结石形成的危险性。

6.维生素的影响

食物中的维生素 D 通过肝肾中羟化酶的作用，转为有活性的维生素 D，能够促进肠道对钙的吸收，当摄入过多时，可导致高尿钙甚至高血钙，易导致结石的形成。维生素 B_6 是草酸代谢中必不可少的辅酶，当维生素 B_6 缺乏时，可以形成草酸钙结石。

7.矿物质的影响

饮食中矿物质的摄入也与结石有较密切的关系，钙质饮食摄入过多，可能导致钙吸收过多，钙排泄增加，引起高尿钙，但是过度限制饮食中的钙，会使草酸的吸收增加，形成结石的危险性更高。

8.酒精的影响

长期大量饮酒的人尿钙排泄增加，因此，大量饮酒增加结石的风险。

肥胖相关性肾病

1.肥胖对肾脏的损伤

说到肥胖对肾脏的损伤，学名也叫肥胖相关性肾小球病，是指由肥胖引起的肾脏病，包括肥胖相关性肾小球肥大症和肥胖相关性局灶性节段性肾小球硬化（这两个概念来源于肾穿刺病理的结果）。肥胖相关性肾病表现为肾脏血流动力学的异常、肾脏血管内皮细胞及足突细胞功能紊乱、肾小球基底膜增厚和系膜基质的增生，并伴有不同程度的肾小管萎缩、间质纤维化及肾功能进行性减退，最终导致终末期肾脏病。多数研究者认为，脂肪因子之间的平衡是脂肪组织调控食欲、食物摄取，以及葡萄糖清除和能量消耗的重要基石，肥胖状态下这种平衡被破坏，形成促炎症环境，导致胰岛素抵抗发生。在这种情况下血液流经肾脏，高血脂、高血糖以及这些情况导致的炎症因子及高脂和高糖代谢产生的产物一股脑的到达肾脏，肾脏不堪其重，最终积劳成疾，不能工作了，只能请求透析来帮忙，其实透析也不能完全帮助肾脏，因为有些肾脏的功能，透析根本替代不了，比如内分泌功能，比如肾脏分泌的α羟化酶、促红素以及缓激肽等，透析是完不成的，比如肾脏功能丧失后，肾素血管紧张素系统水平会明显升高，人体血压会升高，绝大部分透析患者会存在高血压，透析是不能降血压，因此，即使进入透析也是存在诸多问题的。

2.肥胖人群生活中的注意事项

（1）饮食方面：控制体重的前提是，控制住嘴。首先要改变不量的生活习惯，减少高热量饮食的摄入，避免高脂高油重盐的食物，控制淀粉以及糖分的摄入，必要时可以请营养师帮助制订饮食计划，保证膳食营养素的平衡。

（2）生活方面：管住嘴，迈开腿。在饮食控制的基础上，适当锻炼，每天坚持至关重要。运动需要遵守循序渐进的原则，否则，很容易导致肌肉损伤，造成横纹肌溶解导致不良后果的出现。大体重的人群建议有专业人员的指导，避免锻炼过程中造成不必要的伤害。

（3）药物方面：药物治疗需与饮食及增加体力活动配合。这里指的药物不是自己从网上买的不知道成分，不知道厂家，不知道有效期的三无产品。有些网上的三无产品减重的效果确实很明显，但是，副作用也是相当大，导致肝损伤、肝功能衰竭、肾损伤、肾功能衰竭，甚至多脏衰最终死亡的也有，所以，服用药物要在正规医院医生的建议和指导下服用。

肿瘤相关性肾损害

在肾内科的门诊或者病房经常会遇到肿瘤的患者因为肾功能异常而就诊的，有些是刚开始发现肿瘤的同时也发现了肾功能的异常，肿瘤科的医生为了进一步明确患者肿瘤的情况，有无转移，可能需要做增强 CT 等的检查，这些检查需要应用造影剂，但是肾功能异常对于造影剂的排泄是有障碍的，会因为造影剂的使用进一步加重肾功能的恶化，更何况即使肾功能正常的情况，还有造成造影剂肾病的可能呢。这个时候肿瘤科医生会建议患者首先到肾内科咨询或者治疗肾功能；还有一些患者在肿瘤治疗过程中，比如放疗、化疗或者免疫疗法等，患者的肾功能开始是正常的，在此期间出现肾功能异常，我们也知道放疗或者治疗肿瘤的药物，大部分存在对肾脏的损害，这时候肿瘤科的医生也会建议患者来肾内科就诊，寻求两个科室共同协作，争取让患者达到最佳的治疗效果。但是，除了抗肿瘤治疗的化疗和药物可能造成肾脏损害之外，肿瘤本身也可能导致肾脏损害出现肾功能异常。今天我们主要讲实体肿瘤导致的肾损害。可以引起肾脏损害的实体肿瘤较多，肺癌、乳腺癌、胃癌是引起肾脏损害的常见实体恶性肿瘤，而直肠、胰腺、头颈部、胆道、肝脏肿瘤等相对较少，良性肿瘤引起的肾脏损害较少见，曾也有报道，有子宫肌瘤、血管瘤、神经纤维瘤、肝细胞腺瘤、良性卵巢瘤、嗜铬细胞瘤等。肿瘤导致肾损伤的可能机制如下。

1.肿瘤细胞直接的损伤肾脏

肾脏本身的肿瘤如肾细胞癌在各种因素的作用下（比如有效肾单位减少、残余肾单位高滤过、肾脏血管缺血时间过长、癌细胞直接浸润到肾组织等），会导致肾脏损伤。也就是说肾脏的肿瘤会占据正常肾组织的位置，导致正常肾组织压缩，这时候被压缩的肾组织功能会受损，其他肾组织会代偿性增加滤过功能。如果肿瘤压迫了肾脏的血管，肾脏长时间的缺血造成不可逆的损伤。再有肿瘤长入到正常肾组织，都会导致肾脏的损害。肿瘤细胞可以直接浸润肾实质或通过血液、淋巴循环途径转移至肾脏实质或肾盂、输尿管，导致这些组织的损害；通过肾血管癌栓的形成及腹腔盆腔病灶压迫肾血管引起肾缺血损害；盆腔的肿瘤或泌尿系肿瘤可能压迫输尿管，导致输尿管梗阻，造成肾功能损害。

2.肿瘤释放抗原物质

肿瘤在生长过程中会释放多种物质，这些肿瘤产生的物质对于人体而言是不被接受的，也就是身体把这物质视为是外来物，外来入侵的，这物质对于人体成为抗原，人体会针对这些抗原产生抗体，抗原和抗体结合成为抗原抗体复合物，这些抗原抗体复合物通过肾脏排泄的过程中，就会沉积在肾脏的组织，肾脏感知到有外来物或者异物入侵，当然也会起来反抗，这些反抗过程就会导致肾脏的损害，进而肾功能出现异常。

3.肿瘤代谢产物所致的肾损伤

部分肿瘤在生长过程中会出现高钙血症，乳腺癌最容易出现，高钙尿会导致尿中钙的含量增多，高尿钙会导致肾小管上皮细胞受损，导致肾小管坏死以及肾间质的纤维化，影响肾脏的功能；肿瘤细胞在生长过程中以及治疗过程中，因为大量肿瘤细胞的坏死，会导致细胞核内的核酸释放到血液中，血尿酸生成增加，导致肾小管损伤；肿瘤还会导致低钾血症、低钠血症，这些电解质紊乱同样会损害肾小管的功能，进而影响肾脏的整体功能。

以上 3 种可能的原因是肿瘤本身对肾脏的损害，还有其中提到过的造影剂可能导致肾脏损害，建议在造影剂应用前充分水化，即使水化也可能出现肾脏损害，或者在原有损害的基础上进一步加重，患者和家属要有思想准备。还有就是抗肿瘤药物对肾脏的损害，有些药物对肾损害是不可避免的，除非不用药物，但是，抗肿瘤治疗的终止会对生命安全造成极大的影响，这个时候家属要明白这个利弊关系，如果肿瘤的治疗间隔能够延长或者暂时中断，那自然对于肾功能的恢复是非常有利的，如果不能中断或延长时间，那也不能以生命的代价保护肾功能。

心力衰竭会导致肾损害吗？

心力衰竭在中老年心脏病患者中是比较常见的，临床工作中，也经常会看到心脏内科的医生因为患者出现蛋白尿或者肾功能异常而请肾内科医生会诊的情况。心力衰竭是由于各种原因导致的心脏结构或功能性疾病导致心室充盈和（或）射血功能受损，心排血量不能满足机体组织代谢需要，以肺循环和（或）体循环瘀血，器官、组织血液灌注不足为临床表现的一组综合征。患者主要表现为呼吸困难、体力活动受限和体液潴留。通俗地讲，心力衰竭是因为各种原因导致了心脏功能损害，我们知道心脏是我们的血泵，血泵的主要工作是把经过肺部装满氧气的血液输送到全身各处，给身体各个系统器官提供营养和氧气，保证身体的各系统能好好工作。身体的各系统器官吃饱喝足以后呢，血液中的营养和氧气就会明显减少，这个时候心脏又负责把这些营养和氧气少的血液回送给肺部来使得血液氧合，这样周而复始，人体就能有条不紊地完成吃喝拉撒睡。由此可见，心脏是血液循环系统的中枢，得罪不起。但是有些坏东西会伤害到心脏，心脏刚开始的时候会努力反抗，也就是我们说的代偿，但是如果这些伤害力度比较大，又持续存在，心脏抵抗不过的时候，就会出现心脏结构和功能的损害，比如高血压的时候，心脏为了对抗这个高压力，保障机体各系统器官能及时得到营养和氧气，它就增强自身的力气，比如出现心肌肥厚，增加自己的泵血能力，但是随着高血压持续存在，心脏已经把自己练得很强壮了，也不能对抗高血压，就会出现心脏扩大、收缩乏力等心力衰竭的表现。也就是心脏不能很好地完成泵血的功能，不能有效地把足够的营养和氧气带到各系统器官，这时除了心脏收缩无力之外，其他组织器官是处于缺氧的状态，于是各种症状都会表现出来。心力衰竭的严重程度可分为四级：Ⅰ级：有心脏病病史，心脏病病人日常活动不受限制，一般的活动不引起乏力、呼吸困难等心衰的症状；Ⅱ级：心脏病人体力活动轻度受限，休息是没有自觉症状，一般活动下可出现心衰症状；Ⅲ级：心脏病人体力活动明显受限，低于平时一般活动即引起心衰症状；Ⅳ级：心脏病人不能从事任何体力活动，休息状态下也存在心衰症状，活动后加重。那么，肾脏在心力衰竭、缺氧的情况下，又是如何改变的呢？

1.肾脏血流动力学的改变

人体在心力衰竭的状态下，心脏泵血能力下降，导致人体有效血循环量不足，肾脏处于缺血缺氧的状态，再有心力衰竭导致身体液体超负荷以及水钠潴留，为什么会出现水钠潴留呢？是因为流经肾脏的血液量明显减少，肾脏可以滤出的水分以及电解质明显减少，因此导致出现液体超负荷以及水钠潴留；因为液体超负荷导致肾脏静脉压增大，肾静脉压增大是肾功能进一步恶化的重要因素，肾脏在身体缺血缺氧的状态下，出现肾脏动脉血管收缩，进一步加重肾脏的缺血、缺氧，同时心力衰竭导致肾素血管紧张素-醛固酮系统激活，这一系统的激活进一步加重肾脏的缺血、缺氧，导致肾脏损害，出现肾功能异常，部分患者出现少尿、无尿，甚至部分患者需要血液净化排毒、排水，减轻心脏的负担。

2.心力衰竭状态下机体产生炎症因子

这种情况下产生的炎症因子会进入血液循环到达肾脏，炎症因子水平比心力衰竭前明显增高，到达肾脏的炎症因子会激发肾脏的炎症反应，加重肾脏的损害。

都说心肾是一家，心脏功能的损害会影响肾脏功能，同样肾脏功能的损害也会影响心脏的功能，保护好我们的心脏功能，保护好我们的血液循环系统的中枢是至关重要的。

心力衰竭患者出现肾损伤的注意事项

1.保持情绪稳定

良好情绪不会加重心脏的负担，如果患者情绪不稳定，反复激动会导致患者血压水平升高，血流动力学的不稳定，导致患者容易出现严重的心律失常、心力衰竭加重、心肌梗死，甚至心脏骤停等危及生命的情况。

2.避免过饱

人在进食后，胃就开始工作，胃在工作的时候是需要血液提供的，吃得多血供应得多，吃得少供应得少。因此，人在吃饭后，身体就会自动地把血液多供给胃部，这样其他的器官血液供应在这个时候是比较少的。健康的时候没有问题，心脏的代偿能力强，不会影响到心脏的功能，但是心力衰竭的时候，本来血液循环系统中血液的量就比心脏正常时要少，再多拨一些给予胃部，心脏血液供应就更少了，岌岌可危的心脏就可能在这个时候出现问题，基于这个原因，不建议心力衰竭的病人吃得太饱。

3.保持大便通畅

如果便秘或者大便不通畅的时候，对于心脏病心力衰竭的病人来讲，可能是致命的，因为排便用力的过程中，我们的腹腔压力会明显升高，血压会升高，这两种情况都会加重心脏负担。

4.避免进食后立即睡觉

饭后胃部血液增多，导致其他器官血液供应减少，头部血液供应也会减少，氧气比平时供应的就少，因此就感觉到困了。睡眠状态时，胃部的消化能力也是减弱的，心脏、头部血液量较少的持续时间就会延长，出现危险的机会就会增加，因此，不建议心力衰竭患者吃饭后立马睡觉。

5.避免油炸生硬的食物

胃部消化油炸生硬的食物需要的时间长，大量血液供应胃部的时间就长，心脏血液供应较少的时间就长，心脏出现风险的概率也就增大。建议吃好消化吸收的食物。

6.低盐、低蛋白饮食

心力衰竭合并肾脏损伤的患者，容易出现高血压，低盐饮食是为了减轻心脏负担，减轻高血压的程度。蛋白质类食物消化后产生尿素类物质，高蛋白饮食导致患者体内毒素水平增加，加重毒素对患者各系统的损伤。

7.限制液体入量

心力衰竭合并肾损伤的患者需要控制液体入量，因为心力衰竭情况下，本来就存在容量负荷过重、水钠潴留的情况，如果这个时候不限制液体入量，会进一步加重心力衰竭，加重心脏的负担，增加心血管意外的风险。

8.避免进食高磷、高钾类食物

肾脏损伤的患者，尤其是慢性肾功能衰竭的患者，因为排泄血磷、血钾的能力下降，因此，容易出现高磷、高钾血症，高磷血症和高钾血症会对机体心血管系统造成损害，比如心律失常、心力衰竭、心脏骤停等危险情况。

为什么肝硬化会导致肾脏损伤？（肝肾综合征）

肝硬化晚期患者出现肝功能衰竭，可以并发特发性、进行性、肾前性肾功能衰竭。如果做肾脏病理发现肾脏组织无明显或仅有轻度的非特异性的改变，患者会突然出现没有办法解释的少尿和肾功能异常，可能的原因如下。

1.肾脏交感神经张力增高

严重肝硬化患者肝细胞几乎全面受损，导致肝功能严重损害，会伴随着大量腹水、脱水，甚至部分患者出现上消化道出血，以及因为腹腔积液过多严重影响患者心功能，给予患者放腹水，这些情况都会导致患者血管内有效的循环血量减少，这样，身体会反射性引起交感-肾上腺髓质系统兴奋性增高，交感神经兴奋，导致肾脏的入球小动脉收缩，这又会引起肾素合成和分泌增多，血液中儿茶酚胺浓度升高，这些情况导致肾小球滤过率下降，诱发功能性肾功能衰竭。通俗地说，就是肝硬化导致大量腹水，腹水是从血管中渗透出来的，这样就导致血管中总的血量减少，肾脏一看血管血液总量少了，快多分配给心脏、头部这些重要的器官，肾脏自己可以少要点儿，并且肾脏一看主人的血容量都少了，赶紧主动地把排尿量降下来，血容量减少，就会导致肾脏的滤过功能下降，清除毒素的能力下降，因此，也就会出现肾功能的异常。

2.假性神经递质增多

肝硬化、肝功能衰竭的时候，因为肝脏的解毒和代谢功能下降，导致血液中代谢产物不能被及时清除，这些不能被清除的代谢产物可能与某些神经递质相似，就代替了正常末梢交感神经递质，使得血管末梢的张力减低，引起小动脉扩张，血压下降，血压下降的结果就是肾脏血流灌注减少，导致肾脏滤过功能下降，肾功能出现异常。简单地说就是肝功能损伤后，代谢产物不能及时清除，这些代谢产物与交感神经作用，导致血压下降，肾脏血流量下降，肾脏滤过功能下降，因此，导致肾功能衰竭。

以上就是肝硬化如何导致肾功能异常的过程，这也叫肝肾综合征。

肝炎相关性肾损害

病毒性肝炎是指由嗜肝病毒所引起的肝脏感染性疾病，病理学上以急性肝细胞坏死、变性和炎症反应为特点。临床表现的差异比较大。病毒性肝炎的病因至少有五种：甲型肝炎病毒、乙型肝炎病毒、丙型肝炎病毒、丁型肝炎病毒、戊型肝炎病毒；其中甲型肝炎病毒通过粪-口途径由不洁饮食、饮水等传播，因此，提示我们生活中要注意饮食饮水卫生；丁型肝炎病毒主要通过血源传播，提示我们在皮肤以及口腔有外伤的时候，注意外来物的接触；戊型肝炎病毒主要经粪-口途径由不洁饮食、饮水等传播。在真正临床工作中常见的肝炎病毒是乙型和丙型。在肝硬化的病因中乙型病毒性肝炎以及丙型病毒性肝炎均是导致肝硬化的病因，无论是乙肝还是丙肝都有癌变的可能。今天我们就乙型病毒性肝炎和丙型病毒性肝炎的发生、发展以及对肾脏的损害讲解一下，让我们在工作和生活中保护好自己和家人。

1.乙型病毒肝炎

乙型肝炎病毒感染呈世界性流行，2015年，全球约有2.4亿乙肝病毒感染者，其中约有8000万为慢性乙肝患者；我国是乙型肝炎病毒感染的高发区，人群乙型肝炎病毒携带率高达15%，约有超过1亿肝病毒感染者，其中约有2800万为慢性乙肝患者。而在感染乙型肝炎病毒中，有超过四分之一的成为慢性乙型病毒肝炎患者，这些数据触目惊心。乙肝病毒无症状感染者虽然没有症状，但是具有传染性。乙型肝炎病毒侵入肝细胞后，引起肝细胞坏死、炎症反应，部分患者转为肝癌，最终发展为肝硬化、肝功能衰竭而死亡。乙型肝炎病毒主要经过血（不安全注射等）、母婴及性接触等途径传播。乙肝病毒携带者发病的因素有：

（1）年龄：随着年龄的增大发病率就会升高，据有关研究表明，年龄越小，携带者的发病率就会越低，但随着年龄的增长，携带者发病概率也会增高。

（2）不良的生活习惯或饮食习惯会加速发作：如长期熬夜、喝酒、抽烟以及总是吃刺激性的食物，都有可能导致携带者发病。

（3）滥用药物：滥用药物也会导致乙肝病毒携带者发病，盲目服药会增加人体肝脏的负担，损伤肝功能，这样乙肝病毒更会有机可乘，侵入肝脏。

（4）过度劳累：由于紧张的工作、繁忙的生活，降低人体的抵抗力和免疫功能，也会增加携带者发病。

（5）心理因素：由于心理压力过大，长期忧虑等都可使乙肝病毒携带者病情发作。

在肾内科门诊和病房也会经常遇到乙肝患者出现肾脏损害，肾穿刺后证明是乙肝相关性肾病的诊断。乙肝相关性肾炎的发生率占乙型肝炎患者表面抗原阳性者的23%～65%。那么，乙型病毒性肝炎是如何影响肾脏的呢？可能的原因有：

（1）乙型肝炎病毒循环免疫复合物沉积。就是乙型肝炎病毒的抗原和人体产生的对抗抗原的抗体结合，成为一个抗原-抗体结合物，在血液中循环，当这种结合物循环到肾脏时，滞留在了肾小球或肾小管上时，肾脏对于这个外来物肯定是不接受的，会想办法清除它，就会发生免疫炎症反应，这些反应就会造成肾脏损伤，肾穿刺是已经发现肾组织中存在乙型肝炎病毒抗原与抗体的结合物，证明了这个结合物对肾脏的损伤。

（2）乙型肝炎病毒直接感染肾脏的细胞：乙型肝炎病毒除了

感染肝细胞外，还可以感染肾脏、胰腺、皮肤、胆管上皮、骨髓等，当乙型肝炎病毒随着血液循环到达肾脏，这些病毒会直接伤害肾脏组织，并且这些病毒在肾脏开始复制，引起肾脏病变，发生乙肝相关性肾炎。在肾穿刺肾组织中发现了乙型肝炎病毒的 DNA，也证实了这种损害途径的存在。

（3）乙型肝炎病毒感染人体后，机体免疫力下降，免疫功能失调。其实并不是所有乙型肝炎病毒感染者都会发生肾脏损害，因此，乙型肝炎病毒相关性肾病的发生与人体的免疫功能失调是有关的。

2.丙型病毒肝炎

丙型病毒性感染史通过病毒与人体产生的抗体结合产生的抗原-抗体复合物，循环至肾脏而形成对肾脏的损害。再此，不过多解释导致肾脏损伤的机制。当然是不是丙肝导致的肾损伤，也是需要肾活检来明确，否则只是怀疑，不能确诊，并且一部分人即使患有丙肝，但肾穿刺显示肾损伤与丙肝无关，是在丙肝的基础上合并了原发性肾小球肾炎。

无论是乙肝还是丙肝在抗病毒治疗的同时，在生活中需要做到：遵医嘱按时服药，不随便滥用药物，如果出现不适情况，请咨询医生。保持积极乐观的心态，健康饮食，适当运动，注意饮食营养搭配，避免熬夜，保持健康的生活方式，这些生活中看似不显眼的事情，可能就会是大家治疗过程中至关重要的事情，如果违背就可能导致病情进展，不管乙肝还是丙肝，进展至肝硬化或肝癌，相当于宣布了生命终点的时间。

什么是遗传性肾脏病？

1.多囊肾

多囊肾是一种遗传性的囊性改变的慢性肾脏病。主要表现在双侧（偶有单侧）肾内大小不一的囊肿，囊内充满液体，其实液体就是尿液，这些囊腔是没有功能的，并且囊腔内的液体随着时间的延长体积会越来越大，这也就是为什么可以见到双侧 30～40cm 大小的多囊肾脏，并且失去肾脏原来的形态。多囊肾可以发生于任何年龄、种族。多囊肾可以分为常染色体显性遗传和常染色体隐性多囊肾病，常染色体显性遗传多囊肾较常见（人类的染色体都是由来自于母亲和父亲的两个染色单体构成，在相同位置的染色体，来自父亲和母亲的基因都突变，才会导致发病，这是隐性遗传；而相同部位染色体，来自父亲和母亲的基因其中有一个突变，就会发病，这叫显性遗传）。常染色体显性多囊肾的患病率为 1/1000-1/800，多见于成人；常染色体阴性多囊肾较少见，患病率 1/40000-1/20000，多见于新生儿和婴幼儿。这种疾病下一代患者之间没有性别差异，患病率均等。目前医学的发展水平，没有药物预防多囊肾的有效方法，但是在妊娠期间，目前的医疗技术可以在产前，通过分子技术进行多囊肾基因的筛选，如果发现可以选择优生优育。同时可以通过体外受精，对受精卵进行基因检测，挑选没有致病基因的胚胎种植到子宫，就可能生出没有多囊肾病的健康孩子。大部分患者多囊肾来源于父亲或者母亲的遗传，但是少部分患者的基因异常是在胚胎发育过程中自发产生的。有研究发现，炎症在常染色体显性多囊

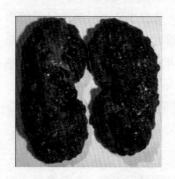

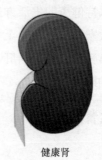
健康肾

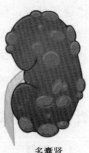
多囊肾

肾病的发生发展中起到重要作用，因此，母体的环境也是至关重要的。多囊肾患者如果不检查身体，开始是发现不了的，大部分患者是在体检做泌尿系彩超时发现的，也充分说明了正常体检的重要性。目前研究显示托伐普坦有延缓多囊肾导致的慢性肾功能不全进展的作用。

2.多囊肾患者典型的症状

（1）随着肾脏体积的增大，患者会出现腹部胀痛，有人还会在不经意间摸到自己的肾脏。

（2）肾区疼痛，因为肾脏体积的增大，牵拉肾脏的被膜而导致疼痛。

（3）血压升高：多囊肾常导致高血压，反过来高血压又会加重多囊肾的进展，因此，在治疗期间控制血压平稳非常重要。

（4）血尿、蛋白尿：肾脏损伤可导致血尿、蛋白尿的发生；或者增大的囊肿破裂出血。

（5）感染：多囊肾患者尿液排出不畅，或者囊腔破裂出血，导致细菌容易滋生，而导致感染，反复感染也会加重肾功能恶化。多囊肾的最终归宿是尿毒症，只是有人发生的早，有人发生的晚；还有人会同时伴有多囊肝、脑动脉瘤等。

3.注意事项

（1）疾病早期一般不需要限制活动，但是需要低盐饮食，少喝浓茶，多喝水，促进排尿，建议尿量每天维持在2000ml，保持尿路通畅，避免感染的发生。

（2）避免使用肾毒性药物，建议服用药物咨询肾内科医生。

（3）当囊肿体积较大时，建议避免剧烈运动，避免腹部受到撞击，建议不穿系腰带的裤子，穿较宽松的松紧带的裤子；避免起床或者躺下的时候，猛起猛坐、猛躺等动作，避免囊腔破裂出血。

（4）如果肾功能已经出现异常，建议低优质蛋白饮食、低磷饮食，限制含钾类食物的摄入；尽量努力延缓肾脏的进展，延缓进入透析的时间。

临床上常见的遗传性肾脏病有哪些？

1.薄基底膜肾病

薄基底膜肾病是一种遗传性肾脏病，是肾脏的基底膜薄导致的一些临床症状。是以持续性镜下血尿为主要表现的遗传性肾病。因为家族遗传性，预后良好，一般不出现肾功能异常，因此，又称为良性家族性血尿。一般以常染色体显性遗传为主，部分为常染色体隐性遗传。此种疾病患者肾穿刺的光镜和免疫荧光无明显改变，电镜下可见肾小球基底膜弥漫性变薄为特征。这个类型的患者长期预后好，少数出现进行性肾衰竭。

2.Alport 综合征

又称遗传性肾炎、眼-耳-肾综合征，发病机制是因为编码基底膜的Ⅳ型胶原蛋白的基因突变所致。临床主要表现为血尿、进行性肾衰竭、伴或不伴感音神经性耳聋、眼病变。肾活检病理：光镜和免疫荧光基本阴性；光镜：典型呈弥漫肾小球基底膜厚薄不均、分层、网篮样改变，极少数可见 GBM（肾小球基底膜）断裂。此疾病的诊断必须结合临床表现、电镜以及家系调查、Ⅳ胶原检测结果等综合判定。如果发现血尿、肾功能进行性下降，同时伴有耳聋以及眼病，要考虑到这个疾病的可能，再联合肾病理比较典型的表现，追问患者家族中有此类疾病，并表现相同，基因检测再次支持，诊断就明确了。治疗上目前仍然没有特效药物，激素和免疫抑制剂对 Alport 综合征进程有弊无利，治疗以综合治疗为主。

（1）减少蛋白摄入。

（2）控制食盐入量。

（3）控制高血压。

（4）避免肾毒性药物。

（5）避免受凉感冒，避免感染。

（6）肾功能异常后，积极纠正贫血、水电解质紊乱。

（7）进入终末期的患者，需要透析替代肾脏功能，或者进行肾移植。血管紧张素抑制酶、血管紧张素Ⅱ受体阻滞剂、醛固酮抑制剂可减少蛋白尿，延缓进入肾脏替代治疗。

什么是胡桃夹现象？胡桃夹现象的影响是什么？

在肾内科门诊对于胡桃夹现象不算少见，经常看到神色紧张的家长带着孩子来门诊就诊，说："医生，快给我们孩子看看，这孩子肾脏有问题，尿里有红细胞也有蛋白质"，医生发现孩子比较高，体型偏瘦，而且都是男孩子，就考虑到了胡桃夹现象。经过询问发现，之前孩子查尿常规的时候，有的时候有血尿、蛋白尿，有的时候就没有，医生对于这种情况，就引导着孩子和家长回忆一下，尿常规没有问题的时候是什么情况，是早晨起来就立马留尿了？还是活动后留的？或者尿常规有问题的时候，是不是活动后，或者运动后留的？经过询问，孩子和家长说好像是没怎么活动，尿常规基本没有问题，活动后或者打完篮球，一查尿常规就有问题，把家长愁的是一筹莫展。听到这些情况后，建议孩子做个泌尿系彩超，申请单上写上是否存在胡桃夹现象。报告拿回来一看确实是胡桃夹现象。

1.胡桃夹现象

又称左肾静脉压迫综合征。好发人群：

（1）好发于青春期至40岁左右的男性，儿童发病分布在4～7岁，多发年龄见于13～16岁，男性居多，多为体型偏瘦长者。是儿童非肾性血尿常见的原因之一。

（2）妊娠期妇女：随着胎儿的生长，腹部压力越大，挤压左肾静脉的风险越大。

（3）营养不良：营养摄入不足，身形消瘦，肠系膜上动脉与腹主动脉之间夹角的填充脂肪过少。

（4）生长发育过快：身高增长过快，容易引起肠系膜上动脉和腹主动脉之间的夹角变窄。

2.发生胡桃夹现象的原因

（1）左肾静脉汇入下腔静脉的行程中，走行于腹主动脉和肠系膜上动脉之间的夹角中，正常腹主动脉和肠系膜上动脉之间的夹角为40°～60°，该夹角被肠系膜脂肪、淋巴结等组织充塞，使左肾静脉不受挤压。为左肾静脉汇入下腔静脉的行程中，因走行于腹主动脉和肠系膜上动脉之间形成的夹角受到挤压而引起的临床症状。

（2）常由于青春期身高迅速增长，椎体过度伸展，体型急剧变化等情况，使腹主动脉和肠系膜上动脉之间的夹角变小，左肾静脉受挤压以致回流障碍，引起血流变化和相应的临床表现。

3.诊断

临床诊断标准为：一侧肾出血；尿红细胞形态为非肾小球性；尿中钙排泄是正常；膀胱镜检查为左侧输尿管口喷血或血性尿；腹部彩超或CT检查可见左肾静脉扩张等。超声对胡桃夹综合征的诊断有着明显的优势，可清晰显示腹主动脉，肠系膜上动脉及左肾静脉的解剖情况，在不同横断面均可找到左肾静脉扩张近段的最大内径，测值准确，同时可观察并测量肠系膜上动脉与腹主动脉夹角变化。彩超血流速度提供更准确的血流动力学变化，有助于诊断。超声检查还能除外先天性畸形、外伤、肿瘤、结石、感染性疾病及血管异常等腰三角形造成的血尿。核磁共振可以清楚显示肾静脉及其与周围血管的立体关系。肠系膜上动脉从主动脉发出的夹角及两者之间的距离对诊断有较大的价值，左肾静脉上下径对诊断有参考意义。

4.症状

产生的血尿一般是直立性血尿，即血尿出现在身体直立时，平卧位消失，多见于较为瘦高的青少年，30 岁以上者少见。具有非肾小球源性血尿的特点，但也有少数患者可以表现为肾小球源性血尿，并且可以合并直立性蛋白尿。患者预后良好，成年后大多数血尿会逐渐好转。常见症状：

（1）无症状单侧（左侧）肉眼血尿。

（2）生殖静脉综合征，即左肾静脉的属支睾丸（卵巢）静脉瘀血出现腰腹痛，直立或行走时加重。

（3）男性精索静脉曲张。

（4）直立性蛋白尿等。

（5）胡桃夹现象的主要症状是血尿和蛋白尿，其中无症状肉眼血尿更易发现。

5.病理机制

血尿的原因是左肾静脉扩张所引流的输尿管周围静脉与生殖静脉瘀血，与肾集合系统发生异常交通，或部分静脉管壁变薄破裂，引起非肾小球性血尿，还会发生睾丸静脉和卵巢静脉瘀血而出现肋腹痛，并于立位或行走时加重。男性还能发生精索静脉曲张。另外有蛋白尿、不规则月经出血、高血压等。

系统性红斑狼疮是如何导致肾脏损伤的？

1.系统性红斑狼疮

从专业角度上说是一种以致病性自身抗体和免疫复合物形成并介导器官、组织损伤的自身免疫性疾病，临床上常存在多个系统受累表现，血清中存在以抗核抗体为代表的多种自身抗体。通俗讲就是：各种原因（目前具体什么原因仍不十分清楚）导致人体产生抗体 B 淋巴细胞功能上出现了问题，本来 B 淋巴细胞的功能是对识别并对抗外来入侵者（病毒、细菌、药物等），结果在某些因素的作用下，或者外来入侵者披上了人体组织的成分，扰乱了 B 淋巴细胞的识别功能，对自身组织不能识别而作为外来抗原来对待，导致 B 淋巴细胞产生了对抗自身组织的抗体，产生的自身抗体导致大量自身组织损伤，影响各系统器官的功能。目前研究发现系统性红斑狼疮的发生可能与遗传因素、环境因素（紫外线阳光照射、药物、化学制剂、微生物病原体感染）、雌激素有关。在更年期前的阶段，女性患者患病率明显高于男性，比例为 9 : 1；儿童及老人比例为 3 : 1。穿刺活检发现系统性红斑狼疮的主要病理改变是：炎症反应和血管异常，这种异常情况可以出现在身体的任何器官。中小血管因为自身的抗原抗体复合物沉积或抗体直接侵袭而出现血管壁的炎症（这和我们平时认为的炎症感染有差别）和坏死，继发的血栓使血管管腔变窄，导致局部组织缺血和功能障碍；这种缺血和功能障碍可以发生在身体的任何组织任何地方，因此系统性红斑狼疮是一种全身性疾病。临床表现多样，早期症状往往不典型，表现为：低热、乏力、食欲下降、肌痛、体重下降等；颧部的蝶形红斑、盘状红斑、口腔溃疡、脱发等；胸腔积液、心包积液；关节疼痛；肾脏：蛋白尿、血尿、水肿、高血压，甚至肾衰竭；心血管：气促、心前区不适、心律失常、心力衰竭，甚至死亡；肺部：肺间质病变、活动后气促、干咳、低氧血症等；神经系统：癫痫、头痛、焦虑、精神病、认知障碍等；消化系统：食欲减退、恶心、呕吐、腹泻等；血液系统：贫血、白细胞下降、血小板减少；抗磷脂抗体阳性；部分患者会出现干燥综合征的表现（唾液腺和泪腺功能不全）；眼部：眼底病变，比如视网膜出血、渗血、视盘水肿等。系统性红斑狼疮是全身性疾病，当然肾脏也不能幸免。

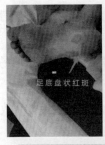
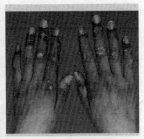

足底盘状红斑

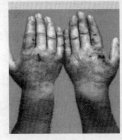
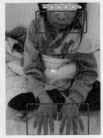

系统性红斑狼疮的皮肤表现

狼疮性肾炎患者生活中需要注意哪些事项?

1.狼疮性肾炎

顾名思义是系统性红斑狼疮导致的肾脏损害。大约50%以上的系统性红斑狼疮病人有肾脏损害的临床表现。但肾穿刺活检显示肾脏受累几乎100%,狼疮性肾炎是我国终末期肾衰竭的重要原因之一。系统性红斑狼疮导致肾脏损害的发病机制是自身抗原与自身抗体形成的免疫复合物沉积于肾脏,或者是自身的抗体直接与肾脏组织上的物质结合,导致激活补体系统,引起炎症细胞浸润,凝血因子活化及炎症介质释放,导致肾脏损伤。其实系统红斑狼疮导致肾损伤就是肾脏想办法去除入侵的抗体或者免疫复合物,相当于自己打自己,怎么都是自己受损伤。狼疮性肾炎的肾穿刺病理分型分为六型。Ⅰ型:系膜轻微病变性狼疮肾炎;Ⅱ型系膜增生性狼疮肾炎;

Ⅲ型局灶性狼疮肾炎；Ⅳ型弥漫型狼疮肾炎；Ⅴ型膜性狼疮肾炎；Ⅵ型终末期硬化性狼疮肾炎。不同类型的狼疮肾炎治疗方案不同。狼疮肾炎的预后：可长期缓解，但药物减量或停药后易复发，且病情逐渐加重。近年来由于对狼疮肾炎诊断水平的提高，轻型病例的早期发现以及免疫抑制剂药物的合理应用，预后明显改善，10年存活率已提高到80%～90%。

2.生活中的注意事项

（1）低盐饮食：一般有肾损害的患者多数伴有水肿，对于钠的代谢功能减退，可能导致水钠潴留，导致水肿加重，高血压的程度加重，因此需要限制患者的食盐摄入量，一般每日3～5g，3～5g盐不单指放入菜中的食盐，其实酱油、醋、料酒、味精、蚝油以及咸菜、酱货等都含有盐，这些调味品和食物也应严格控制入量。

（2）低蛋白饮食：狼疮肾炎患者一般会有持续性蛋白尿，有患者和家属认为，患者尿中丢蛋白，并且血里的白蛋白水平又低，于是，自己认为应该好好补一补，这是不可以的，因为，高蛋白饮食会加重肾脏的负担，加重肾脏损害，但是身体生命活动又需要蛋白质的参与，这就需要找一个补充蛋白质的限度，建议低优质蛋白饮食，一般建议0.6～0.8g/（kg·d），优质蛋白指鸡蛋、牛奶、瘦肉等。

（3）保证充足的休息时间：避免劳累，熬夜、劳累会加重人体免疫系统紊乱，加重疾病的进展。

（4）适当锻炼，增强体质：患者可以适当地进行有氧运动，慢走、慢跑（根据自己身体所能承受的程度），有效地促进身体的新陈代谢、血液循环、增强身体的体质，辅助治疗疾病。

（5）避免受凉感冒：天气变冷的时候，建议患者多注意保暖，以防受凉后出现感冒、发烧的情况，导致疾病复发或者加重。

（6）保持积极向上、乐观的心态：狼疮性肾炎属于慢性疾病，治疗周期非常漫长，所以，患者调整好心态，以积极乐观的心态和情绪与疾病相处，避免压抑、抑郁的情绪，其实，这也能提高机体的免疫力，更有利于疾病的恢复；而当心理压力过大时，则应该适当的与家人、朋友沟通，以缓解心中的压力，预防心理疾病的出现。

（7）做好防晒工作：因为紫外线照射有可能导致狼疮性肾炎的复发、加重，因此，患者在生活中需要做好防晒，避免皮肤长时间晒太阳。同时，避免接触有毒的物品，比如杀虫剂，以防出现病情加重的情况。

（8）建议患者一定要定期随访：定期随访可以让医生及时掌握病人的病情，病情是缓解？还是平稳？或是加重？根据患者的实际情况，医生可以及时地调整治疗方案，尤其是这一类患者需要使用激素、免疫抑制剂，甚至生物制剂等特殊用药，更需要医生来把控方案，不能由病人自己想减就减，想加就加，如果发生这样的情况，不仅会影响疾病的治疗效果，甚至会影响病人的生命安全。这绝对不是危言耸听，比如激素，如果在服用大剂量激素过程中，立即停用可能会造成生命危险。

（9）避免使用肾毒性药物：临床上比较常见的是解热镇痛药，还有部分抗生素，比如氨基糖甙类的，使用这些药物可能导致肾脏疾病的加重，甚至快速进展。建议新加用药物与医生沟通，或者在其他医生不了解病史的情况下，要主动提供，为医生用药提供安全的依据，也是为了最大限度的保障安全。

什么是急性肾小球肾炎？临床表现有哪些？治疗以及患者的注意事项？

1.急性肾小球肾炎

在肾内科的门诊和病房，经常可以看到满脸着急的家长带着孩子来看病，说孩子突然出现泡沫尿、眼睑和双下肢水肿、高血压，有的甚至出现了少尿、肾功能异常。说是以前孩子身体特别好，没得过什么病，经过询问病史，发现孩子在 2 周前受凉感冒，之后出现高热，吃饭也差，但是已经好了，没想到突然发现孩子脸部和下肢都肿了，一按一个坑，而且尿液量少，还头疼，在别的医院测血压，说血压也高了。查尿常规提示蛋白尿、血尿，血肌酐水平也高了，家长焦急万分，问医生孩子会不会得了尿毒症，眼泪都流下来了。这些患者的临床表现就引出了急性肾小球肾炎的概念。

急性肾小球肾炎简称急性肾炎，是一组以急性肾炎综合征（急性肾炎综合征，就是患者有血尿、蛋白尿、水肿和高血压这些临床表现的时候）为主要临床表现的肾脏疾病，可伴有一过性肾功能损害。多种病原微生物如细菌、病毒及寄生虫等均可致病，但大多数为链球菌感染后肾小球肾炎。这个概念简单地说就是感染，特别是链球菌感染之后导致了肾脏的损伤。急性肾小球肾炎多见于儿童，但成年人也不少见。成年人多发生在酗酒、药物成瘾、先天性心脏病患者等。

2.发病的机制

链球菌感染人体后，链球菌的细胞壁成分以及感染过程中的分泌物所引起的免疫反应导致肾脏损伤。

（1）免疫复合物沉积于肾脏。

（2）抗原原位种植于肾脏。

（3）肾脏正常抗原改变，诱导自身免疫反应。

发病机制通俗讲，就是链球菌感染后作为外来入侵微生物，人体要产生对抗细菌的抗体，抗体识别微生物结合成复合物，这样做的目的是为了消灭细菌，但是当这些复合物循环到肾脏的时候，这些复合物可以沉积到肾脏，沉积下来的复合物对于肾脏来讲也是外来入侵者，于是肾脏又发起清除复合物的战斗，在战斗中就导致肾脏的损伤；或者是链球菌的某些成分或者在炎症反应过程中的产物或分泌物，循环到肾脏后直接对肾脏造成损害；再有就是在感染过程中肾脏自身的抗原发生了改变，导致肾脏辨认不出是自身的东西，而对变化的抗原产生了抗体，抗原抗体反应导致肾脏损伤。病理类型：弥漫性毛细血管内增生性肾小球肾炎；病理表现（特征性的表现）：电镜下可见上皮细胞下"驼峰状"电子致密物沉积。急性肾小球肾炎的病理改变呈自限性的，可完全恢复。如果起病 1 个月病理上仍有较强 IgG 沉积，那么，病程可能迁延不愈转为慢性。

3.临床表现

本病主要发生于儿童。发作前常有前驱感染，潜伏期 7～21 天，一般为 10 天左右，皮肤感染的潜伏期比呼吸道感染的稍长。这句话的意思是说，急性肾小球肾炎发生在感染后，潜伏期的意思是说，感染的发生与急性肾小球肾炎发病的时间间隔。典型的急性肾小球肾炎临床表现为：突发的血尿、蛋白尿、水肿、高血压，部分患者可表现为一过性的肾功能异常。患者病情表现轻重不一样，发病轻的无明显的临床症状。重的可表现为急性肾衰竭。除了临床表现，以及血尿、蛋白尿、肾功能异常外，在化验上有特征意义的是：抗链球菌溶血素"O"抗体阳性；免疫学检查：补体 C3 水平下降，发病 8 周内逐渐恢复正常。

4.治疗以及患者的注意事项

一般家长在孩子出现肾脏损伤、肾小球肾炎的时候急得就像孩子马上就是尿毒症一样。催促着医生赶紧治疗。急性肾小球肾炎绝大部分是可以完全恢复的，也不需要特殊治疗。在这种情况下对病人和家属是有要求的：

（1）急性期的时候，建议休息 2～3 周，直至肉眼血尿消失，水肿消退及血压恢复正常。如果水肿明显以及血压高的病人，要严格限制液体和食盐的摄入量。肾功能正常的病人，不需要限制食物中的蛋白摄入量；如果肾功能异常，建议适当减少蛋白摄入，要求低优质蛋白饮食。

（2）如果有呼吸道或者皮肤感染，建议使用无肾毒性的抗生素。如果是反复的扁桃体炎发作，可以在病情稳定后切除扁桃体。

（3）如果患者水肿、血压水平较高，在给予利尿剂的情况下，血压水平仍比较高，为了保护心脏以及头部的功能，建议给予降压治疗。

（4）少尿、无尿，急性肾功能衰竭的病情，建议及时的行透析治疗，由于急性肾小球肾炎有自愈性，透析治疗只是帮助患者度过危险期，一般情况下肾功能可恢复正常，不需要维持性透析治疗。也有部分患者会遗留肾脏损害，甚至有的患者在急性肾小球肾炎治愈多年后出现慢性肾炎，肾功能不全的情况。

什么是慢性肾小球肾炎？有哪些类型？治疗以及注意事项？

1.慢性肾小球肾炎

在肾内科门诊和病房最常见的就是慢性肾小球肾炎，临床表现也各不相同，治疗的难易程度也不尽相同，部分慢性肾小球肾炎患者最终进展至终末期肾脏病，需要透析来替代部分肾脏功能，来维持生命。慢性肾小球肾炎简称慢性肾炎，是一组以血尿、蛋白尿、水肿和高血压为主要临床表现的肾小球疾病，伴或不伴肾功能损害，一般病程超过 3 个月以上。临床特点为病程长，病情迁延，病变缓慢持续性进展，最终至慢性肾衰竭。慢性肾炎是一组疾病，而不是一个，需要肾穿刺活检来明确病理类型，明确诊断，指导治疗，评估预后。

2.病理类型

慢性肾小球肾炎的病理类型多样，常见的有：膜性肾病、系膜增生性肾小球肾炎、局灶增生硬化性肾小球肾炎、微小病变型肾病、系膜毛细血管性肾炎等；各种类型的肾炎都可进展至不同程度的肾小球硬化、肾小管萎缩和间质纤维化，最终肾脏体积缩小，进展为硬化性肾小球肾炎。

3.临床表现

慢性肾炎的临床表现不一，差异较大，症状和病理类型的严重程度并不统一，也就是病理类型比较轻的可能临床上表现非常重；而有些病理类型比较重的，临床上反而表现比较轻。但是，疾病的发展不是按照临床症状来的，通过临床研究疾病的发展趋势与病理类型密切相关，病理类型重的，即使当时临床症状再轻，随着时间的推移疾病进展的速度和肾功能损害的程度和速度比病理类型轻的要快、要重。临床表现为血尿、蛋白尿、水肿、高血压，甚至肾功能异常。不是所有患者都有上述表现，部分患者仅有一个或两个。

4.注意事项

（1）低优质蛋白饮食和必需氨基酸治疗：根据肾功能的状况，建议优质低蛋白饮食，每天 0.6～0.8g/kg，同时需要控制食物中磷的摄入。在进食低蛋白饮食时，适当增加碳水化合物的摄入，为了满足人体生理代谢所需要的热量，防止负氮平衡。

（2）低盐饮食：慢性肾炎患者大部分血压水平高，食盐摄入过多会导致血压更高，进一步加重肾小球硬化。食盐控制量 3～5g/d。

（3）健康生活方式：不吃外卖食品，以及含磷高的食物，不熬夜，保证充足的睡眠，适当运动。

（4）限制液体入量：慢性肾炎肾功能不全患者，部分患者尿量减少，间断水肿，甚至出现胸闷憋气，不能平卧的心力衰竭的情况，因此限制液体的摄入至关重要。

（5）预防感染，避免使用肾毒性药物：感染在任何情况下，都是加重肾炎、慢性肾功能不全的因素之一，因此预防感染至关重要；肾毒性药物对慢性肾炎、肾功能不全的患者，可进一步损害肾脏功能，避免肾毒性药物（含马兜铃酸的中药、关木通、广防己和氨基糖甙类抗生素），为了保护肾功能，防止慢性肾脏疾病进行性发展和肾功能急剧恶化具有重要意义。如果需要增加药物，建议及时与医生沟通，避免一时疏忽造成疾病的进展。

（6）控制血压：控制血压是延缓慢性肾衰竭进展的重要措施。病人能做的是：监测血压变化水平，保证睡眠和健康生活方式，及时准确的为医生提供调整治疗的依据。

什么是肾病综合征？肾病综合征的病因？肾病综合征的并发症以及注意事项？

1.肾病综合征

肾病综合征是非常常见的一组临床综合征，是由于多种肾脏疾病导致的肾小球滤过膜损伤引起大量蛋白尿丢失及其相应的病理生理改变及相应的一组临床表现。肾病综合征和"发热、贫血"等名词一样，不应该用作疾病的最后诊断。而是临床症状联合实验室化验达到某一标准的临床诊断。

2.病因

肾病综合征的病因繁杂多样，可以分为遗传性、原发性、继发性。

（1）原发性肾病综合征主要依靠排除遗传性和继发性肾病综合征的基础上再考虑原发性因素。原发性肾病综合征包括微小病变型肾病、膜性肾病、IgA肾病、系膜增生性肾小球肾炎、局灶增生硬化性肾病。

（2）继发性肾病综合征原因很多：糖尿病肾病、系统性红斑狼疮性肾炎、乙肝病毒相关肾炎、肾淀粉样变、肿瘤性肾病、药物性肾损害、毒物肾损害、感染相关性肾病综合征等。在疾病诊断及鉴别诊断过程中需要排除可能的继发因素。

（3）遗传性肾病综合征：Alport 综合征、法布雷病、脂蛋白肾病等。

肾病综合征并发症：感染（患者大量蛋白尿，低蛋白血症，导致机体抵抗力低下，容易诱发感染，因此，建议不到人多的场所长时间逗留，并注意增减衣物）、急性肾衰竭（患者大量蛋白尿，容易导致肾小管堵塞，同时患者高度水肿，因此肾组织也处于水肿状态，而影响肾小球滤过功能）、血栓、栓塞（还是因为大量蛋白尿、低蛋白血症，同时患者伴随高脂血症，处于高凝状态，因此容易出现血栓或者栓塞）、蛋白质、脂肪代谢紊乱。

3.注意事项

（1）休息与活动安排：应以卧床休息为主，减少对外界接触以防交叉感染。如果活动后蛋白尿增加（恢复期常出现活动后蛋白尿），则应酌情减少活动。

（2）饮食治疗：患者高度水肿，不仅只表现在皮下，其实胃肠道也是高度水肿的状态，同时伴有腹水，影响消化吸收。饮食应易消化、清淡、半流质。

钠盐摄入：水肿时应进低盐饮食，每天食盐入量2～3g。禁止食用腌制食品，尽量少用味精及食碱，以保证尿钠排出量在 100mmol/d 以下。

蛋白质摄入：肾病综合征时因为大量蛋白从尿中流失，身体是处于营养摄入小于丢失的情况，在医学上也叫负氮平衡，也就是吃得少，排出得多，表明身体处于蛋白质营养不良状态。如果补充大量蛋白质又加重肾脏负担，加重肾脏疾病进展。因此，应摄入少量、高质量蛋白[0.7～1g/（kg·d）]，可减缓慢性肾功能损害的进展。

（3）脂肪摄入：多不饱和脂肪酸不能由人体合成，必须由食物供给，饮食中供给丰富的多不饱和脂肪酸（鱼油）可以补偿花生四烯酸在代谢中的消耗。有研究表明鱼油可以使动物血脂下降而且尿蛋白减少，肾小球硬化程度减轻。

（4）微量元素的补充：由于尿中丢失大量微量元素，比如铜、锌、铁等元素，可由正常饮食补充。患者严重食欲减退，可考虑配合健脾利湿、开胃中药治疗。

为什么肾病综合征容易发生血栓？患者突然腰痛是为什么？

肾病综合征患者大量蛋白尿，这些被丢失的蛋白类物质其中包含着大量的抗凝物质，抗凝物质的丢失导致人体血液凝血风险增加；肾病综合征患者合并高脂血症，导致血液黏稠度增加，这也是血液凝血风险增加的原因之一；肾病综合征患者高度水肿，导致血管中血液水分渗出到血管外，血管中血循环量较正常时明显下降，血管中水分减少，血液中的物质浓度增加，因此人体血液的黏稠度增加；同时肾病综合征患者高度水肿，尿量减少，部分患者甚至会出现胸闷憋气，为了减轻患者的这些症状，利尿剂的使用，还有根据病情使用激素以及在肾病综合征患者患病期间，血小板功能亢进，这些因素导致了患者进一步加重高凝状态，患者可以发生静脉或动脉的血栓形成或栓塞，其中以肾静脉血栓最为常见。这也是为什么肾病综合征患者需要抗凝预防血栓的原因了。接下来我们看一个临床上实际发生的病例。

在临床上曾经有这样一个中年女性病人，肾病综合征，住院期间（正值新冠病毒感染的刚刚放开阶段，新冠病毒感染患者人数激增）没有发现明显的继发因素以及遗传性肾脏病，肾活检穿刺提示Ⅱ期膜性肾病，住院期间发现尿蛋白定量有下降趋势，和患者及家属沟通后，患者和家属表示暂时不使用激素，于是，患者带药出院。出院前患者尿量正常，肾功能血肌酐 52μmol/L、血色素处于正常水平，出院后 2 周到门诊复查尿蛋白定量降至 2g/24 小时（住院期间尿蛋白定量将近 5g/24 小时），这个检查结果说明对症治疗有效，尿蛋白定量下降超过 50%，于是治疗方案没有调整。1 周后患者感染新冠，出现高热、呼吸道症状、食欲极差，自行服用药物治疗，之后出现腰痛，尿量减少，双下肢出现了水肿，于是再次收入院，入院时腰痛没有那么明显了，患者没有描述清楚，而是说肚子有些不舒服，查化验血肌酐升至 520μmol/L，血色素下降，尿量减少，血压水平较低 90/60mmHg。患者急性肾功能衰竭了，因为患者 1 周前感染了新冠，高热、食欲极差，泌尿系 B 超提示没有尿路梗阻，血压水平又低，考虑可能存在入量不足导致的肾损害，给予对症补液，但患者血肌酐仍进行性升高，最高达 1100μmol/L 左右，尿量降至 200ml 左右/天，因此给予血液透析治疗。我们分析患者急性肾衰竭的原因：没有尿路梗阻，排除了肾后性因素，补充液体入量后，肾功能无改善，仍进行性升高，说明急性肾功能衰竭并不是血容量不足导致的；一般膜性肾病导致肾功能急性衰竭的可能性小，我们考虑肾血管性因素不能除外，因此，立即行肾动脉以及肾静脉血管彩超，结果提示左肾静脉血栓，立即请血管外科会诊，给予对症处理，之后患者尿量逐渐增多，血肌酐水平逐渐下降，脱离透析，最终肾功能恢复正常。这个病例给大家提示的是肾病综合征的患者的并发症之一是血栓，尤其是膜性肾病，出现栓塞的概率更大，以肾静脉血栓为高发，因此，提醒肾病综合征的患者，出现腰痛的症状，要想到有没有肾静脉血栓的情况发生，建议立即就医进一步排查，没有栓塞再好不过，如果确实是栓塞，及时治疗，避免贻误病情。

肾病综合征患者为什么容易发生感染?

医生对于肾病综合征患者嘱咐的关键点之一就是避免受凉感冒，避免到公共场所增加感染的风险。因为感染可以导致肾病加重、恶化，也可以使缓解的肾脏病复发，在肾病综合征的病因当中感染就是导致疾病的原因之一。肾病综合征病人容易发生感染，是因为患者排出大量蛋白尿，蛋白尿中包含着免疫球蛋白，免疫球蛋白是人体防御系统的重要守门员，有细菌、病毒等入侵的时候，免疫球蛋白会立即做出反应，把可能导致人体感染的病原体消灭掉。容易发生感染的常见部位有：呼吸道、泌尿道、皮肤和自发性腹膜炎等。肾病综合征容易发生感染，不建议提前吃药预防。因为肠道菌群对于人体的正常生理功能是至关重要的，平时预防性应用抗生素会导致人体肠道菌群失调，肠道菌群一个非常重要的作用就是抑制可能的致病菌，失调的肠道菌群对于一些可能的致病菌失去了抑制作用，这种情况也会发生感染，所以，不建议预防性的使用抗生素。但是，一旦发生感染应选择无肾毒性的有效抗生素进行治疗。

肾病综合征患者为什么容易发生急性肾功能衰竭？

1.肾病综合征的患者有效循环血容量不足

有效循环血容量就是循环在人体血管中的血液。有效循环血容量不足是因为肾病综合征的患者高度水肿，导致血管中的水分渗透到血管外，血液中的血容量一般情况下是一定，渗到血管外的液体量明显增加，因此血管内的血容量就会明显减少。肾脏非常敏感，血容量减少它能非常快的感知到，这个时候肾脏为了能把血液供应到重要器官，比如心脏和大脑，肾脏就减少了自身的血液供应，肾脏血液供应减少，肾脏的肾小球和肾小管也能很快获得信息，于是肾小球滤出的尿液减少，肾小管也增加了重吸收，这种情况下，肾脏的滤过率下降，导致毒素排出明显减少，毒素堆积在血液中，于是就出现了化验提示血肌酐、尿素氮等毒素水平升高，出现肾功能衰竭的情况。

2.肾病综合征患者肾脏间质高度水肿

肾病综合征病人水肿是临床表现的特点之一，这类患者不仅是皮下组织高度水肿，胃肠道黏膜也是高度水肿，肾脏的间质同时也是高度水肿的情况，肾脏的体积是基本不变的，就像是一个沙发坐体型适中的两个人非常的舒服，但是其中一个越来越胖，导致另外一个人的地方越来越小，被挤到的这个人地方越来越小，小到一定程度就影响到了这个人的生命活动。肾脏也一样，肾间质水肿，导致肾小管的管腔就受到了挤压，这时候肾小管管腔的压力增大，导致滤出的尿液排出阻力增大，尿液排出不畅，接着肾小球也就感受到了这个压力，肾小球发现自己滤出的尿液不好往下排了，肾小球就想尿液往下排的阻力太大了，看来下方是出现了问题，为了减少肾小管的压力，肾小球做出的反应就是减少尿液的滤过，尿液滤过减少，导致毒素排出就减少了，肾脏的一系列动作反应，反馈到身体就是血液中毒素水平升高，肾功能衰竭了。

3.肾病综合征患者大量蛋白尿形成管型

我们知道肾病综合征的患者大量蛋白尿是诊断标准中最重要的一个。正常情况下，人体的尿液中几乎没有或仅有极微量的蛋白，但是，当肾病综合征发生的时候，尿液蛋白的浓度升高几十倍，甚至几百倍，这么高浓度的蛋白尿导致肾小管回吸收的时候，肾小管上皮细胞变性、坏死，也就是这么多的蛋白漏出来，把回吸收的肾小管上皮细胞都累死了，形成专业角度上说的管型，堵塞了肾小管，肾小管堵塞后，导致尿液流出不畅，管腔压力升高，肾小球又感知到了尿液往下排的压力增大，导致肾小球滤出尿液明显减少，毒素自然也就排出减少，反应到身体就是毒素水平明显增加，肾脏功能衰竭了。

肾病综合征患者为什么容易发生蛋白质脂肪代谢紊乱?

肾病综合征的患者因为大量蛋白尿，又加上肾病综合征的患者不能高蛋白饮食，高蛋白饮食会导致蛋白尿进一步加重，需要低优质蛋白饮食，这种情况其实患者是处于一种营养不良的状态，机体抵抗力下降、生长发育迟缓（对于儿童来说）、内分泌紊乱；对于服用药物的患者，多种药物进入人体是需要和蛋白结合才发挥作用的，但是低蛋白血症就导致药物与蛋白结合的减少，不与蛋白结合的药物增多，这样是会影响药物疗效的；同时，还可以增加部分药物的毒副作用。肾病综合征患者高脂血症也是疾病特点之一，同时，高脂血症也是肾功能损害的因素之一，高脂血症可以导致肾小球硬化，越来越多的研究发现，肾病综合征患者并发冠状动脉粥样硬化、心肌梗死的风险增高。肾病综合征患者合并高脂血症是冠心病的独立危险因素。肾病综合征患者出现高脂血症是因为患者大量蛋白尿出现以后，肝脏感知到血液中低蛋白水平的信号，肝脏为了维持机体蛋白水平的稳定，增加蛋白的生产，但是，即使肝脏再增加生产也赶不上肾脏漏蛋白的速度，于是，身体表现为低蛋白血症，在肝脏加速合成蛋白的过程中，脂蛋白也被合成增加了，各系统器官脂肪利用和分解减少了，同时，大量蛋白的丢失，也导致分解代谢脂蛋白的酶类丢失，因此，这些都是肾病综合征出现高脂血症的原因。

为什么需要做肾穿刺?

肾活检又称为肾活体组织检查，指在 B 超引导下，利用穿刺针或外科手术的方法从患者的肾脏中获取少许的肾脏活体组织进行病理学检查。该检查是明确肾脏疾病的性质和病理类型的重要检查方法，对确定疾病的治疗方案和判定预后有重要的意义。肾脏昼夜不停地帮助排泄代谢废物、多余水分，调整体内酸碱及电解质平衡，分泌造血及骨代谢相关激素等。但各种因素可能对肾脏造成损伤，比如糖尿病肾病、甲状腺相关性肾病、肝炎相关性肾病、多发性骨髓瘤性肾病、淀粉样变性肾病、轻链沉积病、过敏性紫癜性肾病、狼疮性肾炎、肿瘤相关性肾病、药物性肾病、环境污染导致的肾损害、染发剂导致的肾损伤、原发性肾小球肾炎、遗传性肾病等众多原因都可以导致肾脏损害，这些病因导致的肾损害在临床表现上可能相同，通过临床表现并不能区分是哪种病因所致，肾脏受损后可能会表现为水肿，高血压，血肌酐水平升高，尿液中出现蛋白、红细胞、白细胞等。故仅通过血液、尿液等无创的检验方法有时并不能给出确切的诊断，从而影响后续治疗方案的选择。为了清楚肾脏超微结构下的病理变化，是需要肾穿刺病理来完成。肾活检则通过直接获取部分肾脏组织，由专业的肾脏病理团队进行检测，提供关于疾病的大量信息，绝大多数情况下可以帮助我们做出正确的诊断。此外，对于某些诊断明确的疾病，比如系统性红斑狼疮性肾炎，可以通过肾活检来判断疾病的急性病变程度、慢性病变程度，对治疗和预后判断提供重要帮助。就比如两个病人，尿常规提示蛋白尿、血尿、高血压、水肿，24 小时尿蛋白定量数值也差别不大，血液方面的指标也没有相关疾病的提示，这个时候确诊是什么原因导致肾损害，就只能指望肾穿刺活检了，穿刺结果显示可能两个的病理类型天差地别，治疗方案也是不尽相同。肾穿刺的问世以及在临床上的应用，大大提高了肾脏疾病病因的诊断，诊断明确了，治疗起来更有方向性，医生也能够清楚患者病情可能的转归，也能够根据患者病情的变化，遵从病理结果来调整治疗方案。

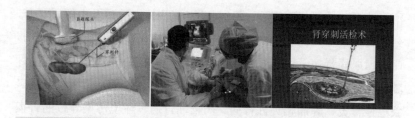

经皮肾穿刺术安全吗？

　　经皮肾活检是一项有创检查，但整体风险已很低，对于有指征的儿童、老人、孕妇等人群也属于常规操作。整个活检前后会有一套成熟的管理流程。对于高风险患者提前采取补充血小板、凝血因子等；穿刺过程中有 B 超时时观察进针过程、肾脏及周围组织变化；穿刺后也会密切监测症状、复查血常规和超声。

　　肾活检的主要并发症是出血，毕竟平时手上不慎被轻轻扎一针也都会出血。肾活检后的出血多数是没有症状，只通过化验检查发现，出血可以自行终止，不会留下后遗症。肉眼发现尿色发红的概率为 1%～2%，多在数日内消失。腰痛的发生率 <10%，多为肾周血肿，1 个月可吸收。出血后需要输血者占比为 0.4%～0.6%。导致肾脏切除甚至死亡的严重并发症发生率，以及其他并发症如周围脏器损伤、感染等罕见。

肾穿刺的适应证

　　提到肾穿刺好多人都会害怕，一听到需要用比较长的针，抵触心理就来了，赶紧说："医生，能不能通过别的方法，能不能别让我做肾穿刺。"回答是："不好意思，别的方法没有肾穿刺更精准、更直观，目前没有能够替代肾穿刺的方法。"其实，还有一种可能就是，也许病人内心特别抵触做，心里想着千万别给我做，但是，你知道吗，不是所有的病人都符合肾穿刺的条件。因为肾穿刺不是无条件的可以进入的，肾穿刺是有适应证的。以下是满足肾穿刺的条件。

（1）双肾大小要符合要求，要求两个肾脏体积都要大于9cm。

（2）皮质厚度不建议小于0.6cm。

（3）凝血功能以及血小板处于正常范围。

（4）可以俯卧位。

（5）肾穿刺部位不能有躲避不开的肾囊肿。

以上是肾穿刺的硬性条件，必须要满足才可以。在临床工作中对于疾病可以分为两类。

1.先治疗，后穿刺

（1）急性肾小球肾炎：对于临床上典型的急性链球菌感染后肾小球肾炎，可以暂时不予以肾穿刺检查，因为急性肾小球肾炎为自限性疾病，经过支持和对症治疗可以自愈。

（2）原发性肾病综合征：对于儿童和青少年的单纯原发肾病综合征，即仅有大量蛋白尿、低蛋白血症，而不伴有血尿、高血压和肾功能减退的原发肾病综合征。可以先用糖皮质激素正规治疗8周以上，如果临床上无效，再行肾穿刺。

2.必须先穿刺，然后根据病理结果进行治疗的疾病

（1）不典型的急性肾小球肾炎：虽然典型的急性肾小球肾炎为自限性疾病，不需要肾穿刺活检明确诊断。但当肾功能出现急剧恶化，临床表现为类似急进性肾炎时，应尽早肾穿刺活检明确诊断，以免贻误治疗时机。即使肾功能一直稳定，但临床上治疗2～3个月后仍无好转，也应尽早进行肾穿刺活检，明确诊断。

（2）急进性肾炎综合征：此综合征病因多样，进展迅速，如不及时治疗，预后很差，因此均应先明确病理诊断，再制订治疗方案，即使存在一定的相对禁忌证，也应尽量纠正，创造条件，尽早肾穿刺活检。

（3）原发肾病综合征：中老年肾病综合征或合并血尿、高血压、肾功能损伤的肾病综合征，均应该及早行肾穿刺活检。

（4）急性肾损伤：各种急性肾损伤，如果临床上原因不明，只要没有禁忌证，均应及早行肾穿刺活检。

（5）继发性肾小球疾病：各种继发性肾小球疾病，均建议先行肾穿刺活检，明确诊断和病理类型后再决定治疗方案。

（6）移植肾：当移植肾的肾功能明显减退又原因不明时；当身体出现排异反应，临床治疗效果不好，难以决定是否要切除移植肾时；当怀疑原有的肾脏疾病又在移植肾上出现时，均可行移植肾穿刺活检。

肾穿刺的禁忌证

作为一项有创性的检查，肾穿刺是存在一定风险的，实际上，对任何一个有适应证的病人选择肾穿刺检查，都是一次权衡利弊的过程。当考虑到风险大于收益时，即应认识肾穿刺的禁忌证。公认的禁忌证有：

1.孤立肾

不论是先天的还是后天的孤立肾，目前多数人的观点是不宜做肾穿刺检查，理由是一旦出现较严重的并发症，会导致病人丧失掉这个唯一的肾脏而无对侧肾脏之代偿。如果必须要做肾脏病理学检查，只能行开放肾活检。但也有人持不同的观点，认为肾穿刺导致的肾切除发生率并不比全身麻醉造成的死亡率高，及全麻下作开放性肾活检并不比肾穿刺活检安全。

2.明显的出血倾向

无论何种原因造成的出血倾向，均不宜行肾活检检查。必须将出血倾向纠正后，方可考虑肾穿刺活检。

3.重度高血压

高血压的存在，可以明显增加病人穿刺后出血的机会，延长止血的时间。因此，将血压控制在合理的范围后才能行肾穿刺检查。但具体安全血压的数值目前未见定论，我们认为，作为肾穿刺活检的安全血压，应在 160/90mmHg 之下。

4.精神疾病

在一些精神疾病状态下，患者可能不能配合完成肾穿刺活检，或者操作本身可以诱发一些精神疾病，这些均应予以考虑。

5.体位不良

过度肥胖，大量胸腹水或者病人病情不允许搬动、翻身等情况存在时，不宜行肾穿刺活检。

6.肾脏感染

包括各种感染，如活动性肾盂肾炎、肾脓肿、肾盂积水、肾结核、肾周脓肿等，不宜行肾穿刺检查。

7.肾脏肿瘤

在穿刺部位有各种肿瘤时，如恶性肿瘤、血管瘤、大的囊肿等，并无法躲开时，均不宜肾穿刺活检。

8.肾脏位置过高或游走肾

无论如何吸气憋气，病人的肾脏均不能到达十二肋以下或者不能固定位置，穿刺针无法安全到达肾脏，这时不宜行肾穿刺。

9.慢性肾衰竭

多数情况下，慢性肾衰竭已无病理检查的必要，而且，由于肾脏组织大量的纤维化，造成出血的危险大大增加。因此，多数人认为慢性肾衰竭属于肾穿刺的禁忌证。但当认为病人在慢性肾衰竭的基础上出现了一个新的病变，或者病人的病理变化对于判断慢性肾衰竭是否还存在可逆因素有着重要意义时，经过严密准备，也可以行肾穿刺术。

必须指出的是，肾穿刺活检的禁忌证并不一定是肾活检的禁忌证。当肾穿刺无法进行时，如果病人必须要进行肾脏病理学检查，我们要考虑其他的肾活检方案，比如开放肾活检、腹腔镜肾活检、经静脉肾活检或者经尿道肾活检。

肾穿刺活检术前准备

1.患者及家属方面的准备

作为患者和家属要充分了解肾穿刺活检的必要性，肾活检后对于患者的益处。充分了解肾穿刺活检的技术以及操作过程，消除肾活检前的疑虑和恐惧心理，现在任何检查和治疗，都是要做到向病人和家属知情并且同意，签署知情同意书后才能进行。

在进行肾穿刺活检前，医生都会告知患者穿刺过程中的体位，以及穿刺过程中需要病人呼吸配合，并练习憋气，穿刺过程中最重要的就是憋气，因为只有憋住气的时候，肾脏才不会上下移动，穿刺针才能穿刺，如果肾脏一直在移动会导致穿刺出血，这种情况是不允许的。目前很多病人应该已经做过肾穿刺了，应该知道穿刺过程中医生反复嘱咐病人一定要憋住气，否则前功尽弃。目前肾穿刺活检技术的进步，以及医生们的操作越来越熟练，憋气的时间不需要很长，一般20秒左右即可。

再有医生也会嘱咐病人，在肾穿刺前练习平卧位排尿，因为肾穿刺后要求平卧8~10小时，24小时不能下床，必须练习平卧位排尿，否则，还需要插尿管，病人痛苦不说，还增加泌尿系感染的机会。肾穿刺后要多喝白开水，肾穿刺后会有少量血渗出，多饮水是为了把血冲刷掉，避免堵塞肾小管。

2.医生方面的准备

肾穿刺的准备工作不是只有患者，医生也有很多必须且重要的工作。

（1）医生需要了解患者出凝血状态，必须要进行血小板计数，凝血功能时间测定和部分凝血活酶时间测定。

（2）了解患者的肾功能，测血肌酐、尿素氮及肌酐清除率，明确肾脏的功能状态和水平。

（3）行肾脏超声检查，了解双肾的位置、大小、结构以及皮质的厚度，选择拟行肾穿刺活检的肾脏，一定要仔细测量肾脏大小，特别是肾脏实质厚度，如果肾实质厚度小于1.5cm，穿刺活检要慎重。

（4）做血型检查并备血。

（5）若用静脉肾盂造影方法定位性肾穿刺活检，还应按照静脉肾盂造影的要求进行一些特殊准备，如用缓泻剂清空肠道，造影剂的过敏试验等。

（6）必要的器材准备。

3.一些特殊情况的准备

（1）不论是急性肾损伤还是慢性肾衰竭，由于体内毒素的蓄积，可以造成血小板数量或功能的下降以及凝血因子活性的下降，使得肾穿刺活检后出血的危险性大大增加，因此，对于这部分患者，肾穿刺活检术前需要一些特殊的准备。首先要严格控制好血压，对于严重贫血的患者，最好用输血的方法将血红蛋白提高到80g/L以上。

（2）不论何种原因造成的血小板减少，均应该首先纠正，必要时可于术前24小时内输血小板或新鲜全血。必要时术前行几次血液透析以降低毒素水平，减轻其对出凝血系统的不利影响。

（3）对于已经行血液透析的患者，至少在行肾穿刺活检前24小时进行透析，并用鱼精蛋白中和透析过程中所用肝素，并在肾穿刺活检前再次检查凝血时间，以确保患者的凝血状态正常，如果有条件，最好无肝素透析。

（4）对于一些肾病综合征等合并高凝状态的患者，往往在肾穿刺活检前已经使用了抗凝治疗，我们认为，在肾穿刺前 2～3 天，须停止各种抗凝药物和血小板抑制药物，并于肾穿刺活检前再次复查凝血功能，以确保患者凝血状态正常。

肾穿刺的成功率和并发症

有很多需要做肾穿刺的患者，会有很多的顾虑，穿刺有问题吗？能成功吗？早期肾穿刺活检的成功率较低，随着定位技术的提高，穿刺针的改进以及 B 超技术的广泛使用，目前肾穿刺的成功率已经由最初的 50%左右提高到近期的 93%～100%。目前肾穿刺活检是相对安全的检查措施。

虽然相对安全，但毕竟肾穿刺活检技术是有创伤的检查，尽管穿刺技术不断改进，安全性越来越高，但并发症仍不可能完全避免，主要的并发症是出血。

1.血尿

镜下血尿的发生率几乎 100%，因为即使我们的皮肤被扎一下都会或多或少的出血，并且有些肾脏病本身即存在镜下血尿，因此，对于镜下血尿一般不作为肾穿刺的并发症处理，多数 1～2 天内自行消失。除非患者肾穿刺前不存在肉眼血尿，肾穿刺活检后出现肉眼血尿即视为并发症。但发生率一般不超过 5%，多数在数日内即可自行消失，但也有持续 2～3 周的。多数肉眼血尿发生在肾穿刺活检后当天，个别也有术后数日再出现。绝大多数肉眼血尿不会引起血压心率的变化，也不会引起血红蛋白下降，无需输血，卧床即可。如果尿液颜色较深，甚至接近献血的颜色，或者尿中含有血块，提示出血量大，意味着肾脏的损伤较大，随时有血压下降的可能，应立即给予输液，如果有血红蛋白的下降，应予以输血。在充分输血输液仍不能维持血液稳定时，应立即行外科手术治疗，可行部分肾切除或全肾切除。有条件的话，也可选择肾动脉造影，找到出血部位，行动脉栓塞治疗。有时血块可能会刺激输尿管引起肾绞痛，或者堵塞尿道造成急性膀胱潴留，可予以解痉或逆行插管冲洗处理。

2.肾周血肿

肾周血肿的发生也很普遍，据报道可高达48%～85%，但多为无症状的小血肿，可自行吸收，临床上不需要任何处理。较大的血肿发生率并不高，最近有人统计仅1.9%。但可引起患者出现明显的症状，如腰痛、腹痛、恶心呕吐，严重的甚至影响呼吸而出现呼吸困难。如果血肿较大，也可引起血压及血红蛋白下降，处理不当也会出现生命危险。故对于术后病人出现明显的腰痛腹痛，应立即作床旁B超检查，证实存在较大血肿后，应严格限制患者活动，必要时输血输液稳定血压，效果不好时应及时外科处理。一般来讲，只要血压稳定，大血肿往往能在3个月内自行吸收，但应注意不要出现血肿的继发感染，抗生素的使用是必要的。

3.动静脉瘘

动静脉瘘是由于肾穿刺活检时造成的动静脉直接短路，也就是动脉和静脉同时穿透，导致动脉和静脉直接相通。多发生在高血压、慢性肾衰竭等患者的肾穿刺后多数能自行闭合，但也有长期不闭合达数年之久的。在临床上常无明显症状，只有严重的动静脉瘘才有症状，可以表现为血尿、肾周血肿、顽固性高血压、腰痛及腰部血管杂音、进行性心力衰竭及肾衰竭。彩色多普勒和选择行动脉造影可发现动静脉瘘，现在多使用动脉栓塞治疗，可取得明显的效果。

肾穿刺前后的注意事项

肾穿刺是一种创伤性检查，术后也需注意护理。

（1）术后要密切注意血压、脉搏、心率、尿液以及穿刺伤口有无渗血等情况，观察患者尿量的变化，询问患者有无不适。若有异常，要及时处理。

（2）需卧床休息 24 小时左右，减少活动，以减少穿刺部位出血，减少出现肾脏血肿的概率。注意多饮水，以促进凝血块排出，避免堵塞尿路，同时留取尿液标本送检。若病情平稳，无肉眼血尿，可下床活动；若有肉眼血尿，或局部疼痛明显，需延长卧床时间。

（3）术后可能出现血尿、肾周围水肿、腰腿及腰部不适、腹痛腹胀、发热等并发症，给予不同的治疗措施。

（4）避免穿刺术后 3 个月内腰部用力。

多发性骨髓瘤肾损害

多发性骨髓瘤约占恶性肿瘤的 1%，占血液系统恶性肿瘤的 10%，欧美国家多发性骨髓瘤发病率仅次于淋巴瘤。美国高发年龄 65 岁左右，中国高发年龄较欧美国家可能年轻 10 岁。现在多发性骨髓瘤的发病率呈上升趋势，这和人口的老龄化、诊断水平的提高以及临床医生们对该病的认识越来越高都有关系。多发性骨髓瘤是一种浆细胞恶性增殖性疾病。

1.临床表现

（1）骨痛或者局部肿块：严重时可出现病理性骨折，部分患者就是以骨痛或者病理性骨折就诊，而发现多发性骨髓瘤的。

（2）贫血：如果中老年男性出现不明原因的贫血，也应该警惕这类疾病的可能。

（3）高钙血症：高钙血症是因为患者骨质破坏，钙从骨骼中释放所致，患者可表现为头痛、嗜睡、恶心、呕吐、烦躁、多尿、便秘等。

（4）高黏质综合征及出血：患者表现为头痛、耳鸣、视力障碍、肾功能损害等。

（5）肾功能损害：患者可出现蛋白尿、肾小管酸中毒、急性或慢性肾功能不全。

（6）反复感染：肺部感染最常见，并且随着病情加重而迁延难愈。

（7）继发性淀粉样变性：患者可表现为舌大、心脏扩大、肺部间质性改变、胸腔积液、腹泻或便秘、肝脾肿大等。

2.多发性骨髓瘤如何导致肾脏损害

（1）多发性骨髓瘤引起的免疫球蛋白异常增多，在肾脏内异常蓄积；长期经过肾脏的排泄容易引起肾功能的损伤。

（2）高钙血症。由于多发性骨髓瘤破坏身体的骨质，引起血液中血钙升高，导致高钙血症。血液中血钙的异常升高，加重肾脏的负担，容易引起肾功能损害。

（3）高尿酸血症和高黏滞血症。这两种病症都可以是由于多发性骨髓瘤引起的，可以导致人体代谢异常，长期如此会导致肾损伤。

（4）多发性骨髓瘤治疗过程中应用过多的脱水药物以及频繁的应用造影剂进行检查，容易引起肾功能损伤。

临床上有将近50%的多发性骨髓瘤患者都存在着不同程度的肾损害，表现为血尿、蛋白尿、肾病综合征等。合并有肾损伤的骨髓瘤患者预后情况是比较差的，因为不管是做化疗还是靶向治疗药物，都可能进一步加重肾功能的损伤，一旦肾功能损伤容易引起多脏器功能衰竭。所以在骨髓瘤患者的治疗过程中，要完善相关的辅助检查，明确是否有脏器损伤。

急性肾衰竭的病因、临床表现以及注意事项

急性肾功能衰竭在临床上也是非常常见，不仅是肾内科的门诊或者病房常见，在其他科室，比如心内科、消化科、重症监护病房、呼吸科、感染科等科室急性肾功能衰竭也是可以看到的。急性肾功能衰竭也叫急性肾损伤，是由各种病因引起短时间内肾功能快速减

退而导致的临床综合征，表现为肾小球滤过率下降，伴有肾功能异常，比如血肌酐、尿素氮等水平升高，水、电解质和酸碱平衡紊乱，严重者出现多系统并发症。简单的理解就是各种病因导致肾功能在很短的时间内出现损伤、肾功能异常，肾功能受到损伤以后，正常的肾脏作用就会不能执行，比如对于水分的排出障碍、电解质的调节异常、酸碱平衡的代谢异常，严重的会因为水分排出障碍导致胸闷憋气等心力衰竭的症状，肾功能异常会导致促红素分泌减少，导致贫血，患者会出现乏力；因为肾功能异常，毒素水平升高，影响消化系统功能，导致患者出现恶心、呕吐、食欲减退等临床症状。急性肾衰竭的病因众多，根据发病机制可以分为：肾前性、肾性和肾后性。

1.肾前性急性肾损伤

肾前性肾损伤，从空间和位置上来说就是肾脏这个器官之前的因素导致的肾损害，换另一种说法就是有效血容量减少导致肾脏血液灌注不足所导致的肾损伤。也就是说任何可能导致有效血液循环量减少的因素都可能导致肾前性急性肾损伤，或者某些药物引起的肾小球毛细血管灌注压减低（包括肾小动脉收缩或肾后小动脉扩张）。常见的因素包括：

（1）有效血容量不足，包括大出血、胃肠道液体丢失（恶心、呕吐、腹泻）、肾脏液体丢失、皮肤黏膜体液丢失（大量出汗、高温的天气蒸发增加、大面积烧伤导致皮肤大量体液渗出）等；这些情况中患者能够控制的是当出现恶心、呕吐、反复腹泻的情况，要增加摄入量，如果因为胃肠道不舒服，而不能自行吃饭、喝水的时候，建议及时看医生，可以通过静脉输液的方式补充丢失的液体，保证身体各系统器官的正常供血供氧，避免出现急性肾损伤的情况；比如出现了自己不可控制的情况时，及时来医院看病，让医生能尽早地掌握患者的情况，就医太晚可能导致不可恢复性肾损伤。

（2）心排血量降低：见于心脏病、肺动脉高压、肺栓塞等。

（3）全身血管扩张，多是由药物、感染导致的脓毒血症、肝硬化大量腹水等。

（4）肾动脉收缩，常由药物、高钙血症、脓毒血症等。

（5）肾血流自主调节反应受损，多是由血管紧张素转换酶抑制剂、血管紧张素Ⅱ受体阻滞剂、非甾体抗炎药、环孢素和他克莫司等引起。

2.肾性急性肾损伤

这一类型的急性肾损伤是因为各种因素导致了肾小球、肾小管、肾间质甚至是肾血管损伤，导致肾脏功能在短时间内出现异常；比如肾毒性药物导致的急性肾小管减值损伤，可以导致肾功能在短期内出现异常；比如肾移植排斥反应、系统性红斑狼疮、干燥综合征、冷球蛋白血症、感染等原因。

3.肾后性急性肾损伤

从位置空间上来说，病因发生在肾脏之后的系统器官。肾脏下面的器官是输尿管、膀胱、尿道，统称为尿路，就是这些部位的梗阻导致的肾脏损害。尿路梗阻导致生成的尿液排出受阻，受阻的后果就是尿液在梗阻上方积聚，患者会出现肾积水、输尿管扩张，这种情况会导致肾小球滤过率压力下降，也就是肾小球滤过尿液的过程阻力太大，压力达到一定程度就会导致尿液不能滤过，就像两个人对抗，力气大的就把力气小的阻挡到一定空间的外面，这个时候尿液不能滤出，毒素也就不能排出，反应到人体就是毒素水平升高，肾功能衰竭了。尿路梗阻主要是神经性膀胱、双侧肾结石、肾乳头坏死、血凝块、膀胱癌等引起尿路内梗阻；还有一些因素通道压迫尿路导致尿路梗阻，比如腹膜后纤维化、结肠癌、淋巴瘤等可引起尿路外压迫造成尿路梗阻；还有尿酸盐、草酸盐、磺胺类药物、骨髓瘤轻链蛋白等可在肾小管内形成结晶，导致肾小管梗阻，也是尿路梗阻的一种，同样会导致梗阻性肾功能衰竭。

慢性肾衰竭

提到慢性肾衰竭之前，首先要说慢性肾脏病，慢性肾脏病发展的最终结局是终末期肾脏病（慢性肾衰竭）进入透析治疗阶段。慢性肾脏病是指各种原因引起的肾脏结构或功能异常≥3个月。而慢性肾衰竭是各种慢性肾脏病持续进展至后期的共同结局。表现为代谢产物、水、电解质、酸碱平衡失调和全身各系统症状为表现的一种临床综合征。也就是说各种导致肾脏损害的因素（高血压、糖尿病、乙肝、系统性红斑狼疮、干燥综合征、多发性骨髓瘤、肿瘤、原发性肾小球肾炎、药物、感染、尿路梗阻等），并且损害持续进展，最终进入到慢性肾衰竭阶段。肾功衰竭了，病人就会出现水肿、恶心、呕吐、乏力、高血压、心力衰竭、贫血、高钾、低钙、高磷等。

慢性肾衰竭进展的危险因素

慢性肾衰竭通常进展缓慢，呈现出渐进性发展，但在某些诱因下短期内可急剧加重、恶化。因此，临床上一方面需要积极控制渐进性发展的危险因素，延缓病情进展；另一方面需注意短期内是否存在急性加重、恶化的诱因，以消除可逆性诱因（就是除去这些因素后可以使得肾脏功能部分恢复，或者能够恢复到诱因出现前的状态和功能，但是完全恢复诱因出现前的可能性不大，部分能够恢复就是不错的结局），争取肾功能有一定程度的好转。危险诱因有以下几方面。

1.慢性肾衰竭渐进性发展的危险因素

包括高血糖、高血压、蛋白尿（包括微量白蛋白尿）、低蛋白血症、吸烟等。此外，贫血、高脂血症、高同型半胱氨酸血症、高龄、营养不良、尿毒症毒素（如甲基胍、甲状旁腺激素、酚类）蓄积等，在慢性肾衰竭进展中也起一定作用。

2.慢性肾衰竭急性加重、恶化的危险因素

（1）累及肾脏的疾病（原发性或继发性肾小球肾炎、高血压、糖尿病、缺血性肾病等）复发或加重。

（2）有效血容量不足（低血压、脱水、大出血、休克等）。

（3）肾脏局部血供急剧减少（如肾动脉狭窄病人应用 ACEI、ARB 等药物）。

（4）严重高血压未控制。

（5）肾毒性药物。

（6）泌尿道梗阻。

（7）其他严重感染、高钙血症、低滤过状态是导致肾功能急剧恶化的主要原因之一；肾毒性药物特别是非甾体抗炎药、氨基糖甙类抗生素、造影剂、含有马兜铃酸的中草药等的不当使用，也是导致肾功能恶化的常见因素。在慢性肾衰竭病程中出现的肾功能急剧恶化，如处理及时得当，可使病情有一定程度的逆转；但如果治疗延误，或这种急剧恶化极为严重，则病情呈现不可逆性进展。

今天把渐进性危险因素和导致可能急剧进展的危险因素告诉大家，就是为了让大家在生活工作中注意避免，比如肾毒性药物，慢性肾脏病患者不建议随意自行服用药物，如果需要服用建议咨询医生，如果医生不清楚病情，要及时地告知医生；吸烟这个加重因素是完全可以避免的；血压的控制，按时按量遵医嘱服药，低盐饮食，不要熬夜，不要吸烟饮酒，如果血压仍控制不满意，及时咨询医生调整药物，并且每天监测血压水平变化，以便医生调整药物时有据可依。有大部分病人应将可以控制的危险因素彻底从生活中去除，争取达到肾功能损伤最慢的进展速度。

尿毒症毒素有哪些?

尿毒症毒素其实都是身体中平时代谢的产物,需要通过肾脏排泄掉,因此这些物质在人体血液循环中几乎没有,或者处于较低的水平,对人体不会造成影响。当肾功能衰竭,这些代谢产物不能排出,被迫存留在人体血液循环和各器官组织中,就会导致人体各系统器官的功能受损。尿毒症毒素包括蓄积在体内的正常代谢产物、内源性毒物和浓度异常升高的生物活性物质,按照分子量大小可分为三类,包括大分子毒性物质、中分子毒性物质、小分子毒性物质。其实,我们平时在临床可以监测的指标只是非常少的一部分。

1.大分子毒性物质

主要包括在体内异常增多的激素,如甲状旁腺激素、胃泌素、胰岛素、生长激素等。这些毒素可引起尿毒症患者中枢神经系统功能障碍、软组织钙化或坏死、骨营养不良、瘙痒、高脂血症、贫血和性功能下降、低钙高磷血症、继发性甲状旁腺功能亢进。其中甲状旁腺激素的毒性作用最强,分泌过多时可导致肾性骨营养不良、皮肤瘙痒、软组织坏死、胃溃疡、贫血、心肌损害、中枢和周围神经受损等。

2.中分子毒性物质

包括正常代谢产物、细胞代谢紊乱产生的多肽、细胞或细菌崩解产物等。高浓度时可致嗜睡、运动失调、神经系统病变、尿毒症脑病、糖尿量异常等,并抑制白细胞吞噬和细胞免疫功能。

3.小分子毒性物质

包括无机磷、尿素、肌酐、胍类、胺类、酚等。血中尿素浓度持续过高可引起神经毒性,比如头痛、恶心、呕吐等,胍类物质能引起各器官系统损害,厌食、呕吐、抽搐、出血、溶血、抑制血小板功能等表现,胺类物质浓度过高可引起恶心、呕吐、扑翼样震颤,促进脑水肿及肺水肿形成，肌酐可引起细胞寿命缩短和神经肌肉系统功能异常，尿酸可以引起痛风。

对于存在肾脏疾病的患者，建议积极配合医生进行诊治，争取能够控制疾病，必要时可配合医生进行透析治疗。

慢性肾衰竭患者出现恶心、呕吐的原因？

临床中有不少因为恶心、呕吐、食欲差到消化科就诊的病人，化验发现血肌酐水平已经很高了，但病人平时不知道自己得了肾脏，发现的时候已经到终末期肾脏尿毒症期了，甚至双肾体积已经缩小到 6cm 左右了，转到肾内科，也失去继续找病因治疗的时机及意义了。只能透析替代肾脏的功能，维持生命。临床上因为消化道症状就诊的病人，血肌酐最高达到了 3000+µmol/L，已经是个相当高的水平了，追问病史，患者诉说平时就是有点儿乏力，胃时不时地不舒服，不想吃东西，总以为是胃不太好，就自己吃点儿药，平时该干什么还干什么，自己也没想到这么严重。这就是为什么人们把肾脏疾病叫作"沉默的杀手"，不声不响的就把肾脏的功能损害了，让人不知不觉地走到了肾脏疾病的终点。这也提醒大家平时生活中注意可能的损害因素，并坚持每年体检，发现问题及时治疗，争取能够去除病因，或者把控住疾病发展的速度。尽最大努力把进入到尿毒症期的时间间隔拉长。并且在出现消化道症状的时候，除了排查消化系统疾病，同时记得查个尿常规和肾功能，避免耽误病情。

那么，为什么慢性肾衰竭患者会出现恶心、呕吐，食欲减退呢？

（1）是因为慢性肾功能衰竭状态的患者，人体代谢的酸性物质以及其他代谢产物，不能正常的从肾脏排出，存留身体内，进入到血液循环以及各组织器官，这些酸性物质以及未排出的代谢废物刺激消化道系统的黏膜细胞，甚至导致消化道溃疡以及肠黏膜糜烂，引起病情恶心、呕吐、呕血、黑便等。

（2）部分患者因为慢性肾衰竭后尿量明显减少，导致水肿，随着病情的进展水肿可能越来越重，这个时候水肿不仅在皮下组织，胃肠道黏膜也会水肿，这种情况下影响消化道的正常功能，病人会出现恶习、呕吐，食欲不振等临床症状。

（3）慢性肾衰竭患者心功能也会受到影响，表现在结构和/或功能，导致心脏泵血功能下降，身体有效循环血量减少，因此，消化系统的血供也相应地减少，正常工作需要的氧气和血液供应不足，因此就会影响消化系统的正常功能，导致患者出现消化道症状。

（4）慢性肾衰竭患者一般会出现电解质紊乱，比如低钙、高磷，这时候也会影响胃肠道的消化功能，导致病人出现消化道症状。

再次提醒广大朋友，在肾脏这个沉默杀手的面前一定要提高警惕，如果不明原因的出现乏力、不想吃东西，而且还间断恶心、呕吐，即使平时没有肾脏疾病的病史，也建议到肾内科就诊，排查有没有肾脏疾病的可能。

慢性肾衰竭贫血的原因及治疗

在慢性肾衰竭患者中，贫血所占的比率是很高的，终末期肾脏病、尿毒症的病人贫血的发生率几乎达到了100%。《肾性贫血诊断及治疗中国专家共识》指出若间隔2周或者连续2次血红蛋白检测值均＜110g/L，并除外铁缺乏等其他贫血病因，应开始使用促红素治疗。

1.慢性肾衰竭患者贫血临床称为肾性贫血

（1）因为肾脏可以产生促红细胞生成素，促红细胞生成素是促进骨髓造血的，也就是说对于我们人体的血红蛋白的合成来说，肾脏分泌的促红细胞生成素是必不可少的。慢性肾衰竭的患者因为肾脏功能的受损，促红细胞生成素合成相对或者绝对减少，因此，这种情况下的贫血是需要补充促红细胞生成素的。单用食疗是起不到作用的。并且食物中常见的补血食物含钾量都是非常高的，慢性肾衰患者排钾能力下降，吃这些食物会导致高钾，严重的高钾血症会影响心脏功能，导致严重的心律失常、心脏骤停等危及生命的情况。所以，对于慢性肾衰竭的患者来说，在饮食上，非常不建议自行过多的补充，要和经治医生沟通。

（2）缺乏原料：慢性肾衰竭患者由于饮食的控制和毒素刺激影响消化系统的功能的共同作用，导致营养物质的摄入和吸收都受影响，导致蛋白质、叶酸、铁剂等缺乏，这些物质都是造血原料，这也是慢性肾衰竭病人贫血的原因。

促红素的问世，对尿毒症患者是福音，缓解了慢性肾衰竭患者因为贫血引发的一系列的问题，但是，在促红素的应用过程中，发现促红素的使用会受很多因素的影响：

（1）慢性肾衰竭患者机体存在因为尿毒症毒素刺激导致的微炎症状态，也就是在尿毒症患者体内存在大量的炎症因子，这些炎症因子会影响促红素的作用。

（2）慢性肾衰竭患者甲状旁腺激素水平较高，较高的甲状旁腺水平也会抑制促红素的作用。

（3）如果慢性肾衰竭患者出现感染，除了消耗血红蛋白之外，也会有抑制促红素升血的作用。

（4）慢性肾衰竭患者因为血液循环中毒素的影响，会导致红细胞破坏，加重贫血，导致缺铁。慢性肾衰竭患者饮食的控制导致铁的摄入减少，导致缺铁。血液透析的患者因为透析过程中血细胞的破坏也会导致缺铁。在造血的过程中，除了需要促红素的作用之外，造血还需要原料，铁剂就是造血原料之一，因此，铁剂的缺乏也会影响促红素的作用。

（5）慢性肾衰竭患者因为饮食的控制以及毒素影响消化系统导致进食差的原因，导致叶酸摄入不足，叶酸也是造血的原料之一，也是影响促红素作用的因素之一。因为饮食控制以及毒素刺激影响食欲，影响进食，同时微炎症状态也会影响营养物质的吸收，营养物质的缺乏也是影响促红素作用的因素。

（6）血液透析患者在透析过程中，血液与透析器接触过程中，会产生大量炎症因子，因为透析的材料对于人体来讲是外来物，人体血液对此是持排斥态度的，因此，会产生大量的炎症因子想要打败与血液接触的透析器的物质，这些炎症因子会进一步加重贫血，同时影响促红素的作用，但是这种炎症因子的产生是不可避免。

（7）促红素的存放不当：促红素需要冷藏，如果没有按照存放条件来存放，会导致促红素失效，甚至诱发机体产生抗体，也就是促红素抗体，直接让促红素的效果降低到零。

既然促红素的使用过程中可能会存在这么多的问题，那我们应该如何来应对呢？

（1）增加抽血检查的频次，很多肾友担心比起来3个月1次的查血，1个月1次会损耗更多血液，影响贫血的改善。但其实更频繁的检查用的血液量非常少，根本没有什么影响。而且更频繁的查血可以及时调整药物使用，不仅可以更准确地把控促红素的用量，还有助于避免促红素的副作用。有些血液净化中心在调整了抽血检查的频率后，在这种1个月1次的查血下，除了少量新转入患者外，92%的患者贫血都得到了较好纠正，这也足以说明更加频繁的查血是可以帮助改善贫血等问题的。

（2）促红素的错误用法。比如说将促红素放置在高温的机器顶部，就是极为错误的做法。如果有的中心存在类似的情况，请及时调整，建议患者自制一个保温盒，底部放入冰块，把促红素与冰块隔开，这样才能确保促红素的效果。同时不可以通过无限制地增加促红素剂量来改善贫血，而是要用尽可能低的剂量，这样才能降低促红素可能出现的副作用，降低患者可能受到的风险。

（3）额外补充造血原材料，由于摄入不足以及流失过多等原因，患者往往存在不同程度的造血原料不足。因此医生需要额外给患者开具维生素等药物以提供足够的造血原料。除了维生素等原料外，铁也是关键的造血原料，而合理补充铁剂的同时也需要考虑炎症状态等因素。

（4）提升透析用水质量。我们国家的《血液净化标准操作规则》中对于透析用水标准的要求是：菌落数＜100CFU/ml、内毒素＜0.25EU/ml。但其实对于贫血等一系列问题的改善来说，这样的水质标准仍然无法较好的降低炎症状态，促进改善。

（5）提升透析充分性。除了水质的提升以外，毒素清除也是非常重要的。而在毒素清除上，我们国家的标准为 Kt/V≥1.2 的效果是比较好的。

（6）加强肾性骨病的慢病管理。还需要加强对肾性骨病各个指标的控制，从饮食、用药等多个细节深入进行全面细微的慢病管理。

（7）加强血液透析器与血液的相容性，相容性就是减轻血液与透析器接触过程中产生的炎症因子，这样就减少了炎症因子对于促红素的抑制作用。

促红素的问世，改善了患者长期贫血的困扰，但是促红素在使用过程中又有诸多影响因素，随着医学研究的发展，近年随着低氧诱导因子-脯氨酸羟化酶抑制剂的问世，为感染以及微炎症状态导致的抑制促红素作用的病人带来了福音，慢性肾衰竭患者常处于缺血也缺氧的状态，低氧诱导因子在低氧的状态下促进内源性促红素的产生，同样低氧诱导因子的作用受炎症影响很小，并促进铁的利用，炎症和功能性铁缺乏是促红素抵抗的主要原因，因此，低氧诱导因子可能成为促红素抵抗患者的新选择。

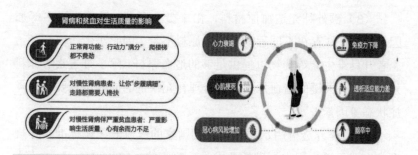

慢性肾衰竭低钙血症的原因及治疗

在临床上经常能够看到慢性肾衰竭病人存在低钙血症的情况，尤其是自始至终都不知道自己有肾脏疾病的病人，发现的时候血肌酐、尿素氮水平高得吓人，血钙水平低得吓人，有人血钙最低能到0.6moml/L，病人说这段时间会出现抽筋儿的情况，只是出现了间断抽筋儿，而且程度还不太重，很万幸了，低钙血症会导致神经肌肉兴奋性增高，使患者出现人脑机能紊乱的表现。可出现肌肉痉挛、手足抽搐、喉鸣与惊厥；精神异常，如烦躁、易怒、焦虑、失眠、抑郁以及精神错乱；还有血钙的水平会影响心脏的传导和收缩，也就是说严重的低钙血症会导致心律失常，甚至心脏骤停等心脏意外事件，抢救不及时会丢掉性命。低钙血症的诊断是指血清钙离子水平下降，低于2.15mmol/L（这个数值以各医院化验的参考值为准）。

慢性肾衰竭的病人出现低钙血症的原因

（1）钙的吸收是在胃肠道完成的，而肾脏非常重要的是内分泌功能，钙的吸收是需要活性维生素D的参与才能完成，而维生素D的活化是需要肾脏分泌的1α羟化酶来催化完成。但是，慢性肾衰竭的患者已经纤维化、硬化，不能正常合成分泌1α羟化酶，因此，导致机体活性维生素D不足，这个时候就影响了钙从胃肠道的吸收，自然血钙的水平就会下降。

（2）慢性肾衰竭患者因为疾病治疗的要求需要控制饮食，再有尿毒症毒素刺激胃肠道黏膜导致患者食欲差，进食少，因此血钙的来源就比健康的时候少，这也是血钙水平低下的另一个原因。

（3）还有，血钙流失增多，慢性肾衰竭时，肾小球滤过率明显下降，尿内的血磷排出相应减少，血磷浓度会升高，这样会血磷与血钙结合形成磷酸钙沉积，从而形成低钙血症。

低钙血症除了影响心脏的传导和收缩，同时还会刺激甲状旁腺增生，分泌甲状旁腺激素，过多的甲状旁腺激素会影响心血管系统，以及动员骨质溶骨，释放血钙来弥补慢性肾衰竭导致的低钙血症，但是，这种情况也不会扭转人体血钙水平低下的情况，同时又会导致骨痛、肾性骨病、骨营养不良，形成恶性循环，因此，在这种情况下，低钙血症的纠正也是至关重要。

通过对慢性肾衰竭低钙血症产生原因的分析，我们知道单纯补充钙剂是不能纠正低钙血症的，因为钙剂的吸收需要活性维生素 D，如果只补充钙剂是不能被很好地吸收的，因此，需要在补充活性维生素 D 的基础上，再联合补充钙剂，同时，建议患者多进食富含钙质的食物。

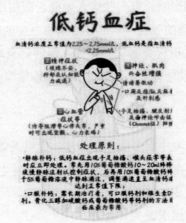

慢性肾衰竭高磷血症的原因及治疗

高磷血症是血液透析患者常见的一种并发症。高磷血症是指血磷浓度超出了机体的正常值，肾脏是调节血磷的重要器官，当肾脏功能下降时，肾脏对磷的排泄功能明显降低，导致血磷水平逐渐升高。因此高磷血症是长期困扰慢性肾脏病患者的常见并发症之一。高磷血症的诊断是指血磷水平高于 1.46mmol/L。

1.慢性肾功能衰竭引起高磷血症的原因

（1）最常见的是磷的排泄会明显减少。磷主要经过肾脏排泄，当出现肾功能衰竭时，肾脏排磷的能力明显下降，导致磷的潴留，导致高磷血症的发生。

（2）磷的摄入增多。发生高磷血症另一个重要的原因就是摄入增多，比如患者进食了比较多的粗粮、坚果，还有一些加工食品，使磷摄入过多，并且患者有肾脏的排泄障碍，可以导致高磷血症。

（3）低钙血症。慢性肾衰竭的患者存在 125-二羟基维生素 D 生成的减少，此激素的减少可以导致胃肠道对于钙的吸收减少，可以导致低钙血症的发生，影响磷的代谢，导致血磷的升高。

（4）药物的影响。有一些病人可能会服用维生素 D 等药物，也会增加胃肠道磷的吸收，从而导致高磷血症的发生。

（5）继发性甲状旁腺功能亢进。慢性肾衰竭的患者容易出现继发性甲状旁腺功能亢进，使骨骼释放钙磷量增多，促使高磷血症的发生。

2.高磷血症对人体的危害

（1）导致继发甲状旁腺功能亢进，加重人体钙磷失衡。

（2）导致心血管钙化，促进心血管疾病发生，增加死亡风险。

（3）易造成皮肤瘙痒。

（4）造成软组织或关节钙化。

（5）骨质脆弱，导致骨痛

3.如何控制高磷血症

（1）选择相对磷含量低的食物，减少磷的摄入。磷广泛分布于食物之中，分为有机磷和无机磷。它们在肠道的吸收率不同，天然食物中的多为有机磷，其不能被完全水解，吸收率为40%～60%；食品添加剂中的磷为无机磷，容易被水解，吸收率高达90%～100%。慢性肾脏病患者每日饮食磷摄入应控制在800～1000mg。为限磷而过度限蛋白会导致营养不良并增加死亡率，在保证营养的情况下，我们要选择含磷少、磷吸收率低的食物，并避免食用有大量磷酸盐添加剂的调味品、加工食物及饮料等。只要是有包装、有保质期的食物不建议食用。

（2）每日服用降磷药物，减少磷的吸收。碳酸镧、司维拉姆等降磷药物，患者阶段性服用后复查血磷明显下降，认为治疗有效，便自行停药，从而导致血磷出现反弹。其实目前降磷药物作用机制多为吸附、置换等作用，而摄入吸收和骨破坏入血的磷元素时时刻刻仍在进行，停药自然还会再次升高，降磷药物应该持续服用，并在医生的指导下制订个体化用药方案。

（3）在医生指导下合理充分透析，尽可能清除磷。①规律血液透析治疗：每周3次，每次4小时。②采用更合理的透析模式及高效率透析器。③磷控制不佳者可增加血液透析频率或时长。④充分规律的腹膜透析治疗。

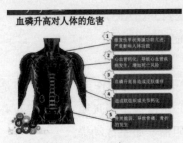

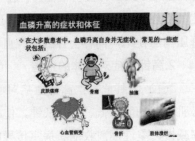

慢性肾衰竭高钾血症的原因及治疗

慢性肾脏病患者进展至终末期肾脏尿毒症期的时候，一大部分人会受高钾血症的困扰，一般而言，人体正常血钾浓度为 3.5～5.5mmol/L，高血钾即高钾血症，通常指血清钾浓度＞5.5mmol/L。但是，目前专家共识建议慢性肾衰竭患者血钾控制在 5.1mmol/L 以下，相对比较安全。

1.慢性肾衰竭患者高钾血症的原因

（1）随着慢性肾脏疾病的进展，肾小球滤过率会逐渐降低，初期时正常部分的肾脏组织还在拼命地代偿，代偿后的肾脏还能维持正常生命活动所产生的酸性物质以及其他代谢废物的排出，随着疾病的进展，代偿的肾组织也不堪其重而出现损害，因此肾功能逐渐出现异常，进而逐渐进入终末期肾脏病尿毒症，肾脏纤维化、硬化后，排钾能力下降，钾潴留在身体，血液中血钾水平升高，出现高钾血症。

（2）患者因慢性肾衰竭后排钾能力下降，同时，又没有控制含钾食物的摄入，如西红柿、土豆、香蕉、橘子、西瓜、绿叶蔬菜、干果等含钾较高，建议绿叶蔬菜吃前用水焯一下，把钾破坏掉，尽可能减少钾的摄入。

（3）药物的使用：部分患者在院外自行服用保钾利尿剂——螺内酯，导致血钾被留在体内，进一步加重血钾水平的升高。再有，比如促红素以及 ACEI（普利类降压药）、ARB（沙坦类降压药）降压药的使用，同样会导致高钾血症的副作用。

2.高钾血症对人体的危害

（1）心脏危害：高钾血症对心脏具有抑制作用，临床表现是心肌收缩功能降低、心音低钝，使心脏停搏于舒张期，从而出现心率减慢、室性期前收缩、房室传导阻滞、心室颤动等。

（2）血压危害：高钾血症会影响患者血压，早期血压升高、晚期降低，出现血管收缩等缺血症状，同时皮肤表现为苍白、湿冷，并可伴随出现麻木、酸痛感。

（3）中枢神经系统危害：患者会出现疲乏、无力、四肢松弛性瘫痪、腱反射消失、动作迟缓、嗜睡等表现。

3.慢性肾衰竭患者高钾血症的处理

高钾血症属于急症，绝大部分患者均需要立即处理。紧急治疗措施为病因治疗：积极治疗原发病，例如纠正酸中毒、休克等，立即停用含钾药物、保钾利尿药等。必要时行血液透析治疗。

4.重度高血钾的治疗

（1）采取措施紧急降低血钾浓度；持续心脏监测和连续心电图检查；在开始治疗后 1～2 小时检测血清钾浓度，此后的检测时间由血清钾浓度和患者对治疗的反应来决定。

（2）静脉给予钙剂和胰岛素：以拮抗高钾血症的细胞兴奋性作用，使心肌兴奋性趋于稳定，恢复心律及传导。静脉给予胰岛素时，通常联合静脉用葡萄糖，以促使细胞外钾进入细胞内，降低血钾浓度。

（3）排钾治疗

利尿剂：可迅速清除体内多余钾离子，肾功能未严重受损时可使用袢利尿剂或噻嗪类利尿剂。但肾功能严重受损，患者无尿状态时，利尿剂无效的。

肠道排钾：胃肠道阳离子交换剂包括帕替柔莫、聚磺苯乙烯磺酸钙、环硅酸锆钠，可结合胃肠道中的钾而交换出其他阳离子（如钠或钙）。

血液透析：肾功能严重受损时需进行血液透析排钾。

5.中度高血钾的治疗

必须立即注射葡萄糖、胰岛素及碳酸氢钠液，使钾离子尽快转移入细胞内，降低血钾浓度，同时去除病因。

6.轻度高钾血症的治疗

通常只需减少钾盐的摄入，如停用或减少钾离子含量丰富的药物、进食低钾饮食、除去血钾增高的原因等。

对于慢性肾衰竭患者在治疗和生活中，一定注意血钾水平的变化，根据血钾水平及时调整饮食以及药物治疗，避免因高钾血症导致悲剧的发生。

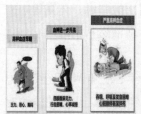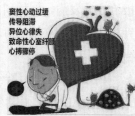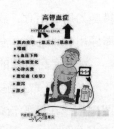

慢性肾衰竭为什么会导致继发性甲状旁腺功能亢进?

1.甲状旁腺激素的正常生理作用

甲状旁腺位于左右两叶甲状腺背面中部和下部。甲状旁腺的功能为分泌甲状旁腺激素，这个激素是调节机体内钙、磷的代谢。甲状旁腺激素的分泌是受血钙水平的调节，不受其他内分泌腺和神经的直接影响。血钙分泌减少是刺激甲状旁腺分泌激素，甲状旁腺激素作用于骨细胞和破骨细胞，促使吸收骨骼中的钙，将血钙释放入血。血钙水平升高时又抑制甲状旁腺激素的分泌。甲状旁腺激素可以促使肾脏排出磷，使血磷水平下降，甲状旁腺激素还能促进胃肠道吸收钙。如果甲状旁腺机能亢进时，血磷降低而血钙升高，骨骼的钙盐被过分吸收，而致骨质疏松；同时，从骨骼中释放的钙盐沉积于其他组织器官，造成相应的伤害；甲状旁腺功能减退时，血磷水平升高而血钙降低，骨质变得致密和过分钙化。

2.慢性肾衰竭病人出现甲状旁腺功能亢进的原因

（1）磷酸盐潴留：慢性肾脏病病人随着疾病的进展，肾脏肾小球滤过率也进行性下降，导致肾脏排出磷酸盐减少，磷酸盐潴留，血磷水平升高，这种情况对继发性甲状旁腺功能亢进的发生起到了主要作用。是通过降低血清游离钙浓度和骨化三醇的合成机制来实现的。高磷血症还可以刺激 FGF-23 分泌，FGF-23 可以抑制 PTH 分泌。通俗讲，肾功能的下降，导致血磷排出障碍，血磷水平升高，刺激甲状旁腺激素升高，一般情况，人体血磷、甲状旁腺激素水平都处于正常，当血磷水平升高后，人体为了保持功能正常，甲状旁腺得到信号，让甲状旁腺激素快分泌，把升高的血磷降下来，但是甲状旁腺激素水平的升高，又会导致一系列的情况发生，于是能抑制 PTH 分泌的 FGF-23 又分泌增加。人体其实是为了保持所有物质处于正常水平。但是，随着肾功能的进行性恶化，升高的甲状旁腺激素水平也不能控制升高的血磷，于是，结果就是血磷持续升高，甲状旁腺激素水平持续升高，又会因为高血磷、高甲状旁腺激素导致的一些病理生理反应。

（2）游离钙离子浓度和钙感知受体：慢性肾衰竭病人随着病情的进展，1α羟化酶分泌逐渐减少，导致钙的吸收减少，导致低钙血症，低钙血症是刺激甲状旁腺激素分泌的原因之一。甲状旁腺激素的分泌与血清钙浓度呈反向变化。持续的低水平血钙可以直接增加甲状旁腺激素的分泌，在数日或数周内刺激甲状旁腺细胞的增殖。

（3）1，25-二羟维生素 D（骨化三醇）浓度降低和维生素 D 受体数量减少：慢性肾衰竭病人，肾小球滤过率下降，导致1α羟化酶分泌减少，因此活性维生素 D（1，25-二羟维生素 D）生成减少，导致肠道对钙剂的吸收减少，加重低钙血症，低钙血症刺激甲状旁腺激素分泌。

（4）骨骼对甲状旁腺激素的抵抗：慢性肾脏病病人骨骼对甲

状旁腺激素的抵抗促进了继发性甲状旁腺功能亢进的发生。对甲状旁腺激素的抵抗主要是由于循环中的高甲状旁腺激素浓度导致的甲状旁腺激素受体下调，而骨化三醇的不足和高磷血症均可能对此起到了促进作用。

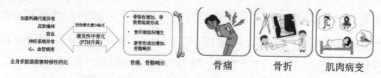

3.继发性甲状旁腺功能亢进的临床表现

（1）退缩人综合征：由于严重的继发性甲状旁腺功能亢进导致病人身高出现缩短及其他系统病变的综合征，也称为退缩人综合征。

（2）Sagliker 综合征：继发性甲状旁腺综合征病人出现以腭、下颌骨改变为主的特殊面部形态，被命名为"Sagliker 综合征"。

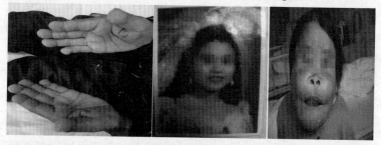

继发性甲状旁腺功能亢进的治疗

1.控制高磷血症

（1）饮食方面：在患者营养状态不受损害的前提下，建议严格限制慢性肾衰竭病人（非透析与透析）的磷酸盐摄入，每日约900mg/d 的磷酸盐摄入水平是可取的。避免食用加工食品和软包装饮料如可乐。食品添加剂（如加工食品的配料）是重要的饮食磷酸盐来源。与未经加工的新鲜食物相比，高度加工食物中的磷酸盐不仅含量高，而且更易吸收。

（2）使用磷结合剂：对于限制饮食磷酸盐后血清磷仍然较高的慢性肾衰竭病人，建议使用磷结合剂，维持血清血磷水平在正常范围内。磷结合剂分为含铝、含钙和非含钙及铝制剂。含铝的制剂包括氢氧化铝、硫酸铝（因其对骨代谢有影响，目前临床上已经不再使用）。含钙的磷结合剂包括碳酸钙和醋酸钙（这类磷结合剂受血钙水平的影响，高钙血症的患者不建议使用）。非含钙及铝的磷结合剂主要包括思维拉姆和碳酸澜。

（3）充分透析：对于限制了饮食磷酸盐摄入并采用了磷结合剂治疗，但仍持续存在高磷血症的透析病人，可通过增加透析次数和/或延长血液透析时间来降低血磷。标准的透析清除磷酸盐的能力有限，每次标准透析平均清除约 900mg 的磷酸盐。

2.调整血钙在合适范围

口服钙盐和/或活性维生素 D。指南指出要避免不适当的增加钙的负荷，如轻度、无症状的低钙血症是可以耐受的。

3.纠正维生素 D 的缺乏或不足

根据慢性肾衰竭病人检测的 25（OH）D 水平，调整每日需要补充的维生素 D 的量。

4.钙感知受体激动剂

西那卡塞钙感知受体是调节甲状旁腺分泌和增殖的主要因素。西那卡塞的作用是增加甲状旁腺的钙感知受体对钙的敏感性，从而降低血浆甲状旁腺激素浓度并减少钙磷水平。

5.应用活性维生素 D

骨化三醇不足促发继发性甲状旁腺功能亢进症是慢性肾衰竭患者使用骨化三醇或维生素 D 类似物的生物学依据。

6.手术治疗

建议大多数存在内科治疗无效的严重甲状旁腺功能亢进且伴有相关症状和体征的终末期肾脏病病人接受甲状旁腺切除术。大多数透析患者的甲状旁腺激素浓度高于800pg/ml，不伴相关症状和体征，但在内科治疗无效的严重、持续性甲状旁腺功能亢进的终末期肾脏病患者建议接受甲状旁腺切除术。在无症状的患者中，需行甲状旁腺切除术的甲状旁腺阈值不明确。大多数肾病专家在病人甲状旁腺浓度持续高于1000pg/ml时考虑转诊行甲状旁腺切除术。目前甲状旁腺手术的方式有三种：次全切除术、全切术加自体移植、全切术。需要采取哪种切除方式，是需要根据病人的化验指标以及临床症状、检查共同决定的。

慢性肾衰竭患者出现心力衰竭的原因

1.贫血

慢性肾脏病发展至终末期肾脏病时贫血的发生率几乎达到了100%，重度贫血所占的比例也不低。血液的功能是把各系统器官代谢的酸性物质和代谢废物带走，同时把新鲜的氧气和营养物质再带回给各组织器官，就这样周而复始，维持着我们人体的代谢和供给平衡。但是，慢性肾衰竭患者因为肾脏促红素的分泌减少，甚至不能分泌的情况下，骨髓生成血红蛋白障碍，导致出现贫血，在贫血的状态下，血液输送的氧气含量以及营养物质都比健康人要少，而人体的各系统器官还需要继续工作，心脏对于氧气以及营养物质的需求是很敏感的，就算是在平时的工作强度下，心脏所接收到的氧气和营养物质都是不足的，贫血状态下，除了心脏氧气和营养物质不足外，其他的组织器官同样也感受到了供给的不充足，心脏就加速往外周泵血，表现为心率增快，本来心脏不加速工作的情况下，能量供给不充足，加速工作的情况下就更觉得力不从心了。人体安静状态下还好，尤其是活动的时候，出现心率增快、心悸、心律失常、心脏扩大等情况。因此，慢性肾衰竭病人的贫血是导致心力衰竭的原因之一。

2.高血压

我们都知道慢性肾衰竭病人大部分人存在不同程度的高血压，多是由于水、钠潴留、肾素-血管紧张素增高和（或）某些舒张血管的因子产生不足所致。有人可能会问了，高血压和心衰有什么关系？当然有关系了，高血压是导致心力衰竭的重要原因之一。我们来看，心脏在往外泵血的时候是需要对抗收缩压才能够把血输送到各组织器官的，我们很轻松地就容易理解较低水平的血压情况，心脏干活儿是不需要花特别大的力气，但是当高血压发生的时候，心脏每收缩一下都需要克服更高的压力，也就是每泵出一次血需要用比平时要大得多的力气才可以完成以往的工作，心脏也是忠于职守的，为了更好地为身体服务，保证身体能更好地工作，于是它就想让自己变得更强大，于是出现了心脏代偿性的改变——心肌肥厚，这样心脏收缩起来更有力量，但是，长期的高血压导致心脏干活的负担一直很重，即使通过心肌肥厚也不能解决的时候，心脏就会出现衰竭的表现，比如心慌、憋气、心律失常、不能平卧，甚至有人会出现心脏骤停等危及生命的情况。因此，长期高血压也是心力衰竭的原因之一。

3.尿毒症性心肌病

慢性肾衰竭病人的肾功能进行性下降，最终发展至尿毒症，尿毒症的患者身体代谢产生的废物不能排出体外，而潴留在身体体内组织器官以及血液循环中，就像是我们人类生存的环境——空气，受到了严重的污染，自然会导致人类出现很多问题，长期不能得到改善，人类会得病甚至死亡。尿毒症病人的身体环境就像是被污染了的空气一样，心脏在人体中当然也不能例外，心脏的细胞外液以及循环在血液中的毒素每时每刻都在损害着心肌细胞，长此以往，心脏的心肌细胞会受到损害，心脏的功能和结构会出现异常，导致患者发展为尿毒症性心肌病，出现胸闷憋气、心律失常、心绞痛等情况。

4.容量负荷过重

慢性肾衰竭患者的肾小球滤过率下降，除了尿毒症毒素不能排出体外之外，水分和钠潴留在身体内。很容易理解人体的血管就像是一个有弹性的水池，本来进水量和出水量时刻都是平衡状态，但是当肾功能衰竭后，出水口不能往外排水了，或者排水量很少了，也就是只进不出，心脏就像是水泵，健康的时候水泵往里泵水时很容易，压力正常不大，但是当出水口被堵了，虽然水池有弹力，但是当里面的水越来越多时，进水口处的压力会越来越大，水泵就需要费很大的力气才能把同样量的水泵进来。心脏也是同样的道理，当肾功能衰竭后，处于少尿甚至无尿的状态，身体内液体量比健康时多，心脏容量负荷加重，心脏做功多，再有高血压、贫血、尿毒症心肌病等的影响，心脏功能和结构会出现异常，导致心力衰竭，出现胸闷、憋气，不能平卧，甚至心律失常、心脏骤停等危险情况。

5.血管钙化和动脉粥样硬化

慢性肾衰竭患者由于肾功能异常，终末期会出现高磷血症、钙的分布异常、高血压、高血脂、甲状旁腺激素水平升高等情况，而引起全身血管钙化，在慢性肾衰竭心血管病变中起着重要作用。动脉粥样硬化往往进展迅速，血液透析病情的病变程度较非透析病人为重。血管的这些变化也会发生在供应心脏的血管系统中，导致心脏供血系统出现问题，心肌细胞缺血、缺氧会损伤心肌细胞，导致心脏功能和结构改变，导致患者出现胸闷、憋气，心肌梗死，甚至心脏骤停等情况。

慢性肾衰竭患者为什么容易出现感染？

1.免疫功能下降

慢性肾衰竭是各种慢性肾脏疾病持续进展的结局，通常会出现肾脏功能减退、代谢产物潴留、机体内环境失衡等临床表现。肾脏功能受损，可能会导致患者免疫功能下降，白细胞功能异常，出现易感染的情况。平时需要加强营养，多吃一些蛋白质含量丰富的食物，如鸡蛋、牛奶等，补充身体所需的营养物质，辅助提高免疫力。

2.营养不良

肾脏的代谢功能下降，体内的营养物质无法及时被身体吸收，导致患者出现营养不良的情况，同时也会增加感染的风险。可适量吃一些小米粥、鸡蛋汤等半流质的食物，对于症状的改善有一定的帮助。

3.透析治疗

慢性肾衰竭的患者在透析治疗的过程中，穿刺、体外循环、动静脉内瘘等入口处没有做好卫生护理，容易受到细菌感染。平时要注意个人卫生，贴身衣物勤洗勤换，同时还需在医生指导下使用碘伏、过氧化氢溶液等药物进行消毒，减少感染的发生。

4.代谢性酸中毒

慢性肾衰竭的患者肾脏功能代谢异常，导致体内酸碱平衡紊乱，通常会出现疲乏、眩晕、神志不清等症状，严重时还会引起身体素质下降，诱发感染。如果症状较轻，可在医生指导下服用碳酸氢钠片进行治疗，对于病情比较严重的患者，可静脉滴注碳酸氢钠，纠正酸中毒。平时还要保持良好的心态，避免紧张、焦虑等不良情绪。

5.肾脏功能受损

肾脏是人体的排泄器官，能够将体内多余的水分和代谢废物排出体外，当肾脏功能受到损伤时，排泄功能下降，体内代谢产物无法排出体内，在一定程度上也会增加感染的风险。必要时可在医生指导下使用透析治疗的方法进行改善。

慢性肾衰竭患者突然出现精神症状的原因？

肾脏疾病伴发的精神障碍，是慢性肾功能不全的失代偿期、衰竭期和尿毒症期出现的精神症状，与尿素氮等代谢产物的潴留以及血肌酐明显增高有关。可出现乏力、记忆力下降、注意力不集中、睡眠障碍、情绪改变等症状。肾性脑病又称尿毒症性脑病，是指各种肾脏疾病出现肾功能衰竭时伴发的精神障碍，多由慢性肾小球肾炎、慢性肾盂肾炎及肾小动脉硬化等引起，少数可由休克、完全性尿路梗阻等引起的急性肾功能衰竭所致。肾透析伴发的精神障碍是指急性、慢性肾功能不全和肾性脑病在透析过程中急剧出现的精神障碍和神经症状急性期的脑部症状，又称为透析平衡失调综合征、透析性脑病、进行性透析性脑病。

1.精神症状

神经衰弱综合征多为初期症状，常在肾功能衰竭前期和氮质血症期时出现；抑郁状态，是抑郁和焦虑的混合表现；意识障碍，由嗜睡谵妄向昏迷移行，有的呈现类木僵状态，称为尿毒症性昏迷或肾性昏迷；痴呆状态常在慢性肾功能衰竭发生。

（1）脑衰弱综合征。多发生在尿毒症早期，常出现在肾功能衰竭前期和高氮血症时，表现乏力、迟钝、寡言少动、记忆力减退、兴趣减少、注意力不集中、失眠及睡眠颠倒等。

（2）意识障碍。初期表现嗜睡，随着病情发展，当肾功能衰竭严重时，逐渐由浅昏迷过渡到深昏迷，称之为尿毒症性昏迷或肾性昏迷。

（3）精神错乱状态。多发生于伴有高血压脑病或感染时，表现烦躁不安、兴奋吵闹、冲动毁物、思维不连贯等。部分患者还可出现幻觉及妄想或躁狂样表现，有的可出现木僵状态。上述症状多呈阵发性，也可与嗜睡交替出现。

（4）痴呆综合征。在慢性进行性肾功能衰竭阶段，患者可出现记忆力减退、思维贫乏、人格改变及智能障碍等。

2.神经系统症状

以癫痫样痉挛发作为多见，并常见神经炎、扑翼样震颤和手足搐搦症颅神经损害征、面瘫眼球震颤瞳孔改变、视力和（或）听力障碍腱反射亢进或迟钝脑膜刺激征和锥体束征小脑症状肢体瘫痪等。

3.精神障碍

精神障碍是肾性脑病的首发症状，且较神经症状常见。一旦出现，可作为肾性脑病的早期象征，同时也是尿毒症疗效和预后的判断指标之一；肾性脑病的精神障碍在整个病程中，症状极易波动，几种精神症状常交织存在、错综复杂常有反复发作倾向。

4.急性肾功能不全透析伴发的精神障碍

（1）精神障碍。神经衰弱综合征，多在病初出现，常为短暂性；抑郁状态，以抑郁和焦虑混合发生为多，以焦虑为主，伴有恐惧；兴奋状态，兴奋躁动、烦躁不安等；意识障碍有嗜睡、昏睡或谵妄错乱状态等；人格改变和轻度智力减退。

（2）神经症状。以头痛恶心、呕吐多见。其他有扑翼样震颤、肌阵挛、癫痫样痉挛发作等，偶可有硬脑膜下血肿、蛛网膜下腔出血、脑实质出血等。平衡失调综合征是指急性肾功能不全伴发的精神障碍。在透析中或透析终止后数小时出现精神障碍和神经症状，在平衡失调综合征时有明显高氮血症或酸中毒等病例发生。一般常在治疗后 3～4 小时出现，表现为嗜睡、头痛、呕吐、癫痫发作、兴奋不安甚至昏迷，在治疗结束后 1～2 天症状即可减轻或消失。进行性透析性脑病，又称透析性痴呆，常发生在长期进行透析的病人，在透析后出现持续的以痴呆为主的精神神经障碍。精神症状有抑制状态，如孤独、冷淡，对周围不关心、缺乏欲望等，痴呆状态如近事遗忘、定向力障碍、计算力减退、思维贫乏等，人格改变如易激惹、缺乏礼貌与羞耻感等，偶可出现幻听幻视但无意识障碍。

为什么慢性肾衰竭患者会出现韦尼克氏脑病？慢性肾衰竭患者为什么需要适当补充维生素 B_1？

韦尼克氏脑病不是慢性肾衰竭和透析患者的专有疾病，在很多疾病过程中都有发生，比如长期酗酒、肿瘤患者、减肥、感染、胃切除、胰腺炎、肠外营养、不正确的喂养、妊娠剧吐以及慢性肾衰竭和透析的患者都有可能发生。因为这个疾病发生的比较隐蔽，患者并没有非常特征性的改变，比如说典型的三联征：意识障碍、眼肌麻痹、共济失调。有的病人只有一两个，或者根本表现的不典型。韦尼克氏脑病是由于维生素 B_1 的缺乏。任何引起维生素 B_1 的摄入不足和吸收障碍以及转运障碍或消耗增加的情况，都可能发生韦尼克氏脑病。因为维生素 B_1 在人类葡萄糖代谢氧化过程中是不可少的辅酶，缺少了维生素 B_1 人体就不能利用葡萄糖。葡萄糖是我们人体主要的能量来源。脑细胞对于葡萄糖的缺乏反应敏感，因此，大部分人会有神经精神症状，还有人有言语构音的障碍、空间障碍、睡眠障碍等以及上面提到的三联征。并且有些疾病也会有相同改变，比如头部的器质性改变以及电解质紊乱、尿毒症脑病以及药物性的因素，所以，排查起来并不简单。韦尼克氏脑病的化验检查还不像血常规、尿常规、肝肾功能那么容易做到，需要外送检验机构检查

（需要时间等待），再有就是头部核磁会有相应的改变。但是，急性韦尼克氏脑病的患者头部核磁也不一定有特征性改变。韦尼克氏脑病大发病率在肾病的病人中占 2.8%～3.2%，韦尼克氏脑病起病隐匿，容易漏诊、误诊，并且这个疾病如果不及时发现、及时治疗，病死率是比较高的。这个疾病在诊断清楚的情况下，及时补充维生素 B_1，一般的病人很快就可以恢复，但是如果是长期的慢性的，对脑病的损害已经存在，治疗起来可能部分患者的症状不能全部消失。这个疾病也提示慢性肾衰竭病人间断补充维生素 B_1，避免因为维生素 B_1 的缺乏导致疾病的发生。

慢性肾衰竭患者发生韦尼克氏脑病的原因有：

（1）慢性肾衰竭患者因为尿毒症毒素刺激胃肠黏膜，导致影响患者消化道系统的功能，病人食欲差、恶心、呕吐，导致维生素 B_1 丢失，这是维生素 B_1 缺乏的原因之一。

（2）慢性肾衰竭患者在饮食上有一定的限制，因此患者就自行的限制了很多营养物质的摄入，其中就包括了维生素 B_1 摄入的减少。

（3）慢性肾衰竭患者长期处于微炎症状态，这种微炎症状态对于营养物质的消耗增加，也是维生素 B_1 缺乏的原因之一。

（4）无论是血液透析，还是腹膜透析，维生素 B_1 都可以通过透析丢失。

（5）慢性肾衰竭患者抵抗力低，容易反复出现感染，感染又是增加消耗营养物质的因素之一，这也是维生素 B_1 消耗增加，导致缺乏的原因之一。

综上所述，这些因素联合在一起，导致慢性肾衰竭以及透析患者维生素 B_1 缺乏的可能性增加，因此，建议这类患者间断补充维生素 B_1，避免维生素 B_1 缺乏导致的损害。

为什么慢性肾衰竭患者会出现内分泌功能紊乱？

内分泌代谢紊乱是晚期慢性肾衰竭患者常见的并发症之一。多种因素可能导致，包括肾脏对多肽的降解减少、受体功能缺陷、蛋白结合能力的改变以及内分泌反馈调控的异常。

（1）在甲状腺功能方面，尽管血浆游离甲状腺素水平正常，但晚期慢性肾衰竭患者通常会出现血浆游离三碘甲状腺原氨酸水平低下，以及甲状腺素与甲状腺素结合球蛋白的结合能力下降。这可能导致甲状腺功能低下，影响身体的能量代谢。

（2）由于性腺激素抵抗和下丘脑-垂体功能紊乱，女性患者常常闭经且不孕，而男性患者常有阳痿、精子缺乏和发育不良的问题。患者体内的雌激素和雄激素水平降低，卵泡刺激素和黄体生成素水平则升高，高催乳素血症也比较常见。

（3）慢性肾衰竭患者常出现内分泌代谢紊乱，其中肾脏促红细胞生成素和活性维生素 D 生成减少，而肾素分泌增加。此外，肾脏对胰岛素的清除能力减弱，导致肌肉组织对胰岛素抵抗，糖利用障碍，空腹血糖正常或轻度升高，糖耐量异常，胰岛素水平轻到中度升高，反应性低下。

（4）肾脏本身内分泌功能紊乱：如 1，25-（OH）$_2D_3$ 不足，促红素缺乏，肾内肾素血管紧张素 II 过多，导致低钙血症、贫血、高血压等情况发生。

（5）糖耐量异常和胰岛素抵抗：与骨骼肌及外周器官摄取糖能力下降、酸中毒、肾脏降解小分子物质能力下降有关。

慢性肾衰竭患者高血压的治疗原则

对肾脏来讲，原发性高血压可以导致肾损害，而慢性肾脏病又可以导致继发性高血压，高血压和肾脏病之间形成相互影响、恶性循环的状态。高血压是导致慢性肾脏疾病肾功能进行性恶化的主要因素，因此，及时合理地控制血压和加强随诊，是延缓 CRF（慢性肾功能衰竭）进展的两个主要因素。近年来有不少学者强调，24 小时持续、有效地控制高血压对保护靶器官具有重要作用，并建议将 CRF 患者血压控制在 130/80mmHg 左右。尽可能减少尿蛋白到最低水平（<0.5g/24h）。但需注意降压治疗的个体化，避免因过度降压带来的副作用，其具体治疗措施与药物包括：

1.低盐饮食及利尿

钠盐的限制应根据有无水肿及高血压的程度和 24 小时尿量等情况而定，一般摄入精盐 2～3g/d，对于失钠性肾病可加至 3～4g/d。部分病人难以耐受此疗法，可改为利尿剂治疗。常用的利尿药物有噻嗪类和呋塞米等。以上措施主要是通过降低血容量来降低血压，故用药过程中应注意维持水与电解质平衡。

2.钙离子拮抗剂

具有抑制钙内流的作用，能直接松弛血管平滑肌，扩张周围小动脉，降低外周血管阻力，达到降低血压的目的。有报告认为，钙离子通道阻滞剂虽不影响肾小球毛细血管内压力和肾小球滤过率，但也有防止肾小球硬化的作用，因而是治疗 CRF 高血压较理想的药物。

3.血管紧张素转换酶抑制剂（ACEI）

ACEI 除降低血压外，尚有其独特的减低高滤过的作用，主要是通过扩张出球小动脉来实现；并具有减轻蛋白尿的作用，也可能有抗氧化、减轻肾小球基底膜损害等作用。另外，近年来有关实验研究结果提示，血管紧张素 II 受体拮抗剂有明显抑制肾小球硬化、延缓 CRF 进展的作用

4.控制高血压

除了限制食盐以及服用降压药外，还需要良好生活习惯，比如

不熬夜，适当运动，保持良好的心态等多方面的维护。

慢性肾衰竭患者贫血及高脂血症的治疗

肾性肾衰竭患者贫血是指各种肾脏疾病导致红细胞生成素绝对或相对生成不足，以及尿毒症毒素影响红细胞生成及其寿命而发生的贫血。肾脏疾病合并的炎症反应、继发性甲状旁腺功能亢进等可加重肾性贫血的进展；并且，肾脏疾病患者也可合并营养不良性贫血、溶血性贫血、出血性贫血、地中海贫血、再生障碍性贫血以及血液系统肿瘤等疾病导致的贫血。因此，贫血是肾脏疾病患者常见的临床表现，既是肾脏疾病重要的并发症，也是常见的合并疾病。贫血影响肾脏疾病患者的生活质量，增加肾脏疾病进展、终末期肾脏病、心血管事件及死亡的风险。

1.肾性贫血的治疗原则

如排除失血、造血原料缺乏等因素，透析病人若血红蛋白＜100g/L可考虑开始应用促红素治疗，避免血色素下降至90g/L以下；非透析病人若血色素＜100g/L，建议基于血色素下降率、评估相关风险后，个体化决定是否开始使用促红素治疗。一般开始用量为每周80～120U/kg，分2～3次（或每次2000～3000U，每周2～3次），皮下或静脉注射，并根据病人血色素水平、血色素升高速率等调整剂量；以皮下注射更为理想，既可达到较好疗效，又可节约用量的1/4～1/3。对非透析病人，目前趋向于小剂量促红素疗法（2000～3000U，每周1～2次），疗效佳，副作用小。血色素上升至110～120g/L即达标，不建议维持血色素＞130g/L。在维持达标的前提下，每个月调整用量1次，适当减少促红素用量。个别透析病人对促红素低反应，应当首先分析影响促红素疗效的原因，有针对性地调整治疗方案。新型缺氧诱导因子脯氨酰羟化酶抑制剂是一种口服纠正贫血的药物，为肾性贫血病人提供了新的剂型选择。

缺铁是影响促红素疗效的重要原因。根据铁储备、利用等指标评估，可分为绝对缺铁与功能性缺铁两大类。在应用促红素时，应同时监测血清铁蛋白、转铁蛋白饱和度、重视补充铁剂。部分透析病人口服铁剂吸收较差，常需经静脉途径补充铁。

除非存在需要快速纠正贫血的并发症（如急性出血、急性冠脉综合征等），慢性肾衰竭贫血病人通常不建议输注红细胞治疗。因其不仅存在输血相关风险，而且可导致致敏状态而影响肾移植效果。

2.慢性肾衰竭病人的高脂血症治疗原则

非透析病人与一般高脂血症病人治疗原则相同，应积极治疗，但应警惕降脂药物所致疾病。对于 50 岁以上非透析慢性肾脏病病人，即使血脂正常，仍可考虑服用他汀类降脂药物，预防心血管疾病。对维持性透析病人，高脂血症的标准适宜放宽，血胆固醇水平保持在 6.5～7.8mmol/L，血甘油三酯水平保持在 1.7～2.3mmol/L 为宜。而对于透析病人，一般不建议预防性服用他汀类药物。除非在透析前一直服用，透析后可继续服用。

下 篇

肾 脏 替 代 治 疗

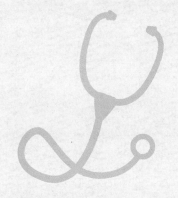

肾脏替代治疗的方式有哪些？各有什么优缺点？

肾脏的基本功能是排泄代谢废物和水分，当肾功能受损时，代谢废物和水分潴留导致一系列症状和体征，危及患者的生命。当肾脏损伤达到一定程度时，需要进行肾脏替代治疗。慢性肾脏病的肾脏替代治疗方式包括肾移植和透析治疗，由于肾移植所需的肾源非常稀缺，所以，我国肾脏替代治疗以透析为主，当然也有少部分患者行肾移植。透析治疗又分为血液透析和腹膜透析。下面介绍血液透析、腹膜透析以及肾移植的优缺点。

1.血液透析

血液透析的完成需要血液透析机、透析器、血管通路以及水处理系统。水处理系统比较复杂，在此不详细说明。血液透析是需要把人体的血液从身体中引出，通过透析管路进入透析器，通过透析器的血液是被清理干净的血液，再由透析管路流回人体内，通过这样的方式人体内的尿毒症毒素被部分清除。先说血管通路，血管通路可以分为临时血管通路（用于开始血液透析的病人，有紧急透析指征，先给病人插临时管，如股静脉临时管、颈内静脉临时管）保证患者在紧急情况下可以完成血液透析治疗，等患者情况稳定了，可以为患者行股静脉半永久置管、颈内静脉半永久置管，还有就是病人情况稳定后，如果患者血管条件允许，可行动静脉造瘘术（可分为自体动静脉内瘘、人工动静脉内瘘两种），只有人体有能提供血液引出的血管通路才能完成血液透析的治疗；然后介绍透析器，透析器在血液透析过程中起到相当于肾脏的作用，在人体内当血液循环到肾脏的时候，肾脏可以清除体内的毒素以及多余的水分，透析器是一种类似于肾脏肾小球基底膜的半透膜，半透膜上也有类似于肾小球基底膜的小孔，这些小孔可以允许水分子自由通过，而中大分子不能通过（比如血细胞、血浆蛋白、细菌等不能通过），透析器是由许多个中空的细丝组成，每个细丝之间有空隙，这些空隙是透析液经过的地方，透析器上下都有开口，而透析的细丝空隙也有上下出口，血液从透析器上面的口流入，从透析器下面的口流出，而透析液从透析器下面的细丝间隙的口流入，从上面间隙的出口流出，血液与透析液流动的方式相反，这是在模拟肾脏的工作方式，能够更好地清除血液中的毒素，血液经过透析器后就可以清除大部分的毒素，所谓清洗干净的血液流回到身体，经过 4 个小时的这样许多个循环完成血液透析，替代部分肾脏功能，维持生命活动。

（1）血液透析的优点：血液透析是在医生和护士的操作下完成的，不需要患者自己进行任何操作。而且可以很快清除血液中的代谢废物、体内潴留的水分，使病人的水肿以及心力衰竭较快得到缓解。

（2）血液透析的缺点：血液透析必须在医院完成，不管刮风、下雨、节假日都需要来医院，如果行动不方便的病人还需要每周 3 次让家人接送，为家庭增加了人员的负担；血液透析虽然清除毒素的速度较快，但是在患者透析结束的时刻开始，患者血液中代谢废物的浓度持续升高，直到下一次血液透析前，患者血液中毒素水平波动较大，对于人体细胞功能稳定不利。血液透析水分的清除只是在透析过程中才能完成，病人会存在 2 天内积攒的水分，4 个小时内就完成脱水，短时间大量脱水导致患者血流动力学不稳，容易出

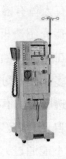
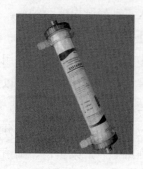
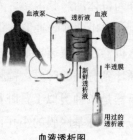

血液透析图

现心脑血管疾病，造成生命危险。并且血液透析的费用比腹膜透析的要高。半永久置管可能出现感染、脱落、血管内血栓，动静脉内瘘也可能出现感染、血栓，需要重新手术的可能。

2.腹膜透析

腹膜透析是通过人体腹腔内的腹膜来模拟肾脏的工作模式，腹膜也是一个半透膜，腹膜的超微结构复杂，溶质通过腹膜在血浆和透析液之间进行交换，腹膜上也有孔径，允许水分子自由通过，尿毒症毒素以及部分蛋白也可以通过一定方式通过腹膜。将腹透液通过管路放入人体最低位置道格拉斯窝，在一定时间的作用下达到清除血液中毒素的作用。

（1）腹膜透析的优点：在医院行腹膜透析置管术后，患者回家可自行操作，不必须依赖医院。腹膜透析治疗可以一天 24 小时持续做，真正模拟肾脏实时工作的方式。腹膜透析的费用比血液透析的要低。腹膜透析的患者可以外出旅游，只要带足腹膜透析液就可以。腹膜透析可以更好保留残存的肾功能，尽最大可能保护患者的有尿时间；不需要全身应用抗凝血药，不增加出血危险，适用于有出血倾向的透析病人；没有体外循环，没有血流动力学的改变，尤其对心血管疾病伴循环不稳定的病人，安全性较高。血液传播疾病风险小，社会回归率高。

（2）腹膜透析的缺点：大部分腹膜透析置管需要进手术室，需要患者回家每天自己操作，需要家里环境干净，要有一个空间专用于腹膜透析治疗，腹膜透析对于水肿以及心力衰竭的患者水分清除没有血液透析来得直接来得快，腹膜透析操作过程中如果不当可以导致腹膜炎的发生，反复发生腹膜炎可以导致腹膜纤维，使腹膜失去应有的功能。腹膜透析管可能出现移位，如果保守处理不能复位，需要再次手术。腹腔压力增高相关并发症；透出液中丢失一定量的氨基酸、蛋白质等营养物质。

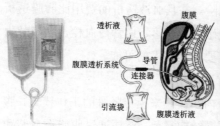

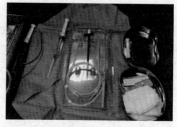

3.肾移植

肾移植就是寻找可以与病人匹配的肾脏，也叫肾源，通过手术的方式将肾源放置病人体内，可以完全像自己的肾脏一样替自己工作，如果没有特殊情况可以保障身体代谢废物的排出、水分的排出、电解质以及酸碱平衡的稳定。

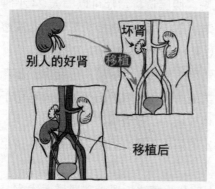

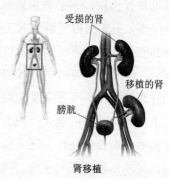

肾移植

（1）肾移植优点：手术后移植的肾源完全像自己的肾脏在工作，不需要自己操作，不需要每周来医院几次，生活质量和正常健康人没有区别。

（2）肾移植的缺点：肾源非常难找，费用高，手术后需要终生服用抗排斥药物。在这个过程中移植肾脏可能出现因排斥反应导致的损伤，或者药物性肾损耗，或者是原来肾炎的复发，这个时间长短不一，有人很短时间内就会出现，有人移植后多年情况稳定。

血液净化通路包括哪些？

　　血液净化通路包括中心静脉导管和动静脉内瘘两种通路，但在两种通路中又有不同的类型。

　　1.中心静脉导管

　　中心静脉血液透析导管可以作为肾衰竭患者的临时或者长期的血液透析通路。但中心静脉导管合并导管相关的血流感染、导管功能不良、中心静脉狭窄等并发症的发生率高，导致患者透析不充分，死亡率高，因此，国外指南以及我国血管通路专家共识均推荐应尽量减少中心静脉导管的使用。但是，年老体弱患者、糖尿病病人的血管条件差，病人血管的条件不能满足动静脉内瘘的条件时，就需要半永久的中心静脉导管。或者，患者需要紧急血液透析的时候，临时中心静脉导管是必不可少的。

　　2.中心静脉插管的设计种类

　　（1）带涤纶套和隧道的导管：俗称长期导管。带涤纶套和隧道导管的感染发生率比临时导管低，且导管不宜脱出。预计依赖导管透析时间较长的患者，最好选用带涤纶套和隧道的透析导管。这种长期导管可以是右侧颈内静脉半永久置管，可以是左侧颈内静脉半永久置管；可以是右侧股静脉半永久置管；也可以是左侧股静脉半永久置管，在左侧颈内静脉半永久置管中因为解剖位置的原因，容易出现血流量不畅的情况，因此，一般不建议选用左侧颈内静脉半永久置管。

　　（2）不带涤纶套和隧道的导管：也称临时导管，由于不需要建立隧道，操作相对容易，适用于临时和紧急状态的透析患者。但不易固定，留置时间较短。

3.动静脉内瘘

分为自体动静脉内瘘和人工动静脉内瘘。

（1）自体动静脉内瘘：是在皮下将动脉和相邻的表浅静脉进行吻合。动脉血流经吻合口直径是比较低的，血流速也比动脉要慢，但是因为静脉的血管壁比动脉要薄。在动脉和静脉连接的时刻起，动脉血直接流入静脉，静脉压力增大，血流速度增快，因此静脉血管壁逐渐增厚，这叫静脉动脉化，为什么要静脉动脉化，是因为静脉比较表浅，穿刺操作比动脉要容易，并且对病人的创伤也小，但是静脉血管壁薄，血流速慢，不能满足血液透析所需要的血流量以及更有弹性的要求，因此，动静脉内瘘应运而生。成熟期就是静脉动脉化的过程，满足血液透析需要的血流量以及对血管壁的要求，动静脉内血流量增加，管腔扩张、管壁增厚，可直接穿刺静脉行血液透析治疗。自体动静脉内瘘常见的吻合部位为腕部、鼻咽窝、前臂、肘部以及上臂。自体动静脉内瘘一旦成熟之后使用寿命长、并发症低，目前国际上主流观点认为是首选的血液透析通路。

（2）人工动静脉内瘘：是用一段移植物将患者的动静脉连通并植入皮下，透析时穿刺移植物获得体外循环所需的血流量，移植物可选用经过处理的尸体动脉或动物血管。但目前多用高分子材料制作的人造血管，所以也叫人工血管内瘘。人造血管内瘘建立后，也要经过2～3周的"成熟期"才可使用。近年来也有建立后24小时即可穿刺使用的新型人造血管。

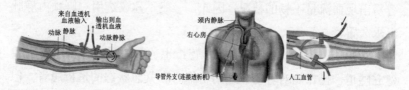

来自血透机血液输入　输出到血透机血液　颈内静脉　右心房　导管外支(连接透析机)　动脉　静脉　动脉　静脉　人工血管

动静脉内瘘可能的并发症有哪些?

慢性肾衰竭患者的血管通路都不是一劳永逸，或多或少都有其可能发生的并发症，动静脉内瘘也不例外。

1.感染

无论是自体动静脉内瘘还是人工动静脉内瘘都有发生感染的可能。只是人工动静脉内瘘感染的发生率低，致病菌常常是葡萄糖球菌，出现局部炎症的表现后应留取局部分泌物做培养，局部抗生素使用可能有效。但如果局部抗生素无效，并且患者出现发热等全身感染表现时，立即抽取血培养，并开始抗感染治疗，疗程一般6周。人工动静脉内瘘的感染率相对较高，下肢的人造血管内瘘更易感染，但实际上临床上应用下肢人工动静脉内瘘较少。经验性抗生素治疗应覆盖阳性菌和阴性菌甚至肠球菌，人造血管内瘘局部感染可经抗生素治疗和局部切除感染的血管得以治愈，感染范围较大的人造血管往往需要全部切除。

2.血栓形成

动静脉内瘘形成血栓的影响因素有：低血压、低血容量、高凝状态等，血压水平低，血流速相对较慢，因此，容易形成血栓；低血容量一般发生在患者透析间期体重增长过多，透析过程中短时间内脱水量大导致，即血管中的血液量少，容易发生低血压，导致血栓形成，高凝状态的病人，比如高脂血症、低蛋白血症等，患者处于高凝状态，容易发生血栓。一旦发生血栓应立即采取措施，否则动静脉内瘘容易失去功能，治疗方法包括溶栓、介入治疗机械性取栓和外科手术切开取栓，置于选取哪种治疗方法，医生会根据病人情况来选择。对于高凝状态的病人，建议预防性使用抗凝药或者抗血小板药物可有效地预防动静脉内瘘血栓的形成。

3.狭窄

动静脉内瘘狭窄的临床表现有透析时血流量不足、穿刺困难、透析结束后穿刺点止血困难、持续性肢体肿胀和透析充分性下降往往是动静脉内瘘狭窄的表现。如何诊断动静脉内瘘发生了狭窄？可以通过触摸内瘘处震颤，听诊内瘘处血管杂音的音调，如果提示有狭窄发生，应立即使用超声明确内瘘的血流量情况，以及血管直径的变化，必要时通过造影，如果狭窄明确可以通过球囊扩张的方式或者内瘘再次成形术的方法修复狭窄。

4.血管瘤

自体动静脉内瘘多数血管瘤不需要临床处理，如果血管瘤过大，影响了有效的穿刺部位或血管瘤瘤壁过薄易于出现大出血的风险时，需要及时的外科处理。人工动静脉内瘘假性血管瘤瘤体快速增大，直径＞12cm，限制穿刺部位、患者出现明显症状需切除瘤体并置入一段新的人造血管。

5.透析通路相关性肢端缺血综合征

指内瘘建立后，局部血流动力学发生变化，造成远端肢体供血减少，出现缺血性改变的一组临床综合征。主要表现有肢体发凉、苍白、麻木、疼痛等症状，严重者可出现坏死。可通过超声、血管造影等检查手段客观评价动静脉内瘘的情况。

动静脉内瘘需要病人细心呵护，比如不能用内瘘肢体用力提重物，内瘘侧肢体不建议穿比较紧的衣物。测量血压需要测量对侧上肢或下肢。透析结束后避免长时间的按压内瘘穿刺部位。避免透析间期体重增长过多，而透析过程中短时间内脱水量过多的情况，导致内瘘血容量急剧下降，进而导致肢端缺血。做好个人卫生，保持内瘘新穿刺时的干燥，透析当天不建议洗澡。睡眠过程中避免内瘘侧肢体受压，一旦发现内瘘杂音或者震颤减弱，建议立即去医院就诊，避免贻误最佳治疗时机。

中心静脉导管可能的并发症有哪些？

1.感染

感染是导管导致透析管拔除的首要原因，并且增加透析患者的病死率。因为导管的外口和颈内静脉相通，如果患者在个人卫生或者操作过程中导致病原菌进入导管而最终蔓延至血管内，就可以导致患者发生导管相关性感染，如果抗感染治疗效果欠佳，或者感染反复出现，则需要拔除中心静脉导管。感染的途径：病人皮肤表面的菌落经外口迁移至导管的外表面；导管连接部位污染；透析或输液过程中管腔污染；菌血症时菌落在导管定植。能不能预防性使用抗生素来预防感染，但是目前国际上主流指南不建议不推荐预防性用抗生素溶液封管来预防管腔感染。因为我们应用的抗生素也不是一劳永逸，也就是目前临床上的任何一种抗生素都不能完全覆盖所有的病原微生物，如果使用抗生素抑制相应的细菌生长，但是可能滋生其他的细菌，因此，建议病人在生活中注意个人卫生，洗澡过程中一定要保护好导管出口部位，避免水通过隧道进入到血管或导管管腔。

2.导管功能不良

导管功能不良分为早期和晚期。早期导管功能不良是指因为导管的位置不良、打折或者导管内血栓形成。这些情况的发生导致透析过程中血流量不佳，不能满足血液透析所需要的血流量，导致透析不充分，影响患者的生活质量以及生存时间。晚期导管功能不良是指纤维鞘和附壁血栓形成，是晚期导管功能不良的主要原因。几乎所有的患者在长短不一的时间内发生导管尖端纤维鞘的形成，在纤维鞘没有影响到管口血液进出的时候，不影响导管的功能，但一旦纤维鞘导致导管出口或侧孔血液的出入，主要是导管抽吸困难，经导管注入是通畅的，这就影响了导管的功能，导致透析过程中血流量不佳，影响透析充分性。

3.血栓栓塞

大血凝块黏附于导管末端或血管壁导管可以导致中心静脉狭窄和中心静脉血栓形成。治疗的方法包括拔除导管、系统性或经导管溶栓治疗，严重病例开胸血栓切除。

4.中心静脉狭窄

导管尖端反复摩擦以及局部高流速对血管内膜的损伤会刺激内膜产生大量的生长因子导致中心静脉狭窄的发生。中心静脉狭窄就会影响透析过程中的血流量，影响透析的充分性。影响病人的生活质量以及生存时间。

中心静脉导管相关感染的预防及处理

1.导管感染

预防导管感染的发生与患者的个人卫生习惯、工作人员的操作及通路的特性有关。

（1）注意操作过程中的手卫生、皮肤消毒及无菌操作。

（2）导管护理：注意检查有无早期感染。管腔不能暴露在空气中，一旦取下导管"帽"就要接上注射器。取下导管"帽"前，应使用聚维酮碘消毒。

（3）导管处敷料应保持干燥

（4）如发现早期感染征象，应尽早局部使用抗生素软膏或抗生素封管。

（5）可使用莫匹罗星滴鼻液消除携带的葡萄球菌，60%的透析病人能够有效降低感染率。

（6）限制导管留置时间（股静脉1～2周，颈内静脉3～4周），若需较长时间留置导管，应选用带隧道带涤纶套导管。

（7）导管只作透析专用，不作输液、肠外营养等其他用途。

2.导管相关感染处理

透析患者有不明原因的发热时，应作出导管相关性菌血症的推测性诊断。

（1）出口感染：抗菌治疗1～2周，如感染持续则拔管。建议使用抗生素前行双侧导管液细菌培养，如果治疗过程中培养结果回报，这个时候抗感染治疗无效，则建议更换培养中敏感的抗生素，如果这个时候抗感染有效，则建议继续目前的抗生素抗感染治疗。

（2）隧道感染：拔管，抗菌1～2周，必要时感染区切开引流。

（3）斑菌血症：拔管，抗菌2～3周，若疗效差，应考虑化脓性血栓性静脉炎或转移性感染。

其实，在导管相关性感染的预防及处理中，有关于医护人员操作的规则，同时有患者对导管保护、导管口敷料、皮肤保持干燥的要求。注意个人卫生，避免导管被牵拉。所以，保护导管口以及隧道不被感染的责任落到了护理人员和病人及家属肩上，让我们共同努力，共同保护好透析病人的血管通路，因为血管通路是透析病人的生命线，对于血液透析的患者来讲，没有血管通路就等同于生命的完结。

紧急血液透析的指征

慢性肾衰竭病人最终会步入到透析的阶段，以前教科书上也有血肌酐达到什么水平的界定，平时在门诊或者病房的临床工作中，遇到过一些关于急诊血液透析的指征：发生左心衰和脑水肿、酸中毒、肌酐尿素增高、高钾血症、反复恶心呕吐。

（1）左心衰和急性肺水肿。肾脏其中一个功能就是排水，如果水排出障碍，患者就会出现水肿，血压升高，严重的患者就会出现心衰和肺水肿，甚至脑水肿，这时候就需要血液透析了。

（2）酸中毒。二氧化碳结合力在13mmol/l以下，pH值在7.2

以下。尿毒症不仅对于水排泄障碍，对于酸排泄也出现障碍，这时候很容易出现代谢性酸中毒。代谢性酸中毒比较明显，pH 值在 7.2 以下，二氧化碳结合力在 13mmol/l 以下，需要血液透析了。

（3）高钾血症，血钾大于 6.5mmol/l。钾在身体内非常重要，它关系到心脏的跳动。如果血钾过高，容易引起恶性心律失常导致猝死，尿毒症的病人很多都是属于高钾血症。如血钾大于 6.5mmol/l，就需要血液透析了。

（4）反复的恶心呕吐。毒素在体内蓄积，蓄积在消化道内就会引起消化道症状，就会出现恶心呕吐。如果患者恶心呕吐明显，不能进食，也需进行血液透析。

（5）少尿 4 天（每天尿量少于 400ml）以上，或无尿 2 天（每天尿量少于 100ml）以上。

（6）急性肾损伤，血肌酐≥442μmol/L。

（7）患者处于高分解状态，血肌酐每日升高超过 176.8μmol/L，或血尿素氮每日超过 8.9mmol/L，血钾每日上升 1mmol/L 以上。

慢性肾功能衰竭透析的指征

慢性肾功能衰竭的透析指征，既往主张慢性肾衰竭的患者、非糖尿病的患者肌酐清除率在 10ml/min 以下就应该做透析治疗，就做肾脏替代治疗的准备。而糖尿病患者的肌酐清除率低于 15ml/min 的时候，就需要做肾脏替代治疗的准备。

专家提示：慢性肾功能衰竭透析指征无论是糖尿病肾病或者非糖尿病肾病患者，如果没有心衰不能纠正或者严重的代谢酸中毒或者反复发生药物不能纠正的高钾血症，一般都主张肌酐清除率在 7～8ml/min。就是一个透析的指征。血肌酐在不同的年龄的状态主要是根据肾小球滤过率。对糖尿病肾病的患者，如果水肿非常明显，反复出现心衰或者是出现高钾血症透析，也可以在肌酐清除率

15ml/min 以下或者肾小球肌酐清除率在更高的水平也需要开始透析治疗。

血液透析患者为什么在上机后几分钟出现发热、呼吸困难?

我们在临床上经常可以看到血液透析的患者上机前一般情况还挺稳定,刚刚上机 3~5 分钟就出现胸闷、憋气、呼吸困难,有人也会出现恶心、呕吐、腹部痉挛、口唇发绀等临床症状,一般这种情况容易发生在第一次血液透析或者更换透析器的患者中,如果患者发生这种情况,建议立即停止血液透析治疗,丢弃身体外的血液,并根据患者的情况给予肾上腺素、抗组胺药物、糖皮质激素或者呼吸道支持等。这种情况叫作危及生命的过敏/类过敏反应,一般发生在开始透析后 5 分钟,也有延迟到 20 分钟出现的,轻重不等。发生这种情况的原因可能是人体的血液在与透析器中某些物质接触后,产生过敏反应,或者是病人服用了 ACEI 类药物与透析器膜的成分丙烯腈与甲基丙磺酸钠共聚而成的透析膜反应。因此,建议服用 ACEI 类药物的病人不使用丙烯腈与甲基丙磺酸钠共聚而成的透析膜。再有,建议更换其他类型的透析器,或者在透析前使用糖皮质激素,并在透析过程中严密观察病人的反应。

为什么血液透析病人在透析过程中透析管路出现凝血?

慢性肾衰竭病人在血液透析过程中透析管路出现凝血是一个常见的问题,有的是透析管路中的静脉壶出现凝血、血栓,有的是透析器瞬间堵塞。究其原因可能有:预充不充分导致透析器内残留空气。患者在透析中心上机前,护士会摇晃透析器,伴着轻轻敲打透析器,就是为了让肝素与透析器的每一处膜都能够充分接触,避免因此导致凝血的发生。但是,这也不是绝对的原因,因为,有些出血的病人,在透析过程中不能使用肝素,但是病人在透析过程中也不出现凝血的情况。或者有些透析中心不使用肝素预充。再有，分析透析管路凝血可能与使用的肝素剂量不足，给予首剂肝素后，后面没有充分的间隔时间达到全身肝素化即开始血液透析治疗。或者是肝素泵肝素用量设置不对，这种情况也是非常少的发生，因为，在透析前护理人员都会预充透析器和管路，并在患者上机后护理人员都会检查每一个患者的肝素使用情况。如果病人中心静脉导管功能不良导致血流量不足，或者动静脉内瘘狭窄、血栓形成等原因导致血液透析过程中血流量不足，这些情况都是导致透析管路中凝血发生的原因，并且，这种情况透析器的血泵会间断报警，提醒医护人员，因此，在病人透析过程中如果发现血流量下降或者有血栓形成的倾向，请及时查清原因。

血液透析患者的急性和长期并发症有哪些？

血液透析并发症包括急性并发症与远期并发症。急性并发症是指在透析过程中发生的并发症，发生快，病情重，需急诊处理；远期并发症是在透析相当长一段时间后发生的并发症，起病缓慢，但病情重，危害更大，需加强防治。

1.急性并发症

（1）首次使用综合征

1）过敏反应型（A型）：多发生于透析开始后数分钟至30分钟，可有灼热、呼吸困难、窒息濒死感、瘙痒、荨麻疹、腹部绞痛、腹泻等症状。发现此反应应立即停止透析，给予抗过敏常规处理，勿将管道及透析器内血液回输体内。

2）非特异性型（B型）：常发生于透析开始数分钟至1小时，主要表现为胸痛和背痛，须注意与心绞痛鉴别。可能与补体活化有关。处理原则为：加强观察，可继续行血液透析，给予吸氧及对症治疗。

（2）失衡综合征：是由于透析过程中血液中的溶质浓度极速降低，使血液和脑组织间产生渗透压差所致。高效能透析器的使用、超滤量过大、过快等都是促成失衡综合征的因素。失衡综合征轻者有头痛、烦躁不安、恶心呕吐和肌肉痉挛，重者可发生定向障碍、癫痫及昏迷，常伴有脑电图改变。这些症状可在30分钟内消失，也有致死的报道。对轻者可采用高渗盐水或高渗葡萄糖液静脉注射。对长期透析患者则应适当提高透析液钠浓度进行预防。

（3）透析低血压：多发生于超滤量过度、血容量不足、应用降压药物、使用醋酸盐透析、透析过程进食等情况。临时处理可停止超滤或降低超滤速度，将患者放置于头低脚高位，减慢血流速度，静脉注射生理盐水。

（4）透析中高血压：多由于水钠潴留、容量控制不当或肾素血管紧张素升高等因素引起，严重时可静脉滴注硝普钠等药物治疗。

（5）心律失常：发生原因主要有冠心病、心力衰竭、电解质紊乱、尿毒症心肌病、贫血和低氧血症。多由于血清钾、钙的变化所致。部分患者是由于透析血压下降、冠脉循环血量减少所致。

（6）发热：多由于致热源反应或感染所引起。透析开始后立即出现为管道污染，1小时出现为致热源反应，可给予地塞米松5mg静脉滴注，异丙嗪25mg肌肉注射。

（7）肌肉痉挛：多由于低血压、超滤过度、患者透析后体重低于干体重或低钠透析所引起。

（8）溶血：与透析液温度过高、因浓缩透析液与透析用水配比不当导致电导度过低而引起低渗血症。表现为静脉血路中血液呈葡萄酒色，患者出现胸痛、气短、背痛、红细胞压积下降、血浆变为粉红色。一旦发生应立即停止透析夹闭管路，不回血，以免发生高血钾。

2.急性并发症的预防和处理

（1）血液透析管路脱落：易引起失血甚至休克，固定管路时，应留给患者活动的余地。

（2）空气栓塞：患者可出现胸痛、咳嗽、呼吸困难甚至死亡，一旦发生应立即夹闭管路，停血泵，使患者采取左侧卧位，头胸朝下，吸氧，必要时进行高压氧治疗。

（3）透析膜破裂：会导致透析器漏血，须立即更换新透析器或终止血液透析。

（4）管道或透析器内凝血：当患者低血压时间过长、血流缓慢或肝素化不足时，静脉端驱气器中会有纤维素析出，而渐渐发生血液凝固。

3.远期并发症

（1）电解质酸碱代谢紊乱：尿毒症患者由于肾脏泌酸减少，机体常处于代谢性酸中毒状态。高钾血症是服用 ACEI 的透析患者主要不良反应，用药时钾的摄入和监测血钾。

（2）心血管系统并发症

1）透析低血压：常发生于透析多年的患者，透析过程中收缩压通常不超过 100mmHg，发生率为 5%~10%。高龄、超滤量过多、醋酸盐透析液、透析液温度较高、透析膜生物相容性差、高磷血症及扩血管药物的应用是其发生的诱因。

2）透析高血压：产生透析高血压的原因包括容量负荷增加、心搏出量增加、肾素血管紧张素系统激活、交感神经活性亢进、促红细胞生成素（EPO）的副作用甲状旁腺激素（PTH）分泌过多等。对红细胞压积上升过快的透析高血压患者，应减少 EPO 的用量以避免带来的血液黏稠度和外周血管阻力增加，达到血红蛋白靶目标的患者应改为维持剂量皮下注射，对药物难以控制的顽固性高血压，可考虑双肾切除。

3）心律失常：维持性透析患者发生心律失常的原因很多，包括冠心病、心力衰竭、心包炎、严重贫血、电解质异常、酸碱平衡紊乱、继发性甲状旁腺功能亢进等。

4）心力肾衰竭：原因包括贫血、糖耐量异常、高血压和低血压、容量负荷过度、动静脉内瘘术、供养和代谢异常等。

（3）血液系统并发症

1）出凝血异常：尿毒症患者由于血管性假血友病因子与血小板糖蛋白功能异常、血小板功能异常、使用抗凝剂等因素，常可发生出血。

2）贫血：维持性血液透析患者由于促红细胞生成素合成减少、贫血、营养缺乏、血浆中存在红细胞生长抑制因子等因素，可发生不同程度贫血。其中促红细胞生成素有凝血亢进、高血钾、高血压、惊厥发作等不良反应，应注意及早发现及防治。

3）免疫力低下：患者可出现粒细胞、单核细胞、淋巴细胞功能受抑，免疫力低下，好发感染。

（4）神经系统并发症

（5）骨病和甲状旁腺功能亢进

（6）代谢异常和营养不良：维持性血液透析患者由于蛋白合成障碍和氨基酸从透析液中丢失，常处于负氮平衡。患者还可出现脂质代谢紊乱。

（7）透析相关淀粉样变（DRA）是长期血液透析患者最常见的、致残性并发症。

（8）肝炎及其他并发症：如透析腹水、肺水肿获得性肾囊肿、精神异常。

为什么血液透析患者透析过程中容易发生低血压？

在透析室内经常会看到患者突然诉说心慌不适、乏力、恶心、呕吐、胸闷等症状，甚至有人会出现意识丧失、癫痫等。护理人员立即给予测血糖、测血压，发现血压水平较低，血糖处于正常水平，这种情况应立即停止血液透析，给予患者静脉输氯化钠或者葡萄糖，大部分患者情况能够得以改善。导致低血压的原因应该警惕是否存在心脏因素，特别是伴有胸痛或者呼吸困难时，必要时应做心电图或者查心肌酶，如果患者反复出现不能解释的低血压，要警惕有无心包炎或者心脏压塞。再有，明确患者这次透析前体重的增长情况，并重视此次低血压的发生是否与脱水量过多有关。临床中我们也经常看到病人或者家属和医护人员因为想多脱水而争执的情况。在此，我再次明确，血液透析不是可以永无限制的脱水，我们血管系统就好像橡皮筋，年轻的病人或者体重增多在允许范围的病人，如果没有心脏的原因，一般不出现低血压。如果因为脱水量多出现低血压，是因为如果单位时间内快速的脱水，导致血管系统不能及时从组织间隙把水吸收回来，因此，大量脱水导致低血压，同时容易导致血栓栓塞以及心肌梗死，甚至猝死。如果发生低血压，患者的情况得以改善后，一定要明确患者在透析过程中是否大口吃饭，我们吃饭后，身体会把较多的血液供应到胃部，其他器官的血液分布会减少，而血液透析过程中又在时时地脱水，因此心、脑等重要器官的血液供应明显少于不透析的时候，因此，容易导致心脏血流动力学的不稳，而出现低血压的情况，甚至心脑血管意外、死亡。

血液透析患者在透析过程中为什么容易发生高血压？

透析中血压升高可能与使用的透析液、降压药物被清除、脱水、体内存在容量负荷等因素有关。患者可以在医生指导下进行调整透析液的浓度、药物治疗等方式来纠正血压。

（1）使用的透析液：如果使用的是低钾透析液，导致血管张力增加，从而引起血压升高。使用高钙透析液，可导致血管张力增加，还增加心肌收缩力，导致血压升高。调整透析液中钾离子和钙离子的浓度等，都会有助于控制血压。

（2）降压药物被清除：透析过程中，清除体内的降压药物，药物效果减小，也可能导致血压升高。患者可以在医生的指导下使用厄贝沙坦、贝那普利等药物进行治疗。

（3）脱水：透析中出现脱水，可导致血液中某种收缩血管物质增加，如交感神经兴奋、肾素血管紧张素激活，出现血管收缩引起血压升高的现象。患者可以在医生的指导下使用葡萄糖、口服补液盐等药物进行补充。

（4）体内存在容量负荷：多数做透析的患者都会出现少尿或无尿的情况，通过饮食或者输液进入到体内的液体就会无法排出，从而导致体重增加，血容量增加，可能引起血压升高。

透析中如果出现血压升高，建议及时告知医生，在医生指导下完善相关检查，进行针对性治疗。注意加强血压监测，避免紧张、焦虑的情绪。日常多吃新鲜的水果、绿叶蔬菜，合理的搭配膳食，加强身体所需要的营养。

血液透析中高血压的发生其实是增加患者心脑血管意外的危险因素，同时，也提醒医护人员，在病人血液透析过程中要严密监测患者的生命体征，争取把危险扼杀在摇篮里。

血液透析患者在透析过程中发生心律失常的原因？

1.原因

心律失常是透析患者常见的并发症，常见的心律失常类型包括房颤、室上速、心动过缓、房室传导阻滞，甚至会出现恶性的心律失常，如室颤、室性心动过速等。常见导致心律失常的原因，包括心脏结构发生变化、高钾血症、血钾偏低。

（1）尿毒症患者体内的容量增多，且毒素水平增加，心脏就会有毒素，会导致心脏结构发生变化，如心室增大，心房增大，都是出现恶性心律失常的基础。如果在透析间期，患者不控制水分摄入，容量负荷过于增大，心脏的结构就会发生进一步变化，可能会导致房颤，或者室性、室上性心动过速等。

（2）关注患者的电解质变化，包括血钾、血钙的情况，都可以引起心律失常。常见的高钾血症，对于尿毒症患者常见。如果出现高钾血症，可能会出现缓慢性心律失常，如心动过缓，也可能会出现室性早搏，室性心动过速，甚至会威胁患者生命。

（3）如果患者的血钾偏低，在透析的过程中，透析液里含钾量非常低，在透析的后期患者的血钾就会降低，也可以出现早搏、房早、室早等心律失常。

（4）脱水过多：透析后出现心律失常，常常与患者透析过程中脱水量过多、出现血压下降等有关。另外，透析病人由于尿毒症的并发症，如贫血没有得到纠正，有感染或者血压高不容易控制，这类因素也容易诱发透析病人出现心律失常。这也提醒患者控制透析间期体重的增长至关重要。

2.预防措施

包括使用盐酸氢钠盐透析液，特别要关注透析液中钾和钙离子水平的设定等。不使用钾离子为零的透析液，特别是使用地高辛的病人。另外，地高辛浓度应监测，也要常规再次评估患者是否有必要继续使用地高辛。建议患者严格控制透析间期体重的增长，以增长 1kg/天为宜，避免因为脱水量过多导致心律失常，甚至心脏严重的恶性事件，得不偿失。

血液透析患者透析过程中出现肌肉痉挛是什么原因？

在血液透析中心经常可以看到在透析过程中，病人突然出现肌肉痉挛，俗称抽筋，病人很是痛苦，有时候会满头汗。导致透析病人抽搐最常见的原因有透析低血压、低血钙、低钠以及肉毒碱缺乏。透析最常见的并发症就是抽搐，又称为肌肉痉挛，占透析并发症的20%～30%。这种抽搐最常见的发生于腓肠肌。另外，像足部的肌肉以及胸腹部的肌肉都有可能会出现抽搐的情况。

1.导致透析病人抽搐的原因

（1）低血压：导致透析病人抽搐最常见的原因就是透析导致的低血压，往往和脱水过快、血压下降有一定的关系。

（2）低血钙：透析病人可伴有或轻或重的低钙血症，尤其是没有及时进行补钙治疗就会进入低钙状态。低钙可增高肌肉兴奋性，透析时易出现肌肉痉挛。

（3）低钠：透析液钠浓度设置太低，降低了血液中钠离子含量，然而组织却处于高钠状态，使得组织中水分不易回流到血管，从而引起肌肉缺血缺氧，导致肌肉痉挛，引起抽搐。

（4）肉碱的缺乏：在骨骼肌中含有大量左旋肉碱，能参与脂肪代谢以及能量合成。透析可清除左旋肉碱，所以部分病人伴有或轻或重的肉碱缺乏。当肉碱缺乏比较严重时可导致抽搐。

（5）缺氧也是引发肌肉痉挛或抽搐的原因之一。在血液透析过程中，由于体外循环的存在，患者可能会出现缺氧的情况。当缺氧程度较为严重的时候，会导致肌肉代谢障碍，进而引发肌肉痉挛或抽搐。

2.透析病人抽搐应该怎样缓解

（1）低钙治疗：透析患者出现抽搐的原因最常见的是低钙抽搐。此时，可以在医嘱下口服碳酸钙等药物来补钙治疗。

（2）低血压治疗：当透析患者脱水过快时，患者会出现低血压。这种低血压导致的抽搐，一般要及时在医嘱下应用药物，最常用的是给患者输注生理盐水或者推注50%的葡萄糖。

（3）中枢神经系统的症状治疗：如果是中枢神经系统的症状，一般可以在医嘱下注射安定来帮助解除抽搐。

（4）肉碱缺乏治疗：由于肉毒碱缺乏引起的抽搐，可以在医嘱下通过外源性的使用左卡尼汀来进行治疗。

（5）体重过低：如果患者保持的实际的干体重比应该保持的干体重低的时候，在透析脱水过程中的后期，可能会发生持久的痉挛，并可持续到透析后数小时。这种情况下，患者可能需要在透析后重新评估干体重，以防止肌肉痉挛的发生。

总之，对于血液透析过程中出现的肌肉痉挛或抽搐，需要采取综合措施进行预防和治疗，包括降低脱水速度、调整脱水量、减少透析间期体重的增长量、调整透析液的成分和酸碱度、改善患者的营养状况，必要的时候调整透析的干体重等。

什么是透析失衡综合征？透析失衡综合征发生的原因？

在血液透析中心可以看到，透析的病人在透析快结束的时候出现头痛、恶心、呕吐，测血糖处于正常水平，血压没有明显下降，经过询问得知是刚开始透析的病人，或者是第一次血液透析的病人，这个时候就要警惕是不是透析失衡综合征的可能，又称为首次透析综合征，是血液透析过程中常见的一种并发症。血液透析是将血液中的毒素排出体外，如果进行前几次的透析，血中的毒素，特别是尿素氮、肌酐水平很高。通过机器排出的时候，如果排除过多、过快，血浆中的毒素水平很快下降。组织间的和细胞内的毒素并没有相应的下降，就造成细胞内外以及血管内外浓度的差。这个浓度差造成了渗透压的异常，使细胞内的渗透压升高，水分就是从血管内进入到组织间，从而进入到细胞内，造成细胞的水肿。特别是脑细胞水肿这种现象特别明显，从而出现头晕、恶心、血压异常，要想避免透析失衡综合征，特别是首次透析综合征，首先要减少透析的时间。所以第一次要透析2个小时或者减少血流速度，或者减少透析液的流速，才能使毒素缓慢地降低。不至于产生细胞内外的浓度差，也就是渗透压差过高，从而不会引起水分的细胞内转移。

1.临床表现

（1）轻度：表现为出现头痛、乏力、倦怠、烦躁、恶心、呕吐、血压升高、视力模糊和睡眠障碍。

（2）中度：表现为肌肉间歇性痉挛、定向障碍、扑翼样震颤、嗜睡、心律失常、精神异常和惊厥。

（3）重度：失衡表现为癫痫样发作、木僵、昏迷甚至死亡。

2.预防措施

（1）调整干体重，对有些经济困难病人强烈要求多超滤的病人，我们应当说服病人，听从医生的医嘱，将干体重调整在适当范围。两次透析期体重增加在1~2kg以内，能有效防止透析中液体急剧变动而发生失衡综合征。

（2）限制钠盐和水的摄入，合理控制蛋白质的摄入，以免血中毒素增长过多、过快。

（3）首次透析者，血液速度避免过快，时间不宜过长，一般不超过3小时，对于血中肌酐和尿素氮水平较高者，增加透析频率。

（4）对于高度水肿的患者，也可采用增加透析频率。

（5）对首次透析或透析早期以及不能按时透析的患者，在透析的同时，采用缓慢静脉滴注5%葡萄糖10ml加地塞米松5mg，可提高血浆渗透压，防止脑水肿，减少失衡综合征发生，必要时肌注或静注安定5~10mg。

（6）为了防止体液和溶质快速清除造成失衡，首次透析尿素氮下降水平应限制在 30%左右为宜；透析时间不应超过 3h，透析频度可增加。

（7）透析 30～60min 时适当降低血流量，血流量最高不超过200ml/min。

（8）对急性透析患者，不宜选用大面积高效能透析器。一般透析器在血流量 200ml/min 时，体外尿素氮清除率为 140～175ml/min，透析膜面积为 0.9～1.0m²。

（9）正确超滤对防止失衡有着密切关系。要求每次透析超滤时，应精确、平稳，不可过多过快，首次透析超滤不得大于 4kg，如患者急需清除过多水分以改善心、肺功能时，可采用单纯超滤1～2h，然后再透析 2～3h 或根据病情采用序贯超滤的透析方法。

（10）要严密观察病情。血液透析治疗中的绝大部分工作是由护士完成的，护士与患者接触最多，为此护士加强巡视与监测，及早发现异常征象并及时处理，对减轻患者症状十分重要。

什么是透析相关性淀粉样变？有什么临床表现？

在长期血液透析的病人中，可以看到患者诉说腕关节疼痛，伴有手指握拳以及腕关节活动障碍，这种疼痛夜深人静的时候更加明显，这种情况其实是透析相关性淀粉样病变，是长期透析患者的常见并发症，多见于透析 10 年以上患者（我国超过 10 年透析龄的患者较少，所以以前此病并不多见），发病原因是普通透析只能清除小分子毒素，β_2-微球蛋白这种大分子毒素就会逐渐蓄积在患者体内，加之透析膜总会有一些生物不相容性、透析液内毒素污染等，导致激活单核巨噬细胞、淋巴细胞，比如白介素-1、肿瘤坏死因子等产生增加并释放入骨基质和软骨中，使细胞因子刺激机体 β_2-微球蛋白异常增生，发生脏器沉积引起淀粉样病变。

这种淀粉样物质可以堆积在骨、关节、胃肠等部位，也可以在肠道、心脏等发生淀粉样沉淀，如在手腕关节沉积可以导致腕管综合征等，腕管综合征是手正中神经压迫变性导致正中神经分布区域病变（拇指不能对掌，鱼际肌萎缩，手掌平坦，感觉障碍以拇指、食指和中指的末节为明显），严重者手麻手痛，以夜间为甚，手指活动障碍、不能握拳的一种长期透析并发症，肌电图检查可以确诊，处理措施主要是外科（骨科或者神经外科）行腕管松解术，术后解除正中神经的压迫，手部功能障碍明显缓解，疼痛减轻。透析相关淀粉样病变的治疗主要有应用高通透透析器、加强血液滤过或血液透析滤过、特异性血液吸附β$_2$-微球蛋白等。肾移植是最好治疗方法。

　　β$_2$-微球蛋白属于中大分子，常规血液透析（HD）利用弥散作用进行毒物清除，因为膜孔径较小，仅对潴留在体内的小分子毒素有不错的清除效果，对中大分子毒素清除效果并不显著；血液透析滤过（HDF）则是使用生物相容性好、高通透性的合成膜，血液滤过后会补充相应量的置换液，利用弥散、对流和吸附，不仅能清除小分子毒素，对中大分子毒素也有一定的清除效果；血液灌流（HP）中使用的吸附剂为苯乙烯-聚二乙烯大孔径吸附树脂，利用其三维网状结构的物理吸附作用和疏水基团的作用对中大分子毒素有较显著的清除效果；血滤吸附（Supra HFR）是集对流、吸附、弥散原理于一体的清除尿毒症毒素的全新治疗模式。通过双腔滤器联用一支吸附柱，来对超滤进行选择净化，吸附柱配有高亲和力的苯乙烯树脂，在清除大中小分子、脂溶性蛋白结合毒素及炎症因子等的同时，有效保证了氨基酸、蛋白质和维生素有益物质的保留。

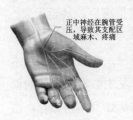

正中神经在腕管受压，导致其支配区域麻木、疼痛

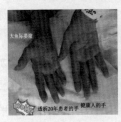

大鱼际萎缩

透析20年患者的手　健康人的手

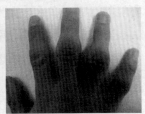

因此，在条件允许的情况下，长期血液透析患者应该增加不同的透析组合方式的频率，有效减少体内中大分子毒素的累积，减少急、慢性长期透析相关并发症的发生。

血液透析的禁忌证

血液透析没有绝对的禁忌证，相对禁忌证如下：

（1）休克或未纠正的低血压。

（2）严重的活动性出血。

（3）严重心律失常、严重心脑并发症、精神障碍不能合作等。

（4）透析后出现肝素诱导的血小板减少症，不能再继续行血液透析治疗的。

伴上述情形时可选用其他血液净化技术或采用特殊抗凝方式。

血液透析患者液体的控制原则

凌晨 3 点钟的血液透析中心，门外响起了急促的脚步声，紧接着伴随着猛烈的敲门声，赶紧打开门一看，是一位在透析中心长期透析的老病人，一位 65 岁左右的男士，他出现这种情况，是因为平时从不控制液体的摄入量，三天两头在没有到透析时间，就出现胸闷憋气、不能平卧的心力衰竭的症状，所以不管刮风下雨，还是天热天冷，就要往医院跑，给家里人带来了诸多麻烦。原因就是反复出现的高度水肿、心力衰竭，最终这位患者在一次来医院的途中永远地走了。在日常的治疗过程中，医生常常会告诉血液透析患者不能随意喝太多水。因为血液透析患者往往尿量极少，甚至无尿。如果不控制饮水，就会引发很多不良的后果。

大部分的血液透析患者尿量极少，甚至无尿，在透析间期基本上处于只进不出的情况，大部分病人在透析前发生心衰最主要的原因是摄入的水、盐过多，导致过度的水分和钠盐在身体内储存。由于液体超负荷导致心脏负担加重，当超过心脏的承受能力，就会发生心衰。对于透析患者，如果饮食不注意控制水、盐，很容易发生心衰。

1.每次透析间期的体重多少为宜？为什么？

透析间期体重增长不超过干体重的3%～5%，或每日体重增长不超过1kg。透析间期体重增加过多会造成下一次透析前血容量负荷过重，甚至因急性肺水肿需急诊透析；会引起血压增高，从而增加心脑血管发生意外的概率，降低患者的生存率；还会因为透析中需要排出过多的水分而增加超滤，造成透析时低血压、肌肉痛性痉挛等表现。

限制透析患者水分摄入量的同时，应限制食盐（NaCl）的摄入量。低盐饮食可避免口渴，减少饮水量，可防止水潴留、高血压、充血性心力衰竭，减少透析中并发症的发生。对于维持性血液透析患者来说，限盐是控水的关键。通常食盐摄入量为2～3g/天。

2.透析患者防止钠盐摄入过量的方法

（1）做菜时少放食盐和酱油。只有吃的盐少了，病人才不会自觉的想喝水，自然而然的液体的摄入量就得到了控制，严格控制食盐摄入是血液透析患者控制透析间期体重增长过多的重要方法之一。

（2）含钠高的调味料，如味精、醋、番茄酱等，尽量少用。

（3）减少或避免食用咸菜、咸蛋、酱类及各种腌制品。

（4）罐头食品、薯片等零食盐分高，需限制食用。

（5）菜汤和肉汤中含盐也高，应避免用来拌饭或大量饮用。

透析患者每天的液体摄入量应按下面公式计算：

液体摄入量（ml/d）=尿量（ml）+500～750（ml）

液体摄入量包括食物、水果、饮料、输液等所有进入身体中的液体。

3.生活控水小妙招

（1）少食用含水量高的食物，如西瓜、汤面、粥等。

（2）低盐饮食：不吃或少吃高盐食物，如酱菜、咸菜、熏肉等。

（3）饮水好习惯：用有刻度的饮水杯，每天记录饮水量，养成小口饮水的好习惯。

（4）止渴小技巧：将部分水结成冰块，口渴时放入口中含化。

（5）控制高血糖：严格控制血糖，血糖过高会加重口渴。

（6）透析要规律：按照医生的建议，按时规律透析。

（7）药物集中服：在无药物配伍禁忌的情况下，应尽可能集中服用药物。

（8）注意强身健体：适当运动，不仅能心情愉快，还能提高心肺功能，增加体内的水量排出。

（9）注意力：通过学习、工作或做其他事情来分散对水和食物的注意力。

透析患者需控制好水分摄入，每天还要记得监测自己的血压、体重，并记录 24 小时水分出入量，按时规律透析，养成良好的生活习惯。

血液透析患者透析过程中制订脱水量的原则

每一位血液透析的病人在进入血液透析室的时候，都需要称体重并记录下来，和上一次透析结束时体重作对比，计算出透析间期体重增长了多少，作为透析脱水量的标准。但是，在换季的时候，或者忽冷忽热的季节，病人经常会出现增减衣物的情况，这个时候就需要医护人员告诉病人和家属：一个季节最好透析时穿同样的衣物。增减衣物一定要告知医生和护士，避免因为增加衣服没有告诉医护人员，而导致脱水量定的过多，出现低血压、恶心、呕吐，甚至有人出现心律失常、心脏骤停的情况；或者因为天气变化减少了衣物，也没有告诉医务人员，而导致脱水量定少的情况，定少了，回家影响吃饭喝水，同时增加心力衰竭的风险。这是衣物增减的注意事项。在透析室门口经常会因为病人想多喝水而想多定脱水量，出现病人和医生讨价还价的情况，甚至有的病人或者家属会对医护人员发脾气，大喊大叫，其实是非常不应该的，病人来医院做血液透析治疗，为了是能更长久的活着，其实血液透析机定多少脱水量都可以，但是病人是不可以的，脱水量过多是有生命危险的。有些病人透析后觉得轻松舒服，有些病人透析后却觉得乏力不适，血压低，透析结束后还要在病床上躺着缓一缓，或者需要静脉输葡萄糖等处理后才能起来活动。其实，这也说明了治疗过程中脱水量要掌握合适的度。我们人体的血浆量占体重的 7%～8%，过度脱水导致血管回吸收组织间隙水分的速度明显小于脱水的速度，因此导致有效循环量不足，导致低血压、高凝状态，甚至有人出现心律失常、心脏骤停等生命的情况。排除衣物的影响，对于血液透析患者来说，医生制订脱水量的原则是：透析病人每次脱水量的计算，一般基本标准是不超过患者干体重的 5%。具体的脱水量还需要根据患者的干体重、血压、前后体重变化、心脏情况、透析频率、是否为首透等情况综合考量。

若病人为首透，没有明确干体重的情况下，先依据患者的心功能情况以及有无水肿等综合判定初次脱水量。一般 50kg 左右的患者、无低血压等特殊情况时，脱水量一般设定在 1000～1500mL。首次脱水量不宜过多、脱水速度不宜过快，以免出现透析综合征或者低血压等情况。透析过程中要密切监测患者的反应，如有无低血压、抽搐等现象。诱导透析 3～5 次后，初步估测患者干体重，给予相对稳定的脱水量。若患者为长期透析的患者，已经处于稳定透析的阶段，此时便需要依据患者的透析目标，定期调整脱水量。同时要定期测量患者的干体重，以及每次透析时的血压情况，对每次的脱水量进行微调，避免出现低血压。

在临床上需要保证患者透析间期干体重增长不超过3%～5%，当患者每次透析后体重维持相对稳定，脱水量也会相对稳定。此外，还要定期监测患者的肝肾功能和电解质等情况，依据情况进行适当调整透析计划。

血液透析病人脱水量的制订原则是根据人体总的血浆含量以及人体血管的"血浆再灌注"来制订的。血管的血浆再灌注，就是当血液透析超滤脱水时脱的血管内的水，同时，细胞内、细胞间隙的水分会缓慢进入到血管内，来补充血容量，维持血管内容量的稳定。虽然血液透析从血管内脱水，是可以减轻患者组织间隙的水肿的。但是脱水量过多，脱水速度就快，透析过程中以及透析后心血管不良事件等风险会增加，因此，如果患者体重增长过多，增加透析次数或者延长透析时间才是比较安全的。长期透析间期体重增长过多、脱水量过大会增加透析患者心力衰竭、高血压、胸腹腔积液及心包积液、动静脉内瘘阻塞的风险，所以患者一定要控制体重增长，争取透析后体重达到标准干体重。并不是两次透析间期涨多少就脱多少，而且两次透析间期体重增长最好在干体重的3%～5%。

血液透析患者干体重是如何评估的？

干体重作为透析患者脱水量的重要参照，关系着患者的透析质量。

1.干体重的定义

干体重，也称"目标体重"，区别于标准体重。干体重是指血液透析结束时患者所能耐受的、既无水潴留也无水缺乏的最低体重，即血液透析后患者自我感觉良好，无低血压，无抽筋，无恶心、呕吐，血压控制良好，无水肿、无腹水等身体感觉舒适时的体重，此时的体重称为干体重。

2.关于干体重的注意事项

干体重的评估在透析治疗的过程中是至关重要的环节，它会随着患者饮食情况、季节交替、并发症及全身状况等多种因素的变化而变化。

（1）患者出现水肿、浆膜腔积液（胸腔积液、心包积液、腹腔积液等）、顽固性高血压、透析后低血压（症状）、心力衰竭等临床表现时，需及时评估调整干体重。

（2）病情稳定情况下，建议每1～3个月评估调整干体重1次，可结合人体成分分析辅助测评干体重，结合患者症状，精准制订透析脱水计划。

（3）干体重不达标的患者，每次透析脱水在体重增量基础上增加0.2～0.5kg（根据患者有无水肿、心力衰竭、营养状况等综合指标个体化调整，不包括下机回水量），逐渐下调体重。

（4）对于常规透析干体重难以达标的患者，可增加透析次数或采用5008透析机行6～8小时延时透析。

（5）透析后体重低于干体重患者，后续透析必须调整，避免透析低血压、透析后跌倒、动静脉内瘘闭塞、心脑血管急症等不良事件发生。

3.关于透析间期体重增加注意事项

（1）日常应坚持限盐饮食，每天食盐摄入量应低于3～5g（每日摄入1500～2000mg钠），控制水、钠摄入量。

（2）避免透析间期体重增加过多，在间隔一天透析的情况下，体重增长不要超过干体重的3%，比如患者体重为50kg，体重增加不应超过50×3%=1.5kg，即1500ml；间隔两天透析的情况下，一般建议不超过干体重的5%，一般透析间期体重增加理想情况为小于3L，以限制透析过程脱水量，降低不良事件风险。如果是体重较轻的高龄透析患者，并且心脏功能不好，那么体重变化应控制在更小范围内。

（3）透析前后穿戴相同衣物称体重，尽可能减少称量误差。

（4）便秘患者体重增加数值应适当减少。比如患者平日每天大便 2 次，如某天没有排便，应在增加的体重数值里减去 0.1～0.4kg（需参考进食量、日常排便情况）。

（5）养成每天居家称体重习惯。

4.干体重不达标或透析间期体重增加过多对患者的影响

（1）干体重不达标或透析间期体重增加过多患者可出现水肿，日常能够观察到面部和下肢水肿（指压凹陷），同样内脏也会出现水肿或瘀血，这些一般是看不到的，更要引起重视。比如胃肠道水肿和肝瘀血会导致患者消化功能障碍，引起或加重便秘、腹泻、营养不良等；肺水肿和肺瘀血引起呼吸困难、睡眠障碍等。

（2）干体重不达标或透析间期体重增加过多是心力衰竭发生的重要因素，心力衰竭与透析患者生活质量低下、高住院率、高死亡率等有直接关系。

（3）会导致透析患者免疫功能低下、内分泌失调、蛋白质能量消耗、心脑血管急症等风险增加。

（4）会增加透析中/后肌肉痉挛（抽筋）、低血压、跌倒、心脑血管并发症等风险，严重影响患者生活质量与生命安全。

5.干体重是不是一成不变，十年如一日呢？

透析患者的干体重和正常人的一样，是一个变数，随着季节、年龄、饮食、排泄、天气等因素的变化而变化。如病情稳定，营养状况良好，则干体重增加；而病情不稳定，伴发其他疾病，营养状况差，则干体重下降。

在换季增减衣物的时候，常常让患者与最佳超滤值失之交臂。另外尿毒症病人由于并发症也会带来损耗。所以透析患者更应加以体重管理，控制液体的摄入量，减轻心脏负担，保证患者的心血管功能稳定运行。因此维持比较好的透析状态，实现透析几十年的目标，甚至可以做到依靠血液透析治疗，基本不影响预期寿命是可以实现的。

血液透析患者心理健康的指导

终末期肾病患者的肾脏无法有效过滤体内废物和多余液体，需要进行肾脏替代治疗。血液透析作为最常用的肾脏替代方式，挽救了无数终末期肾病患者的生命。但是，长期遭受肾脏病的"折磨"和进行血液透析可能导致患者心理状态发生一系列变化。

确诊初期，肾脏病患者可能会不相信自己真的生病了，或者试图否认疾病的严重性。这个阶段可能伴随着担忧、焦虑和恐惧。随着疾病的进展，患者可能会感到沮丧和愤怒，尤其是当他们开始经历肾功能下降的明显症状时，如疲劳、水肿和高血压。这种情绪可能会导致情感的波动和对未来的不安。随着时间的推移，一些患者会逐渐接受疾病的事实，并努力适应新的生活方式。他们可能会寻求医疗建议，了解如何管理疾病，包括药物治疗和饮食控制。

当肾脏病进一步恶化，到了需要选择血液透析治疗时，又会引发患者的焦虑和不安，因为这涉及长期治疗，需要对生活进行一些重大的调整。当患者开始接受血液透析治疗时，通常会经历一个适应期。这个阶段可能伴随着焦虑、不安和对血液透析治疗的惶恐。据统计，血液透析前期患者忧郁、焦虑、恐惧的心理障碍高达97%以上，对医生的诊断和血液透析治疗方案心存疑虑，甚至否认和拒绝。随着时间的推移，患者身体逐渐适应了血液透析治疗，对血液透析治疗也开始有所了解，不安和惶恐的感觉会有所缓解。但是，这时候可能会感到一定程度的身体不适，如疲劳、低血压、恶心等，这些症状需要在一段时间后才能减轻。一段时间后，患者开始适应治疗的节奏和过程，学会更好地自我管理疾病和治疗，情感上开始接受血液透析治疗。不过，长期进行血液透析仍然可能带来心理挑战，最常见的是悲观失望心理，过一天算一天，情绪上非常低落，对任何事物都比较淡漠，自认为是混日子的人；怕病情加重与透析发生并发症，怕多次穿刺的疼痛。此外，透析治疗需要花费大量时间，可能会限制他们的活动，患者可能会感到社交上的孤立；财务压力、就业问题以及家庭和人际关系方面的挑战也可能增加心理负担。因此，需要关注血液透析患者的心理健康。

（1）开始透析治疗前通过健康教育的方式，引导患者正确对待疾病。为患者讲解血液透析的必要性，解答患者存在的疑惑，以提升患者的参与积极性，减轻患者对血液透析的恐惧心理。

（2）培养患者疾病治疗的信心，对血液透析治疗中存在的不良反应进行积极干预，调整患者治疗期间身体和心理上的不适感。可给患者讲解与其类似病情治疗成功案例，提升治疗自信心。

（3）与血液透析患者充分开展交流沟通，并增加人文关怀，帮助患者做好心理建设，提高患者血液透析治疗配合度。鼓励患者敢于同疾病做长期斗争，使患者看到随着透析技术的发展，血液透析患者生存期不断延长，而且生活质量也可以得到保障。

（4）家属行为与言语对患者的心理和治疗效果有一定影响。告知家属参与到患者的心理护理，通过家属稳定患者心理。

（5）社会支持。在长期血液透析患者的心理适应过程中扮演着重要角色。朋友和医疗团队的积极互动可以帮助患者更好地应对心理挑战。加入支持小组或与其他患者分享经验也有助于减轻孤独感和焦虑。

（6）对于维持性血液透析患者抑郁、焦虑，还可选择药物治疗与非药物治疗。目前，指南推荐药物治疗首选 5-羟色胺再摄取抑制剂类药物。非药物的治疗方法更安全、有效，如认知行为治疗、生物反馈疗法、运动疗法等。此外，中医药治疗也可以明显改善血液透析患者的焦虑、抑郁情绪，提高治疗有效率，涉及针刺治疗、穴位贴敷、振腹疗法、情志疗法、五音疗法、健身气功等。

血液透析运动原则

　　血液透析患者存在不同程度的生活自理或体力活动障碍。肾功能紊乱有很多副作用，如高血压、肌力下降、脂肪代谢紊乱、腿部循环障碍、骨质疏松、心血管疾病等，这些副作用导致患者运动受限，导致一些代谢产物滞留于体内。运动能改善患者钙磷代谢、营养状态、生活质量、心理与睡眠状况，防止肌肉萎缩，提高免疫、心肺功能与透析充分性，还有助于控制血压与血糖。对有条件的血液透析中心，建议并鼓励患者积极参与定期规律的运动锻炼。在康复医师的指导下对规律运动的透析患者，每6个月评定1次：以FITT（frequency：频率，intensity：强度，time：时间，type：方式）原则制订个体化运动处方。

1.运动的优点

　　（1）提高整体健康状态，减少沮丧和忧虑。

　　（2）规律性运动改善血液循环、稳定血压、减少透析过程中的并发症（如：眩晕、休克、不安腿）。

　　（3）改善心血管系统及免疫系统的能力。

　　（4）加速人体代谢。

　　（5）提高下肢循环功能。

　　（6）预防贫血，减少心脏病的风险。

　　（7）改善患者的协调性和灵活性。

　　（8）增强患者的自我意识。

　　（9）促进正常的睡眠。

　　（10）提高透析质量。

2.运动治疗原则

自我感觉良好时运动，空腹时不要运动，运动易在饭后2小时进行，穿着与环境温度相适应的宽松、舒适、透气的衣服，运动时穿运动鞋；运动前后测脉搏并做好记录；以有氧运动作为运动主体；运动中若有不适，立即终止，量力而行，谨防过度；缓慢开始，循序渐进，逐步适应。

（1）运动频率：每周3～5次，每次运动时间为30～60min。

（2）运动强度：以中低强度的运动量为宜，心率不超过最大心率的60%～70%，即自感稍累，但又不精疲力竭。

（3）运动时间

1）非透析时间：饭后2h、至少睡前1h，早晨与傍晚为佳。

2）透析时：建议在透析治疗开始前的1～2小时完成，且病情稳定的情况下进行。

（4）运动方式：可为以下一种或多种方式联合。

1）灵活性运动：如颈关节、上下肢关节、髋关节等。

2）有氧运动：非透析时间，如行走、慢跑、游泳、保健操、八段锦、太极拳等；透析时，骑脚踏车等。

3）抗阻力运动：透析期及非透析期均可进行非内瘘侧上肢或双上肢举哑铃、弹力带训练、进行性脚踝负重、阻力带训练、膝盖伸展运动、髋关节屈曲、踝伸屈运动、递增式的仰卧抬腿等。

（5）以下情况应终止运动

1）明显疲劳。

2）运动不相符的呼吸困难、胸痛。

3）快速或不规则心律失常。

4）低血压或高血压发作。

5）头痛或嗜睡。

6）肌肉痉挛、关节疼痛等明显不适。

（6）透析运动禁忌证

1）透析方案及服药方案改变初期、发热、严重心血管病变、血压过高、血压过低、视网膜病变、体能状况恶化、未控制好血糖的糖尿病。

2）严重贫血（血红蛋白Hb＜60g/L）、发生过骨折的肾性骨营养不良或运动可能加重关节、骨骼病变等。

3）透析间期体重增加＞5%干体重时，不宜进行透析期运动。

运动锻炼对于血液透析患者来说是一项重要的康复疗法，是药物治疗不能完全代替的。研究证实，运动疗法能够改善肌肉的活动能力，缓解患者焦虑、抑郁情绪，改善患者的生活质量，对远期生存率有着积极的影响。因此，我们提倡血液透析患者根据自身情况要科学有效的"动"起来。

血液透析病人饮食营养的原则

血液透析可增加营养物质的丢失，饮食治疗是血液透析患者的治疗基础，应按需要补充营养。每次血液透析丢失约6g蛋白质，因此透析患者应由原来的低蛋白饮食改为优质蛋白、高热量、低盐低钾饮食。

透析饮食选择主要影响因素有残余肾功能、尿量情况、血透频率、血透质量等，总体原则是高热量低蛋白、优质蛋白、适当补充维生素、低盐、低磷、低钾、控制液体摄入。简单来说，就是"三高四低"原则："三高"即高热量、高优质蛋白、高维生素；"四低"即低盐、低钾、低磷、低脂肪及水分。

1.增加热量的摄入

维持性透析开始后，患者需摄入足够热量，以增加干体重，从而改善机体营养不良状态。透析患者通常需要的热量供应为30～35kcal/（kg·d）。热量主要来源于碳水化合物和脂肪，如冰糖、块糖、葡萄糖、汽水、果汁等（糖尿病者除外）；高淀粉食品有粉丝、西米等。应当尽量以碳水化合物-谷类食物为主，少吃脂肪，尤其是动物性脂肪，避免高脂血症等产生。

2.增加优质蛋白摄入

血透患者蛋白质摄入量应从透析前 $0.5\sim1.0g/$（kg·d），慢慢增加到 $1.2\sim1.5g/$（kg·d）。规律性透析后，每周透析 1 次的患者，可继续沿用之前低蛋白饮食，配合必需氨基酸或α-酮酸，仅在透析当天采用正常或高蛋白饮食。每周血透 2 次的患者，蛋白摄入量应为 $1.0\sim1.2g/$（kg·d），每周 3 次的患者，蛋白摄入量应为 $1.2\sim1.5g/$（kg·d）。

食物中蛋白质有两类：一类是高生物价蛋白质（又称优质蛋白质），即"好"蛋白，含人体必需的氨基酸多，更容易被人体利用合成蛋白质，代谢废物少。以动物蛋白为主，如鲜奶、鸡蛋、鱼、瘦肉等。另一类是低生物价蛋白质（又称非优质蛋白质），即"坏"蛋白，含必需氨基酸少，不宜多吃；多以植物蛋白为主，如米、面、豆类、蔬菜中的蛋白。血透患者要求饮食 2/3 以上为含必需氨基酸多的高生物价蛋白质，是为了弥补透析过程中蛋白质的丢失，维持氮平衡。

3.适当补充维生素

长期血液透析患者透析中会丢失大量维生素和微量元素，如 B 族维生素、维生素 C、维生素 D、叶酸等。维生素的缺乏易降低机体免疫力。应多食新鲜水果和蔬菜，但要合理烹调以降低钾和磷的含量后再吃。

4.控制水的摄入

血透患者的液体摄入量应严格控制，否则会在透析间期出现容量超负荷问题，引起水潴留，出现全身水肿、高血压及心力衰竭，如抢救不及时，还可危及生命。每周透析 3 次的患者，每日饮水量应为前一日尿量加 500ml；每周透析 2 次的患者，每日饮水量应为前一日尿量加 300ml；每周透析 1 次的患者，每日饮水量应为前一日尿量加 100ml。对于无尿的患者，应限制液体摄入，每天水分不超过 1000ml。一般建议两次透析间期体重增加不得超过干体重的 3%～5%，或每日体重增加不超过 0.5～1kg。

5.限水小技巧

尽量不吃汤汤水水的食物，如稀饭、汤面、牛奶等，尽量使用小杯子饮水；注意含水量较高的食物，如果冻、冰块、冰淇淋、西瓜等也要注意摄入量。将每天可喝的水用固定容器装好，分配饮用；不喝或少喝浓茶、咖啡，可在饮品中加入柠檬片或薄荷叶；嚼口香糖或挤一点柠檬汁在嘴里促进唾液分泌；以冰水漱口，反复几次，但切勿吞下去。感到口渴时，可用棉棒蘸湿嘴唇或漱口。低盐饮食，不吃或少吃高盐食物，如酱菜、咸菜、熏肉等。养成运动的习惯以促进排汗。严格控制血糖，血糖过高会加重口渴。

6.限制钠的摄入

维持性血液透析患者限盐是控水的关键。低盐可减少摄水量，可防止水潴留、高血压、心衰等，减少透析中并发症的发生。通常食盐摄入量为 2～3g/天，无尿患者钠的摄入量应为 1～2g/d。应避免高钠食物摄入，如咸菜、咸蛋、酱及各种腌制食品。

7.限盐小技巧

少用含钠高的调味品，如食盐、味精、酱油、蚝油、酱制品（辣椒酱、豆瓣酱、番茄酱等）。在烹调食物时可以用葱姜蒜等，或者利用甜味、酸味等调味料来代替食盐，做菜的时候尽量不要放入酱油。用计量汤匙法、餐时加盐法、一菜加盐法等方法少吃盐，或炒菜后再放入适量的盐，改变饮食习惯。尽量不要吃咸鱼、咸菜、榨菜、梅菜、腌肉、腐乳等；少吃火腿、红肠、皮蛋、方便面、鱼肉类的罐头。餐厅的饮食都使用较多的食盐、味精，所以应尽量避免在外进食。血透患者的血钠水平应维持在 140mmol/L，过高会产生口渴感造成大量饮水。

8.限制钾的摄入

高血钾急症是透析患者最需要引起重视的并发症之一，血钾过高会引起烦躁、乏力、呼吸困难、四肢酸软等不适，严重者可能发生心律失常而猝死。一般每日摄入量在 2~2.5g 为宜。食物中含钾最高的有冬菇、紫菜、榨菜、马铃薯、黄豆芽、藕、菠菜、韭菜、芹菜、菜花、鸡等；中等量的有丝瓜、苦瓜、鲜蘑菇。含钾量高的不吃，中等量的少吃，最好将这一类食物在大量水中浸泡 30 分钟后再煮，食用时不喝汤汁。避免摄入咖啡、浓茶、肉汤、鸡精、蜜饯、龙眼干。水果宜每天少量摄入，不要连续多日摄入单一品种水果，可减少高钾血症的发生。

9.降钾小技巧

限制高钾食物，如各类菇类及菜干、水果干、巧克力、香蕉、芒果、橙子、榴梿、哈密瓜、奇异果、草莓、菠菜、西兰花、马铃薯、番茄酱等。应该选择低钾食物，如豆芽菜、丝瓜、冬瓜、苦瓜、白菜、洋葱、山竹、苹果、水蜜桃、凤梨等。避免食用含钾的食用盐，如低钠盐。食物切小块焯水去钾后再烹调食用。烹饪蔬菜时，可将生蔬菜切开洗涤、浸泡或沸水焯后烹饪，去掉一部分钾再食用更为安全。每日水果按照标准量摄取，以低钾水果不超过 1~2 份为原则。喝水以白开水为主，不喝果汁、茶水等。尽量不吃含钾或升高血钾的药物。遵从医嘱透析，不要随意更改透析次数及透析时间。

10.限制磷的摄入

血液透析患者因肾功能衰竭，磷排除障碍，蓄积在血液中而引起一系列并发症，如导致继发性甲状旁腺功能亢进、肾性骨病及软组织钙化、皮肤瘙痒、心血管病变等疾病。透析对血磷的清除效果有限，控制食物中磷的摄入，是从源头阻断高血磷的有效方法。

11.限磷小技巧

高磷血症是继发性甲状旁腺功能亢进的始发因素，同时导致心血管系统损害。对于血液透析病人每日磷的摄入量建议控制在600～800mg。避免各类高磷食物，可食含磷低的食物：冬瓜、胡萝卜、苹果、梨、粉丝、凉粉、海参等。将食物切块焯水去除一部分磷，尽量不喝汤，可以减少钾、磷、钠等元素的吸收。

购买包装食品时，查看配料表和营养成分表，任何含"磷"成分的食物，尽量避免。药物配合，于进餐时请遵医嘱服用磷结合剂，以维持正常血磷值。

与尿毒症血液透析相关的肿瘤

在肾内科工作多年，发现慢性肾衰竭以及血液透析的病人肿瘤的发生率是比非慢性肾衰竭病人高的。慢性肾衰竭致慢性维持性透析患者由于多种原因其发生肿瘤的潜在危险增加，这些因素包括：慢性炎症尤其是泌尿道慢性炎症，机体常处于免疫力水平低下状态，既往应用免疫抑制剂或细胞毒药物治疗，DNA 修复改变，持续性代谢改变；一些并发症如继发性肾囊肿病等，使患者各种肿瘤的发生率明显增加，特别是肾细胞癌的发生率尤为突出。另外，维持性血液透析病人感染乙型及丙型病毒性肝炎发生率高，使患者肝细胞肿瘤的发生率高。

对长期血液透析患者的研究表明，肿瘤发生率明显增高，如淋巴瘤、肾癌、前列腺癌、肝癌及子宫癌发生有所增加。此外，血液透析患者发生膀胱癌、肺癌、甲状腺癌的报道也相对较多。

有报道尿毒症患者发生恶性肿瘤的危险比相同性别、年龄的正常人群增加了 7 倍。影响尿毒症患者恶性肿瘤发生率的因素很多，在透析初期，主要与免疫功能低下有关，由于致癌性物质对不同器官恶性肿瘤诱导能力存在不一致性，所以发生率也扑朔迷离。

1.与尿毒症相关的肿瘤

（1）原发性疾病：感染性、阻塞性、囊性肾病与止痛剂性肾病引起的尿毒症，恶性肿瘤的发生率将会增加，获得性肾囊肿与肾细胞癌之间的关系已经明确；目前发现慢性马兜铃酸肾病患者的泌尿系统肿瘤发生率增高。

（2）尿毒症状态：有报道称，尿毒症对肿瘤发生与发展具有放大与促进作用。致癌物质的积聚、血路管释放塑料添加剂、氧自由基水平的增高、超氧化物歧化酶的缺乏均会促进恶性疾病的发生，并且尿毒症本身即可产生致癌作用。

（3）多数患者由于透析条件的限制，导致透析充分性无法达到，进而体内多种尿毒症毒素的清除率较低，导致体内蓄积，也会导致恶性肿瘤的高发生率。

1）透析患者免疫抑制状态：此状态会导致免疫监视功能丧失、自然杀伤细胞缺如、非杀伤性淋巴细胞数量增加以及原癌病毒活化。此外，透析设备的生物不相容性、维生素 B_6 的缺乏也会导致免疫抑制状态。

2）PTH 增高、维生素 D 缺乏：①PTHrP（甲状旁腺激素相关蛋白）于 1987 年从恶性高血钙肿瘤患者中提取纯化，PTHrP 在肺鳞癌、食管癌、皮肤癌、肝胆管癌和乳腺癌中 100%增高。相关研究证明血清钙与 PTHrP 之间有较好的相关性，认为原发性甲状旁腺功能亢进症可增加恶性肿瘤的发生率，机制可能是通过增加组织与血清中钙离子水平和（或）促进钙离子向细胞内转移途径。②相关研究发现，1, 25-（OH）$_2$D$_3$ 是一种免疫调节激素，慢性肾衰患者对维生素 D 的羟化作用低下，导致活性维生素 D 缺乏，故进一步恶化尿毒症患者的免疫缺陷。

3）感染：透析患者发生微生物感染的概率明显高于正常人，IL-6 在透析患者血清中的水平普遍明显升高，同时 IL-6 可以刺激细胞生长与抑制细胞凋亡。血液透析患者感染致癌性病毒很可能与尿毒症患者免疫力低下有关。

4）氧化应激状态：现有的研究结果提示，尿毒症本身存在氧化应激状态，特别是在透析状态下，体内多种小分子的抗氧化物质，如谷胱甘肽水平低下，清除氧自由基的多种酶类如谷胱甘肽过氧化物酶、过氧化物歧化酶等水平与活性降低，导致机体处于长期的氧化应激状态。

5）透析过程：透析过程中由于血膜、血路以及透析液生物不相容性导致透析患者免疫监视低下；透析过程中的免疫抑制性物质以及致癌性物质的内向转运可能也参与了恶性肿瘤的高发；有研究发现有活化补体的透析膜诱导自由基能力高于合成膜。

2.获得性肾囊肿与肾细胞癌：慢性透析患者并发症——获得性肾囊肿

流行病学

（1）透析患者恶性肿瘤的年龄分布

年龄较低的尿毒症患者的恶性肿瘤发生率高于同年龄组正常人，而年龄大于60岁者的尿毒症患者恶性肿瘤发生率低于正常人群。

（2）透析患者肿瘤的自然病程

有报道，透析方式（血液透析或腹膜透析）对患者的生存时间没有影响，选择血液透析与腹膜透析治疗者的5年生存期分别为44.0%和46.6%。我国的一组报道中，尿毒症替代治疗患者发生恶性肿瘤的相关因素分析也表明，年龄及接受替代治疗的时间是恶性肿瘤发生的危险因素，而性别及替代治疗方法对肿瘤发生影响不明显。

（3）透析时间与透析患者恶性肿瘤

在开始透析的第一年内恶性肿瘤的发生率明显增高，以后，随着透析时间的延长，恶性肿瘤发生率降低，有作者调查发现透析7～

10年的恶性肿瘤发生率相当低。导致这一现象的原因并不十分清楚，可能与尿毒症状态的改善、致癌物质的清除等因素有关，也可能是实验设计的偏差导致的假象。

3.恶性肿瘤类型

棕色瘤也称破骨细胞瘤，是继发于原发性或继发性甲旁亢的一种局限性骨质破坏，好发于扁骨，如上颌骨、下颌骨、肋骨、眼眶、骨盆，也有发生于脊椎骨、蝶窦者。

在慢性肾衰竭患者，其发生率为1.5%～13%。其组织学特征是肿瘤局部骨小梁减少、小梁周围纤维化（即纤维性骨炎），在含有含铁血黄素的纤维基质中存在大量的破骨性多核巨细胞、巨噬细胞，有时还可以发现病变组织内存在显微性病理骨折、出血等病变特征。

在慢性肾衰竭患者合并的肾性骨营养不良一般分为4个不同阶段：纤维性骨炎、骨质软化症、骨硬化症、骨质疏松症。

在纤维性骨炎阶段即可发生棕色瘤，此时肿瘤的发生与继发性甲旁亢有关。病理显示腺体细胞增生，血清 PTH 水平升高，破骨细胞活性增强。如果发生在脊椎则有可能导致患者肢体运动能力下降等神经系统症状，手术切除肿瘤至少可以部分改善症状。

在诊断棕色瘤时应与其他恶性肿瘤或转移瘤进行鉴别诊断，不过棕色瘤的 X 线表现没有特征性。X 线表现为溶骨性破坏灶，CT 呈现均质性软组织肿块影，也有个别报道肿块呈不均一性者。经过 T_2 权重的 MRI 图像显示为高密与低密混合性病灶。

肿瘤一般为单发者居多，也有报道多发者。组织活检是诊断棕色瘤的有效手段，因为 X 线表现没有特异性。但在发生棕色瘤前均有慢性肾衰竭所致的继发甲旁亢病史或原发生甲旁亢病史。

棕色瘤的预后良好，没有恶性变的报道。在切除甲状旁腺后棕色瘤有可能部分甚至完全缓解。也有报道称，在应用静脉注射钙三醇后棕色瘤得以缓解。但如果棕色瘤发生在脊椎时，必须进行外科手术切除肿块，以缓解对脊髓的压迫。

对于老年透析患者，出现不易纠正的贫血时，应注意有无恶性肿瘤的存在，及时检查发现，对于部分患者，仍应争取手术切除肿瘤。

对于长期透析的患者，仍应定期进行体格检查，包括血常规、粪常规、肝功能、胸片、腹部 B 超等，如患者出现不明原因贫血加重、消瘦，无尿患者出现血尿，反复肺部感染、咯血，浆膜腔积液等都应排除是否有肿瘤存在。

透析患者生活质量的总体评估

血液透析患者要想透析透得好，就必须做好院内治疗管理和院外护理安全。我国血液透析患者呈现逐年增多的趋势，2022 年数据统计显示我国截至 2021 年的透析人数近 90 万，10 年间增长 3.2 倍。透析患者在医院透析中心进行每周 2～3 次透析甚至更多次，每次治疗时间（在院时间）4～5 小时，其余时间均在院外，有一些患者在透析结束后离院居家时自我护理的能力较差，又缺少医护的督促和监管，易出现高钾血症、内瘘失功、摔倒导致骨折、导管感染等并发症，对疾病尤为不利。因此，做好日常评估对于血液透析患者有着极为重要的意义，能够帮助患者得到客观科学的评估，做出详细科学的治疗计划，病情变化的时候能够及时调整修改治疗方案，使患者得到科学有效地治疗。

1.透析患者的一般情况

血液透析患者基本情况是一切病情分析的基础，我们需要定期进行个人生活自理情况的问卷分析，一般 1 个月评估 1 次，但每次透析前我们都需要进行简略的情况评估。单次透析的评估，主要是观察患者的体力，一眼区分步行、轮椅、平车进血透室，患者的步态，是否需要搀扶；上机前是否要求摇高床头，半卧位或坐位才能好受；查看患者近几次的超滤量；询问睡眠情况等。长期规律的系统评估，包括患者的体力、卧位、食欲、饮水量控制、睡眠情况、尿量（残余肾功能）、大便情况、有无出血情况、一个周期内用药情况等。

2.血管通路的评估

（1）中心静脉导管。中心静脉导管除了每次上下机评估，内容包括敷料完好度、导管口情况（有无渗血渗液、有无炎症表现）、临时导管缝线完好度、导管周围皮肤情况等，询问患者是否存在热、痛、导管口局部皮肤瘙痒等情况；上机时评估导管通畅性是否良好，患者有无定期进行尿激酶溶栓等；监测每一次透析的血流量、静脉压和动脉压。中心静脉导管需要每月进行1次系统的功能评估，包括明确导管的位置、深度，穿刺点的情况是否完好、是否存在红肿、渗液、渗血、周围瘀斑、缝线断裂等情况；查阅患者近1个月透析血流量，评估患者导管通路情况，动脉腔回抽未见回血、静脉腔内回抽未见回血，血流量多少、动脉压多少，患者有无进行每月1次的尿激酶溶栓治疗维护导管功能。

（2）自体动静脉内瘘/移植人造血管内瘘。对于自体动静脉内瘘和移植人造血管内瘘，每次透析治疗都需要先进行充分的评估之后再进行穿刺上机，评估内容包括：上机前血压情况、有无出血等、内瘘震颤情况、穿刺段局部皮肤情况、有无红肿热痛或破溃情况、询问上一次下机拔针压迫止血的时间、确定绳梯更换针眼穿刺；上机后监测患者的血流量、动脉压、静脉压和跨膜压，如出现血流量不足、低动脉压或高静脉压的情况，调针或补针后没有改善，则需要报告责任医师。

动静脉内瘘建议每月进行一次通路随访，可由通路护士和通路医生一起进行功能评估，主要是超声检查内瘘血流量、评估有无狭窄、有无血栓等情况，根据近期穿刺和上机血流量的压力情况，每月更新明确穿刺方案。对于一些已经出现高静脉压、血流量不足的内瘘，需要及时进行手术干预。

3.干体重的评估

干体重即根据患者的病史和体格检查结果确定的最佳目标体重，患者在透析到这个体重时处于比较舒适的状态，即透析结束时无水钠潴留、血压正常、无不适主诉、无水肿及体腔积液、无肺瘀血、无颈静脉怒张，心胸比在理想范围内。干体重并不是固定不变的。一般每月评估一次干体重，目前临床上普遍采用的是一般体格检查结合病史确定干体重，另外一些更为准确评估干体重的方法包括生物电阻抗分析、在线血容量监测、下腔静脉直径测定等。干体重的准确直接关系到患者的透析质量，动态评估患者干体重，避免误差，是减少透析患者并发症发生的关键因素之一，让患者透析到舒适状态、并发症少、没有主观不适体验，就是高品质透析。临床医护人员要关注患者的干体重，做好干体重的管理，有效避免患者潴留水或过度脱水。

4.营养状态评估

营养不良和蛋白质能量消耗是血液透析患者重要并发症，由于营养物质摄入减少（食欲减退、酸中毒、胃肠道不适、抑郁状态、脑病等）、高分解代谢（相关疾病、炎症状态、透析膜生物不相容性、酸中毒、内分泌失调等），血液透析患者营养不良发生率是很高的。营养评估可通过每周透析进行饮食宣教，关注患者的饮食状态。系统评价一般每个季度做一次，主要内容包括患者的营养相关指标的生化检验检查筛查，如肌酐、尿素氮、白蛋白、转铁蛋白、ALB 等；身体成分；人体测量学指标测量如 BMI、上臂围、皮褶厚度等；营养摄入情况调查问卷，如饮食记录、24 小时饮食回顾、胆固醇摄入等；综合评价系统如生活质量评价。

对于营养评估，应综合患者年龄、生理需求及原发病等因素，首先就是充分评估营养状态，也就是正确认知自己的营养状态，只有把营养状态把握准确，才能更好地制订营养治疗方案。

5.患者安全评估

（1）跌倒风险评估。由于血液透析高龄患者越来越多，预防患者跌倒坠床也是重要工作内容，这就需要对透析患者、家属、陪护进行相关知识的培训，对于透析人群进行高风险、中风险、低风险跌倒坠床划分。高风险人群和中风险人群每次透析我们都需要重点关注和评估患者的步态、用药情况、血压、辅助工具等，正确使用护栏和辅助工具如轮椅，能步行最好有人搀扶步行，这类人群我们每一个月系统评估一次；低风险人群可以每季度系统评估一次，但也需要做好日常跌倒坠床的宣教。

（2）非计划性拔管（针）评估。血液透析离不开动静脉内瘘的穿刺、中心静脉导管的使用，无论是内瘘还是导管，非计划性拔管都是在透析中和透析间期重要安全护理内容。这需要透析患者及家属要做血管通路的维护工作，透析中避免随意翻身、牵扯透析导管，以免造成穿刺针脱出或透析导管脱出。非计划性拔管评估工作，对于透析导管在上机前要检查临时导管尤其是股静脉临时导管缝线是否良好、患者穿衣裤是否宽松、患者及家属有无透析导管安全保护意识，长期管务必检查 cuff 是否妥当；对内瘘患者主要在透析中加强巡视，妥当固定透析管路和穿刺针，加强防脱针安全宣教或警示教育。视患者情况进行 1~3 个月系统评估一次，进行风险程度评分，中高危风险人群需要进行较为系统的健康教育，透析中加强巡视，透析间期加强随访，强化患者及家属血管通路维护安全意识。

（3）要做好血液透析患者的日常评估：透析患者的评估内容，评估时间；再次评估的时间；制订透析患者评估，我们需要明确的内容，包括一些记录要求和操作程序等。血液透析中心需要进行每月、每季度、每年的质控，把控质量数据，保证透析患者的院内院外安全。除此之外，我们能做的评估还有很多，包括透析患者的生存质量评估、焦虑抑郁状态评估、日常生活能力评估、压疮风险评估、透析不良反应评估等。

血液透析工作并不是机械的上机下机上班下班，秉持慎独工作态度和评判性思维，评估是第一步，是有效识别和减少患者安全风险的关键一步。做好血液透析患者日常评估和持续的周期性评估，采取有效的防范措施以减少风险的发生，保证患者的透析安全，是每一位血透医护义不容辞的神圣责任。

动静脉内瘘对慢性肾衰竭血液透析患者心功能的影响

影响血液透析病人心功能的常见因素包括高血压、贫血、有效血容量（是指在单位时间内通过心血管系统进行循环的血量）和血管通路的血流量等。动静脉内瘘血流量达到 2000ml/min 以上，最容易引起心力衰竭。没做动静脉内瘘和做动静脉内瘘后，血液都是在血管里流动，其实前后差别很大，做动静脉内瘘前，上肢动脉血是需要流到手指末端，一面向远处流动，组织器官一面吸收营养及氧气，血管内的压力逐渐下降，最终血液在组织吸收营养以及排出代谢废物后，流进静脉系统，这个时候在动脉里流动的血液和在静脉里流动的血液的压力差比较大，静脉血液最终回流至心脏，压力比较低的血液回流到心脏，对于心脏的冲击和压力是比较小的。但是，做动静脉内瘘后，动脉里压力很大的血液直接流入静脉系统，回归心脏，这个压力在静脉系统也不会有明显的衰减，越是靠近心脏位置的动静脉瘘（高位瘘），对心脏的影响越大。因此，这时候回流到心脏的血液给心脏带来的冲击和压力是比较大的，就好像是一个人飞奔着跑向另一个站立不动的人，站立不动的人所受的冲击是很大的。心脏也是一个道理，动静脉内瘘血流量越大对于心功能的影响也越大，越容易导致心力衰竭，这就是动静脉内瘘成形术后心脏出现衰竭的概率会明显增大的原因。因此，对于心脏的安全来说，对动静脉内瘘的血流量是有一定的要求的。

运动时动静脉内瘘血流量对心脏功能的影响

尽管动静脉内瘘的病人存在着动静脉分流，但是轻度、中度的运动对有心脏贮备功能的病人来说，没有特别明显的影响。当然，心功能差的病人基本生活中的走动可能都会导致胸闷、憋气，更别提运动了。提醒病人和家属，血液透析的病人是需要运动的，但是运动的程度要掌握好，不要因为一时心急，导致不可收拾的后果。

血液透析过程中超滤对于动静脉内瘘血流量和心功能的影响

长期维持性血液透析的病人和家属其实都知道，在透析间期体重增长不能过多，最好不要超过体重的 5%，因为体重增长过多，容量导致人体容量负荷过重，心脏负担重容易导致心力衰竭，再有就是血液透析过程中体重增长过多，如果超滤量定的过多，容易导致患者出现低血压、高凝状态，影响心脏功能以及血栓的形成等。那么在血液透析过程中超滤对于动静脉内瘘血流量和心脏功能的影响是怎么样的呢？关于这个问题，其实很多医生在血液透析过程中，如果不定脱水量，也就是只脱毒不脱水的情况下，心脏的排血量、动静脉内瘘的血流量与透析前比较无变化；但是在透析超滤时，动静脉内瘘的血流量与心排量有明显相关性。当体重减少 7.3% 时，无论是平均动脉压还是动静脉内瘘血流量都下降，由于透析超滤使得人体血容量减少，心排血量明显下降。这也是为什么透析间期体重增长过多，强烈要求医护人员多脱水，医护人员为了保障安全，为了适当减少脱水量，而导致病人或者家属情绪激动的事情发生，但是当超滤量比较多的时候，血管系统的有效循环血容量较少，也会影响动静脉内瘘的血容量、低血压、高凝等情况，有不在少数的病人，因为脱水量较大，回家后发现动静脉内瘘杂音和震颤都消失，又要立马返回医院，病人花费用和病人劳累先不提，就是来到医院，有的因为发现的比较晚了，或者血栓的体积加大，及时溶栓也非常可能不成功，同时溶栓又容易导致重要脏器的出血，如果脑出血就可能会有生命危险。在此，奉劝正在做血液透析的患者，透析间期一定要严格控制液体和食盐的入量，为的是不过多增加心脏的负担，同时，也是为了将脱水量定在比较安全的范围，为了患者们能够生活得舒服些，长久些。

动静脉内瘘建立前准备

对于需要长期维持性血液透析的病人来讲，最佳的血管通路就是自体动静脉内瘘。但是在做动静脉内瘘前是需要满足一定条件的。需要评估病人的血管、血色素以及心脏的情况，都能够满足条件的情况下，才可以开始手术。接下来我们分析一下需要做的准备。

1.肾脏替代治疗及血液透析血管通路宣教、向血管通路医师转诊及血管通路建立时机

（1）肾小球滤过率小于 30mL/（min·1.73m²）（慢性肾脏病 4 期）患者应接受各种肾脏替代治疗方式（包括肾移植）的宣教，以便及时确定合理的治疗方案，必要时建立永久性透析通路。

（2）如果患者选择血液透析作为肾脏替代治疗方式，当预计半年内需进入血液透析治疗，或者肾小球滤过率小于 15mL/（min·1.73m²）、血清肌酐＞6mg/dl（528μmol/L）[糖尿病患者肾小球滤过率小于 25mL/（min·1.73m²）、血清肌酐＞4mg/dl（352μmol/L）]，建议将

患者转诊至血管通路医师接受相关评估，首选建立自体动静脉内瘘。若患者需建立移植物内瘘则推迟到需要接受透析治疗前3～6周。

（3）尿毒症症状明显，支持治疗难以控制者应尽早实施动静脉内瘘手术，残余肾功能可不作为必需的界定指标。

2.上肢血管保护

慢性肾脏病4期、5期患者，如果前臂或上臂血管能建立自体动静脉内瘘，则不要行上肢静脉穿刺、静脉置管、锁骨下静脉置管或经外周静脉置入中心静脉导管等。

3.患者评估

（1）病史。

（2）物理检查包括动脉系统和静脉系统。

（3）辅助检查包括彩色多普勒超声和血管造影。

4.心脏系统

通过相关检查评估心脏功能，左室射血分数小于30%的情况下，暂不建议进行内瘘手术。

5.在做动静脉内瘘手术前，先行上肢血管彩超

中国血液透析用血管通路专家建议首次行自体动静脉内瘘术的最小动脉内径应≥1.5mm、静脉内径≥2mm。如果动脉搏动有力，静脉血管弹性好，也可以适当降低血管大小的标准，但需要经验丰富的术者进行充分的术前评估以及血管吻合操作，为的是提高手术后动静脉内瘘手术的成功率。

心脏装了起搏器后，还能做动静脉内瘘手术吗？

有些尿毒症的病人，因为心脏病、心律失常、窦性心动过缓，而安装了起搏器，这个时候肾脏疾病又进展到了终末期，需要透析维持生命活动，腹膜透析的条件又不具备，所以只能选择血液透析。因为对于血液透析的病人来说，自体动静脉内瘘是最佳的血管通路，

因为动静脉内瘘会增加心脏的回心血量，增加心脏的负担，因此，病人和家属会担心安装起搏器后是否还能做动静脉内瘘术。起搏器一般安装在右侧锁骨下通过锁骨下静脉放置，所以如果是在左侧上肢做瘘影响不大；如果是在同侧上肢做瘘，起搏器的置入远期可能会造成中心静脉狭窄，导致内瘘流出道梗阻，进而出现瘘侧肢体肿胀等并发症。但是，临床上，也有少数病人虽然同侧有起搏器，但同侧做了内瘘后，短期内也未出现并发症，但这种患者，需要我们长期观察有无并发症。像这种情况，建议不要再同侧行动静脉内瘘术，同时，在做手术前要做心脏彩超，明确心脏的射血分数是否能达到动静脉内瘘的标准要求，衡量利弊之后，再决定是否可以做动静脉内瘘手术。

心脏血管放了支架后，还能做动静脉内瘘术吗？

　　一些肾病患者合并有冠状动脉粥样硬化性心脏病，在进行内瘘手术前，心脏血管需要行支架置入术，以恢复心脏血供，术后也需要规律的服用相关心脏药物。如果经过血管通路医生详细进行术前评估心脏功能及凝血功能，无手术禁忌证，是可以进行动静脉内瘘手术的。但在内瘘术后需要定期复查内瘘对心脏功能有无影响。少数患者因为心脏功能不好，需要关闭内瘘，重新选择对心脏功能影响小的其他形式的血管通路，以维持血液透析治疗。

动静脉内瘘的选择和建立

1.动静脉内瘘类型和位置的选择
　　首选自体动静脉内瘘，其次移植物动静脉内瘘。原则：先上肢后下肢，先远端后近端，先非惯用侧后惯用侧。

2.上肢动静脉内瘘优先次序
　　（1）自体动静脉内瘘通常顺序是腕部自体内瘘、前臂转位内瘘、肘部自体内瘘。

（2）移植物动静脉内瘘前臂移植物内瘘（袢形优于直形）、上臂移植物内瘘。

（3）当前臂血管耗竭时，可选择前臂移植物动静脉内瘘或上臂任意类型的血管通路。

（4）上肢血管耗竭后可考虑选择躯干移植物动静脉内瘘、下肢自体动静脉内瘘或移植物动静脉内瘘。

3.血管吻合方式

自体动静脉内瘘推荐静、动脉端侧吻合。

4.术后注意事项

将术肢适当抬高可减轻肢体水肿；密切监测血管杂音、伤口有无渗血及肢端有无苍白、发凉等；不建议常规使用抗生素及抗凝剂，但移植物动静脉内瘘术后可使用抗生素预防感染；自体动静脉内瘘术后 7 天应进行握球等肌肉锻炼。

动静脉内瘘的使用时机及穿刺方法

1.自体动静脉内瘘成熟的定义及判断标准

（1）自体动静脉内瘘成熟的定义指内瘘透析时易于穿刺，穿刺时渗血风险最小，在整个透析过程中均能提供充足的血流，能满足每周 3 次以上的血液透析治疗。血流量不足定义为：透析时泵控实际血流量达不到 200ml/min。

（2）自体动静脉内瘘成熟判断：①物理检查：吻合口，瘘体段静脉。②测定自然血流量超过 500ml/min，内径≥5mm，距皮深度＜6mm。

2.自体动静脉内瘘穿刺时机及方法

（1）建议最好在手术 8～12 周以后开始穿刺使用自体动静脉内瘘，特殊情况也要至少 1 个月内瘘成熟后开始穿刺。

（2）穿刺时注意严格无菌原则。

（3）穿刺顺序与方法：远心端到近心端进行阶梯式或纽扣式穿刺，避免吻合口附近穿刺。穿刺针与皮肤呈 20°～30°角。推荐动脉针向近心方向穿刺，尤其是当穿刺点接近自体动静脉内瘘瘘口时。

（4）穿刺针选择：内瘘使用最初阶段，建议使用小号（17～18G）穿刺针，较低的血流量（180～200ml/min）。

（5）透析结束后要等穿刺针完全拔出后再立即压迫，按压力度要适宜，以不出血且能触摸到血管震颤为宜。

3.自体动静脉内瘘成熟不良的处理

（1）自体动静脉内瘘成熟不良的定义：自体动静脉内瘘术后12周内瘘发育不良，不能满足透析需要，主要包括穿刺困难和（或）血流量不足。

（2）自体动静脉内瘘成熟不良处理方法：功能锻炼；结扎静脉属支；处理（流出道）静脉或（流入道）动脉狭窄；改为近端内瘘；移植物内瘘及静脉表浅化等。

4.移植物动静脉内瘘

（1）通常在移植物动静脉内瘘术后2～3周及局部水肿消退后、并可触及血管走行，才能进行穿刺；如病情允许，推荐3～6周后再开始穿刺。

（2）穿刺时注意严格无菌原则，判断好血流方向。

（3）穿刺顺序与方法：远心端到近心端进行阶梯式，避免吻合口附近穿刺。穿刺针与皮肤呈 30°～40°角。

腹膜透析的工作原理

1.腹膜的构成

腹膜主要由间皮细胞构成，由结缔组织的支持所形成的一层膜状组织。

有效腹膜表面积是由充盈的腹膜毛细血管数及其面积决定。

2.腹膜的功能

支持、保护腹腔脏器；分泌浆液（减少脏器活动时相互摩擦）；吸收（表面积大）；宿主防御（包裹，防炎症扩散）；修复。

3.腹膜透析的原理

腹膜透析利用人体腹膜是半透膜的特性。腹膜透析液被放置在腹腔内，与腹膜进行几个小时的接触。代谢废物和水分通过腹膜进入腹腔，然后从腹腔引流出透析液和代谢废物。换句话说，腹膜透析是一种肾衰竭的替代治疗方式，其基本原理就是将腹膜透析液通过导管灌入人体的腹腔之中，以大网膜作为透析交换器官，把体内多余的水分、毒素置换到腹腔之中，然后再把腹膜透析液放出来，完成一次腹膜透析。如果出现腹透出水少的情况，可能是因为大网膜的功能降低，需要增加腹膜透析的次数。也有可能是因为腹透液的浓度低，所以需要提高腹透液的浓度。或者是漂管了，还是堵管了，这个时候就需要一个一个的排除并查找病因。

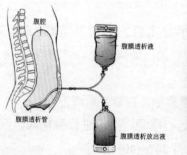
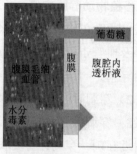

腹膜透析的适应证

1.急性肾损伤

对急性肾损伤应提倡早期透析，主要适用于非高分解代谢型，如存在下列临床表现或各项生化指标达下述水平时，应行腹膜透析治疗：①少尿 3 天或无尿 2 天；②存在弥散性血管内凝血；③明显水钠潴留；④严重水肿、脑水肿、急性肺水肿；⑤尿毒症症状明显；⑥严重电解质紊乱、酸碱失衡，如高血钾、代谢性酸中毒等；⑦血清肌酐＞354μmol/L、血清尿素氮＞23.8mmo/L。

2.慢性肾衰竭

内生肌酐清除率 Ccr＜10ml/min，血肌酐≥707.2μmol/L，并伴尿毒症症状时即可开始腹膜透析治疗。

（1）尿毒症：当 Ccr＜10ml/min，或 Scr≥707.2μmol/L（8mg/dl），并伴有下列情况之一者：①明显的尿毒症症状（如恶心、呕吐）；②明显的水钠潴留表现（高度水肿、高血容量性心力衰竭或高血压）；③严重的电解质紊乱（如血钾≥6.5mmol/L）；严重的代谢性酸中毒（CO_2-CP≤15mmol/L）；④肾移植前后；⑤几种特殊情况的慢性肾功能衰竭：糖尿病肾病，儿童患者，老年患者。

（2）急性药物和毒物中毒：腹膜透析能清除具有下列性质的药物和毒物：①可透析性，分子量小于 5000 道尔顿；②以非结合形式存在于血液中。腹透与血透和血液灌流相比，治疗中毒的作用较弱，在无上述设备时，可试用。

（3）其他：急性药物或毒物中毒无血液净化设备时；水电解质紊乱、酸碱平衡失调、甲状腺功能亢进、重症急性胰腺炎、广泛化脓性腹膜炎、肝性脑病、高胆红素血症、顽固性心力衰竭、多发性骨髓瘤、银屑病（牛皮癣）等。

（4）残存肾功能较好的病人，简单地说，可以理解为病人尿量减少不明显的，腹膜透析可以对这些病人的残存肾功能进行最大限度的保护。

（5）血管条件不佳，或反复动静脉造瘘失败。

（6）凝血功能障碍伴明显出血或出血倾向。

（7）农村地区和远离中心城市的边远地区病人。

（8）婴幼儿和儿童，这些患者还在生长发育期，如果血液透析，不管是动静脉内瘘还是中心静脉导管，对于病人血管的伤害性都较大，并且，如果病人有肾移植的想法和准备的时候，长期维持性血液透析可能会影响病人的配型，因此这类患者适合腹膜透析治疗。

腹膜透析的禁忌证

腹膜透析治疗方式分为绝对禁忌证和相对禁忌证。绝对禁忌证是绝对不允许行腹膜透析置管的。相对禁忌证根据情况再定。

1.绝对禁忌证

（1）慢性或反复发作性腹腔感染。

（2）腹腔内肿瘤广泛腹膜转移导致患者腹膜广泛纤维化、粘连、硬化性腹膜炎，透析面积减少，使腹膜透析的效能降低。

（3）严重皮肤病，腹壁广泛感染或大面积烧伤，导致无合适的部位置入腹膜透析导管。

（4）难以纠正的器质性问题，如难以修补的疝、腹裂等。

（5）严重腹膜缺损。

（6）无法自行操作或精神障碍又无合适照顾者的病人。

2.相对禁忌证

（1）新近的腹腔手术、腹部有外科引流管或新近伤口。

（2）腹腔内有新鲜异物，如腹腔内管假体术，右室-腹腔短路术后4个月内。

（3）严重动脉硬化、炎症性或缺血性肠病或反复发作的憩室炎。

（4）肠梗阻、腹部疝未修补、严重的椎间盘疾病。

（5）严重的全身性血管病变多发性血管炎。

（6）晚期妊娠、腹内巨大肿瘤或巨大多囊肾

（7）严重的慢性阻塞性肺气肿、严重肺功能不全。

（8）高分解代谢、严重营养不良。

（9）过度肥胖。

（10）其他不能耐受腹膜透析、不合作或精神障碍者。

建议慢性肾衰竭进入到尿毒症期的病人，在行透析治疗前，充分了解血液透析与腹膜透析的优缺点，同时结合自己和家庭的情况，选择最适合自己的透析方式。

腹膜透析操作过程中的注意事项

腹膜透析最大的特点就是需要病人或者家属自行完成，因此，对于腹膜透析过程的操作者是有要求的。在腹膜透析过程中有很多人因为不注意出现了诸多问题，甚至需要到医院来解决。

1.营养与饮食

腹膜透析会丢失大量的蛋白质和氨基酸，所以腹膜透析患者的蛋白质摄入应适当放宽。蛋白质的摄入量为 $1.2 \sim 1.5 g/(kg \cdot d)$，并选用高生物效价蛋白质。腹透时从透析液中吸收了大量的葡萄糖，食物中应尽量避免含单糖高的食品，如糖果、饼干、汽水等；烹调油最好用植物油。此外，还应注意食物的色、香、味、形、量和各种维生素的补充。

2.操作中的注意事项

（1）环境：病室陈设应简单清洁、空气新鲜。每天用消毒液擦拭用具及地面各 1 次，病室内紫外线灯空气消毒 2 次/日，30 分钟/次，减少无关人员出入和逗留。

（2）腹透管出口的护理：注意消毒和严格无菌操作。保持导管出口周围皮肤的清洁、干燥、敷料随湿随换。腹透患者不宜盆浴，淋浴时妥善保护导管出口处。

（3）透析液：输入腹腔前置于恒温箱或干加热至 37℃。腹透前应仔细检查腹透液的颜色、透明度、有效期等，如发现混浊、沉淀、渗漏、过期等应严禁使用。

（4）准确填写透析记录：记录透析液的进出量、时间，每 24 小时结 1 次出入量。

（5）操作前要戴口罩，洗手：因为在我们的口腔和鼻腔有大量的细菌，如果在操作过程中不戴口罩，说话或者打喷嚏的时候就可能把细菌带到腹膜透析管口处，细菌随着导管蔓延至腹腔，可能造成感染。洗手也是因为我们的手部带有大量细菌，如果不洗手细菌也可能顺着导管进入腹腔，导致腹膜炎的发生。再有，在开始腹膜透析之前，科室护士会对病人和家属进行操作培训，这个培训的步骤和过程一定要牢记，有时候病人和家属操作会出现走形的情况，就是完全按照自己的规矩和自己心理认为的，偷工减料的简化步骤，这是不对的。我们在临床上经常会收腹膜透析腹膜炎的病人，入院后问病史发现了问题，比如腹膜透析过程中不应该用手摸的摸了，摸完之后还若无其事地继续做，继续连接，结果不该被碰的地方被碰了，就会导致微生物进入腹腔导致腹膜炎；或者是在操作过程中不小心腹透短管掉地上了，或者从手里滑落，碰到比较脏的地方了，又接着做灌液或者放液，再或者把帽拧上开始保留，最后的结果又是腹膜炎。大家一定要明白一个问题，反复腹膜感染会导致腹膜硬化，失去功能，就是腹膜失去了清除毒素以及水分的作用，因此，迫不得已就要放弃腹膜透析。如果这些情况是病人在家发生的，病人首先应该停止下一步的操作，把短管拿在手里，立即和腹膜透析中心的护士或者医生联系，咨询该怎么处理，避免因为操作不当导致腹膜炎。

同时，在腹膜透析过程中要注意腹膜透析液的进入和放出的颜色以及速度，记录好每袋的超滤量，要知道自己每袋多透出多少液体，每天一共多放出多少液体量，1.5%和2.5%腹透液的超滤量的不同，这些都是需要自己非常明白的，一旦发生什么情况，你能非常准确地提供信息，以便医生能够准确迅速地做出诊断。

腹膜透析病人出现低蛋白血症的原因

在维持性腹膜透析治疗的病人中，经常可以看到患者血浆白蛋白水平低下的情况。蛋白代表人体的营养状态，蛋白中包含着我们人类的守护部门——免疫球蛋白，这些守卫的卫兵不足，人体的抵抗力就会下降，病原微生物就会乘虚而入，这也是维持性腹膜透析患者频繁感染的原因。

1.蛋白质摄入不足

这是导致营养不良的主要原因之一。厌食是蛋白质摄入不足的主要因素，透析不充分、毒素在体内蓄积，这些都会影响患者的食欲，使蛋白质的摄入明显减少。此外，腹透时腹膜从腹透液中对糖的吸收及腹腔中加入的2升左右的透析液，会使患者感到腹胀，导致胃纳下降。一些常用的药物，如铝磷、钙磷结合剂和铁剂等，也可能引起恶心、呕吐等副作用，导致蛋白质摄入进一步减少。

2.蛋白质丢失增加

腹膜透析时，大量的蛋白质和氨基酸通过腹膜渗透到腹透液中，每天从腹透液中丢失5～15g。腹膜透析时每天都会丢失蛋白质，当发生腹膜炎时这种情况会更加严重。因此，为了维持人体正常的代谢及营养状况，每日必须保证有足够的蛋白质摄入，每日的蛋白质摄入量为1.1～1.3g/（kg·d）较为适宜。80%应给予优质蛋白，如鱼、瘦肉、牛奶、鸡蛋白等含有必需氨基酸丰富的动物蛋白。

3.其他疾病影响

任何导致食欲减退、代谢增加和分解代谢增加的疾病都可能导致营养不良。这些疾病包括感染（特别是腹腔感染）、高分解代谢和食欲低下。在尿毒症透析患者中，由于代谢及激素分泌紊乱，如肾上腺皮质激素、甲状旁腺素等水平上升，胰岛素样生长因子作用降低等，也可能导致营养不良。

4.代谢及激素分泌紊乱

尿毒症透析患者的胰岛素样生长因子作用降低，最终可能导致蛋白质合成减少、分解增多。

腹膜透析病人的饮食营养原则

腹膜透析是终末期肾脏病重要的治疗方法之一，腹膜透析是利用患者自身腹膜为半透膜的特性，通过向腹腔内灌注透析液，实现血液与透析液之间溶质交换以清除血液内的代谢废物，维持电解质和酸碱平衡，同时清除过多的液体。

腹膜透析在清除体内的代谢废物和过多的液体的同时，某些营养素，如蛋白质、氨基酸、血浆蛋白、多种维生素及其他营养素也随之丢失。透析的同时也增加了组织蛋白和体内营养素的消耗。腹膜透析患者每日丧失蛋白质 5～15g，存在腹膜炎时，丢失量更大。因此，科学饮食对腹透病人来讲是很重要的一个环节。合理的饮食结构，对于肾脏病的维持和改善具有重要意义。

1.控制总热量

因腹膜透析患者会从透析液中吸收部分葡萄糖，所以每日所需热能为：理想体重×35kcal/（kg·d）

理想体重计算公式：

（男性）理想体重=[身高（cm）-100]×0.9（kg）

（女性）理想体重=[身高（cm）-100]×0.9（kg）－2.5（kg）

再根据患者的身高、体重、性别、年龄、活动度、应激状况调整饮食结构，保持体重指数的正常范围，防止偏瘦、超重或肥胖。

2.优质蛋白质饮食

蛋白质是组织生长、复原、维持身体各个器官正常运作的重要营养素之一。患者一旦开始进行透析治疗，其蛋白质的摄取量就不像透析前限制那么严格了，反而需要补充至足量。因为透析过程中，透析液在清除毒素时，也会同时带走氨基酸和蛋白质，造成体内蛋白质的损失。尤其是采用腹透的患者，其蛋白质流失会更多，每天每千克体重需 1.2～1.3 千克的蛋白质。除了"量"要足够外，"质"的选择也很重要，因为优质蛋白质含有人体必需的氨基酸，身体在利用好这些蛋白质时，也会产生少量的尿毒素，对患者而言是较佳的食物选择。血浆白蛋白最好能达到 40g/L 以上，对于维持性腹膜透析患者比较合适，机体抵抗力高，不容易反复发生感染。

3.低脂饮食

因为长期吸收腹膜透析液中的葡萄糖，患者容易出现血脂增高的症状，可能会加重心血管病变。应注意减少食物中的糖分摄取、限制甜食及高油脂的食物，如糕点、饼干、蛋糕、油炸食物等。此外，动物性食物油（如猪油、牛油、奶油）中含有较高的胆固醇及饱和脂肪酸，血脂高者更要减少食用。

4.低盐饮食

盐是氯化钠，钠摄入增加，患者会感到口渴，增加液体摄入，造成体内水和钠潴留，引起高血压、心力衰竭、肺水肿等临床症状。对于少尿和无尿的腹透患者，钠摄入量应限制在 3g/d。避免食用含钠高的食物，如盐、咸猪肉、佐料、酱油、泡菜、火腿、咸菜、梅菜、榨菜等，而且豉油、味精、蚝油及各种现成酱料等高钠质调味品也应尽量少用。可用胡椒粉、醋、糖、五香粉、八角、葱、姜、蒜、辣椒等低钠调味品增加菜的色、味。

如果患者进食含钠高的食品，将导致过多的液体潴留在体内，这时可用高渗透析液加强超滤。但长期使用高渗透析液会加快腹膜的老化，影响患者的远期透析效果，所以最好限制含盐饮食的摄入。

5.进食适量含钾高的食物

人体血钾维持在 3.5～5.5mmol/L 比较合适。有尿的患者不必过于限制食物中钾的摄入，如果患者蛋白质摄入低，饮食不好，容易发生低钾血症，需要进食高钾饮食或给予钾制剂。含钾高的食物有蘑菇、红枣、香蕉、柚子、西红柿、牛奶、土豆、橘子、干果、巧克力、坚果等。

6.补充适当维生素及微量元素

腹透时有水溶性维生素的丢失，可进食富含 B 族维生素和维生素 C 的食物，如新鲜蔬菜、水果等。

7.低磷饮食

透析患者因肾功能衰竭不能将磷排出体外，而易发生高磷血症。高磷血症可以导致继发性甲旁亢、肾性骨病及软组织钙化等，表现出骨脆而易折、皮肤瘙痒难忍等症状。经口摄取的磷过多是造成高磷血症的原因之一，蛋白质高的食物往往含磷也高，因此要求患者不吃或少吃零食、动物内脏、含磷高的水果，并且餐中嚼服磷结合剂。多吃富含膳食纤维的食物如苋菜、芹菜或适量的魔芋等则可以保持大便通畅，减少磷的吸收。含磷高的食物如坚果、菇类、动物内脏、虾米（虾皮）、豆类、芝麻酱等。相对含磷少的食物如新鲜蔬菜、新鲜水果、酸奶、鲜奶、海带、鸡肉、鸡蛋、马铃薯、山药、芋头、红薯等。

8.控制液体出入量平衡

若医嘱要求使用较高葡萄糖浓度的透析液（如 2.5%或以上的浓度），则表示患者脱水的状况不理想，或有水肿时，建议做好水分的控制。每天增加一定的运动，通过出汗可以促进水分蒸发排出。当水分摄取过多时会影响血压，加重心脏负担，造成高血压、左心衰竭及肺水肿。水分的来源除了日常的饮水、汤汁外，其他的食物如稀饭、水果、冰激凌等也含有不少的水分，这些都应计算在每日的水分摄入中。

饮食控制在慢性肾衰竭患者中至关重要，营养物质要摄取，高磷、高钾的食物要丢开，因此，在吃饭上需要大家精致到位，液体入量的控制前提是控制食盐的摄入，只有吃的淡一些，才不会觉得那么渴，才有可能把液体的量控制到位。低钠盐含有钾，吃低钠盐可能导致高钾血症，所以，建议病人吃普通盐，并且严格控制盐的摄入量。

腹膜透析和血液透析之间可以相互转换吗？

慢性肾衰竭患者在选择透析方式的时候，不知道应该选用哪种方式。一般情况下，医生会根据病人的疾病特点、家庭情况以及当地的医疗方式，给出相应的建议。有的病人或者家属思考比较多，会问："我们选择血液透析（或者腹膜透析），以后还能改腹膜透析（或血液透析）吗？"答案当然是肯定的："能改。"一般情况下，不管是血液透析还是腹膜透析，如果病人情况相对稳定，可能也不会没有缘由的改变透析的方式，但是，在比较特殊的情况，两者之间是可以互换的。

1.腹膜透析改成血液透析

（1）当长时间腹膜透析之后，腹膜出现超滤衰竭，腹膜失去了清除毒素以及水分的功能，不足以维持人体容量状态平衡所导致的一系列临床症状的时候，可以改为血液透析。如何判断腹膜是否失去了功能呢？如果腹膜透析病人水和盐控制能力良好，但仍出现持续性水肿、体液超负荷、间断胸闷憋气时，应考虑超滤衰竭。国际诊断标准：使用 4.25% 葡萄糖腹膜透析液，4 小时留腹交换，净超滤量＜400ml；或者每天应用 4.25% 葡萄糖腹膜透析液 2～3 次或以上，仍不能稳定维持干体重，存在水肿，但应排除治疗本身所引起的问题，包括患者因素、医源性因素、机械问题等。这时候需要将腹膜透析改为血液透析继续维持机体代谢平衡。

（2）溶质清除不足，持续存在的 Kt/v 或者是肌酐清除率不达标，如每周总的 Kt/v＜1.7 或者是总的肌肝清除率＜50L/1.73m^2，并有尿毒症症状，通常考虑透析不充分，可以退出腹膜透析，或者是在腹透的基础上每周增加 1 次血液透析。

（3）难治性的腹膜炎或者隧道严重感染，可暂时退出腹透，暂时用血液透析过度，待炎症控制后，可以重新置入腹膜透析导管。

（4）真菌性腹膜炎，结核性腹膜炎，应尽早拔出腹膜透析导管，退出腹膜透析，并给予相关的治疗。

（5）腹膜透析相关并发症，如腹膜透析后出现胸腹漏、严重疝气、肠穿孔和涤纶套破损，可暂时退出腹膜透析，并发症控制后可以重新进行腹膜透析。

（6）腹膜透析技术故障时，不能正常透析者可以临时退出腹膜透析，改为血液透析，待技术故障解决后可以重新腹膜透析。

（7）血糖难以控制的糖尿病患者。因为目前腹膜透液以葡萄糖溶液为主，葡萄糖是可以通过腹膜吸收入血的，没有糖尿病的尿毒症病人，即使腹膜吸收了葡萄糖，在人体分泌正常胰岛素的作用下，病人的血糖可以维持在正常范围。但是，部分糖尿病病人在腹膜透析治疗的情况下，可能会出现血糖难以控制的局面，即使调整用药也很难达到理想的状态。

出现以上情况的时候，腹膜透析可以改为血液透析，其实，绝大部分想腹膜透析的患者以为开始了腹膜透析治疗，就不能再血液透析治疗了，以后腹膜的功能不行了，病人就只有等死了，今天，非常明确地告诉了大家，是可以互换的。甚至，有一部分病人如果单纯腹膜透析或者单纯血液透析都达不到理想状态的情况，可以血液透析联合腹膜透析一起治疗。

2.血液透析可以改成腹膜透析

在上一个问题中，我们指出了血液透析与腹膜透析可以互换，即使不是在特殊情况下，是因为搬离了原来的住所，血液透析不方便了，或者腹膜透析达不到环境的条件了，两者之间是可以互换的，但是，一般情况下如果病人状态相对稳定，更改透析方式是不常见的。以下几种情况，血液透析需要改为腹膜透析治疗。

（1）如果慢性肾衰竭患者在血液透析过程中发生了肝素相关性的血小板减少症，而且有出血风险的患者，建议改为腹膜透析治疗。

（2）血液透析过程中患者反复出现低血压，采取措施后无任何改善的情况下，可考虑改为腹膜透析治疗。

（3）慢性肾衰竭患者对血液透析器以及透析管路过敏，更换透析器以及管路无效，上机前给予药物抗过敏处理后仍不能改善的情况，建议改为腹膜透析治疗。

（4）慢性肾衰竭患者血液透析过程中因血流动力学不稳，而反复出现心律失常、胸闷憋气等心功能受损的表现的情况下，可考虑改为腹膜透析治疗。

（5）慢性肾衰竭患者在血液透析治疗后，反复出现消化道出血，而使用无肝素血液透析又不能维持正常透析时间的情况下，建议改为腹膜透析治疗。

慢性肾衰竭可以导致睡眠呼吸暂停综合征吗？

在日常生活中，睡眠呼吸暂停综合征比较常见，尤其是体重比较大的男同志。但是，慢性肾衰竭可以导致睡眠呼吸暂停综合征，大家还是比较陌生的。睡眠呼吸暂停综合征是指因多种病因引起的睡眠情况下出现的呼吸暂时停止。临床上可以分为三种：第一种中枢型睡眠呼吸暂停；第二种阻塞型睡眠呼吸暂停；第三种混合型睡眠呼吸暂停。睡眠呼吸暂停综合征不仅导致夜间睡眠紊乱，而且也造成白天嗜睡、思维障碍和抑郁症状，可伴有高血压、肺动脉高压、肺心病等疾病。近年来人们刚认识到相当部分的终末期肾脏病病人有睡眠呼吸暂停综合征，慢性肾衰竭和睡眠呼吸暂停综合征有相当密切的关系。

睡眠呼吸暂停综合征发病率较高并具有一定潜在危险性，随着睡眠医学和呼吸病学科不断进展，对于睡眠呼吸暂停综合征的认识也进一步深化。绝大多数呼吸暂停都是混合性的，睡眠呼吸暂停综合征在觉醒状态时呼吸道通畅，呼吸节律及驱动也正常，而在夜间睡眠时出现停顿，这主要与呼吸中枢及上气道在睡眠时的兴奋与调节状态异常有密切关系。

慢性肾衰竭和睡眠呼吸暂停综合征有相当密切关系，但其病因并不明确，推测与下列因素有关：

（1）代谢性酸中毒的作用，当长期存在代谢性酸中毒时，血液中氢离子增加并刺激周围化学感受器，增加通气量，排出大量二氧化碳，使患者动脉血液中氧分压降低，因而使进入人脑脊液的二氧化碳减少，氢离子下降，起到了抑制呼吸中枢的作用。

（2）尿毒症毒素的作用，当慢性肾衰竭病人伴有睡眠时上呼吸道肌肉的张力广泛下降，从而产生呼吸道狭窄。

（3）睾酮的作用，已有证据表明睾酮在睡眠呼吸暂停综合征的发病过程中起到了一定的作用，在透析过程中，血清睾酮水平的变化趋势可能因个体差异而异，一些研究表明，在透析开始时，血清睾酮水平较低，随着时间的推移逐渐升高，可诱发阻塞性睡眠呼吸暂停综合征。

（4）呼吸驱动系统不稳定，血液透析可以改变控制通气的化学感受器的调节功能，在睡眠时，通气系统的稳定性发生改变，因而增加了上呼吸道发生闭塞的倾向，诱发呼吸暂停。

这类患者如果发生了睡眠呼吸暂停综合征，治疗方法上建议增加透析时长，或者使用夜间透析的方式，增加透析的效果，改善患者代谢性酸中毒以及尿毒症毒素的水平，以改变患者的睡眠呼吸暂停综合征的情况；睡眠呼吸暂停综合征导致患者处于缺氧状态，可以影响人体多个系统器官，因此，建议病人和家属重视。

血液透析对于病人的眼睛有影响吗？

慢性肾衰竭病人常常合并眼部的问题。

1.眼压的改变

在血液透析中心，经常会看到有些血液透析结束后的病人说眼胀、眼疼、头疼等，护士给病人测血压，发现血压并不高也不低，其实这是眼压增高的表现。有个别的病人可能会因为眼压急剧升高，出现突然视物不清、眼睛看的宽度变窄、视力急剧下降伴有眼睛剧烈疼痛、头疼，甚至有人出现了恶心、呕吐，把病人送到急诊，最终检查发现是青光眼。目前很多个研究发现血液透析会导致眼压一定程度的升高，尤其是长期血液透析的患者，特别是血液透析龄大于 12 年的病人表现较为明显。

血液透析导致眼压升高，可能与房水产生增多、房水排出减慢、透析间期体重控制不佳，透析中肝素的应用、尿毒症患者血-房水屏障通透性增加、尿毒症病人钙代谢障碍、眼底动脉硬化闭锁等原因有关。部分长期透析的病人因为长期眼压病理搏动会造成视神经的损害，视野的改变，进而导致视功能的下降。因此对血液透析患者进行眼压监测，对眼压升高或出现眼部解剖结构改变的病人应积极采取相应干预措施，以预防眼压进一步升高而导致视神经的损害是非常必要的。

2.眼底改变

血液透析患者出现眼底改变，其改变以视网膜动脉硬化和视盘颜色变淡为最多，其次为视网膜出血、渗出、水肿以及视乳头苍白、水肿和黄斑区渗出与水肿。尿毒症病人高血压、贫血、甲状旁腺功能亢进、转移性钙化、炎症和氧化应激、血液透析过程中肝素的使用均造成血液透析病人的眼底损伤。对于血液透析病人眼底病变的防治，应积极治疗原发病和尿毒症的并发症，如高血压、糖尿病、贫血、继发性甲状旁腺功能亢进和感染性疾病；透析中使用生物相容性透析膜；保证透析充分性；对有出血倾向的患者应减少或停止肝素的使用。

3.眼部出血

血液透析过程中长期使用抗凝剂，主要表现为眼底出血、玻璃体积血和球结膜下出血。发生了眼底出血的病人，依照出血量的多少，出血部位不同产生不同的症状。如果出血量少，位于视网膜周边部，可以没有明显症状；如出血多，患者可感到眼前有浮动黑影，甚至视线完全被黑影所遮挡，仅剩光感的视力；如出血位于视网膜中心的黄斑区，病人中心视力丧失，即中心区视物不清有暗影遮挡，周边尚有部分视力。如果血液透析过程中出现眼部出血的情况，可能与①透析中使用肝素及其他抗凝剂有关；②与伴随疾病有关，如高血压、糖尿病等；③与血液透析不充分有关；④与血小板功能异常有关。如果患者在透析过程中出现了眼部出血的情况，建议监测病人的凝血功能，调整肝素用量，如果出血较多，必要时采取无肝素透析，积极治疗原发病，保证透析的充分性，查找眼部出血的原因。

4.视力损害

尿毒性黑朦、缺血性视神经病变是血液透析病人突然出现视力损害的主要原因。主要是由于视觉皮层对缺氧非常敏感，而血液透析病人供应视觉皮层的动脉供血供氧不足导致。血液透析病人发生缺血缺氧的主要原因是低血压，而这也是透析过程中常常发生的现象，发生率可高达 25%。透析病人发生枕部梗死除去动脉硬化因素之外，严重的贫血也是一个值得重视的因素。因此，对于血液透析患者关注透析过程中血压的变化，避免低血压的出现，同时监测病人的血色素，争取达到指南建议的水平。

5.视神经病变

血液透析病人视神经病变主要表现为视盘水肿、视力模糊、生理盲点扩大、视野缺损、视力下降以及暗适应的降低。这些表现与视神经供应动脉的血流量减少，导致血管发生阶段性血管栓塞和缺血性视神经病变有关。因此，慢性肾衰竭病人的视神经病变主要与视盘供血障碍有关。可能与血液透析过程中低血压的出现有关，也可能与超滤速度过快、交感神经张力低下、血浆渗透压的变化等有关，因此，建议严密监测病人血液透析过程中的血压变化，同时嘱咐患者严控透析间期体重的增长，避免因超滤速度过快，导致血液浓缩、血压下降等情况，导致视神经供血不足、视神经损害。

居家腹膜透析培训内容

（1）七步洗手法（病人和家属都要按照图示学会七步洗手法）。

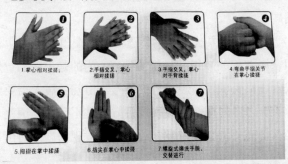

①掌心相对揉搓；②手指交叉，掌心相对揉搓；③手指交叉，掌心相对揉搓；④弯曲手指关节在掌心揉搓；⑤拇指在掌中揉搓；⑥指尖在掌心中揉搓；⑦螺旋式擦洗手腕，交替进行。

七步洗手法

（2）居家腹膜透析治疗用物准备（家中适当大小的空间、安装紫外线灯、腹膜透析液保温箱、纱布、胶带、碘伏）。

（3）出口处护理无菌操作方法和步骤。

（4）水、电解质摄入与饮食的指导（腹透患者和家属一定要牢记哪些食物可以吃，哪些需要控制，哪些不可以吃，分门别类的记录清楚）。

（5）腹膜炎的判断与预防（在腹膜透析过程中如果因为操作不当，或者抵抗力下降，容易导致腹膜炎的发生，患者和家属要学会出现什么样的症状或者腹膜透析出现什么样的情况就考虑腹膜炎了，这时候需要及时的就诊采取措施）。

（6）腹膜透析日记（内容包括每天腹膜透析的方案，做了几袋，每袋保留的时间、每袋超滤量是多少，每天超滤量是多少，每天的尿量是多少，平时腹膜透析液的颜色，什么时候出现了便秘、什么时候出现了腹泻，什么时候腹透液浑浊了，什么时候发烧了，什么时候出现了腹透液超滤不出来了，甚至灌进去 2000ml，只出来了 1500ml，这些情况记录清楚，一旦出现问题，把自己记录的日记拿出来，以便医生能够快速地抓住问题的关键，能够知道到底哪里出现了问题）。

（7）出院及随访指导（腹膜透析病人在出院前医生和护士会对病人和家属做相关知识和操作的教授，为的是出院后，病人能够正确的饮食、服药以及腹膜透析的操作。出院后病人需要定期的复查，为了明确患者的病情，腹膜透析方案是不是需要调整，药物治疗方案是不是需要调整，定期复查是为了发现问题及时解决）。

为什么要评估腹膜透析患者的腹膜转运功能，如何评估？

标准腹膜透析平衡试验是目前临床上应用最广的评估腹膜功能的试验，是用于评估腹膜转运功能的临床检测方法。其基本原理是根据一定条件下测得的腹膜透析液与血液中肌酐和葡萄糖浓度的比值，来确定病人的腹膜转运类型，根据病人的腹膜转运类型确定不同的腹膜透析剂量和方案。

1.腹膜平衡试验

试验前夜向腹腔内注入 1 袋（2L）新的 2.5%腹膜透析液，留腹 8～12 小时；第二天早晨病人取坐位，在 20 分钟内引流出过夜的透析液，测定其引流量；病人取仰卧位，将 2L 的 2.5%的葡萄糖透析液以 200ml/分钟的速度在 10 分钟内灌入腹腔内,每放入 400ml 时身体向两侧转动，变换体位（为了是让腹透液和腹腔充分接触）；记录灌入完毕的时间，并以此定为 0 小时；在透析液腹腔保留 0 小时和 2 小时，收集透析液标本；在腹腔保留 2 小时，同时抽取血标本，测定血糖和肌酐；腹腔保留 4 小时，病人取坐位，在 20 分钟内将腹腔内透析液全部引流出来，抽取透析液 10ml，测定葡萄糖和肌酐浓度；测定引流量。计算 0 小时、2 小时、4 小时透析液与血液中肌酐的浓度比值；计算 2 小时、4 小时与 0 小时透析液中葡萄糖浓度的比值。

2.腹膜平衡试验结果分析

由于 4 小时透析液肌酐值（D）/血肌酐值（P）最为稳定，目前基本上以 4 小时 D/P 肌酐值来判断患者的腹膜转运特性。

腹膜类型	4 小时 D/P	转运特性
高转运	0.82～1.03	膜效率很高，溶质转运快，葡萄糖吸收入血快，较难达到超滤目标
高平均转运	0.66～0.81	膜效率高，溶质转运好，超滤好
均值	0.65	
低平均转运	0.50～0.64	膜效率略低，溶质转运慢，超滤好
低转运	0.34～0.49	膜效率很低，溶质转运慢，无残肾时很难达到目标肌酐清除率，超滤很好

3.腹膜透析转运分型特点

（1）高转运。腹膜透析液对葡萄糖的平衡作用快，对肌酐清除能力强，膜效率高，单超滤能力差。因此，高转运类型的病人适合做短时透析，如日间不卧床腹膜透析（DAPD）或自动化腹膜透析的夜间间隙性腹膜透析。

（2）高于平均转运。膜效率高，对肌酐和水的清除能力适中，超滤好。因此，高于平均转运类型的病人适合做持续性不卧床腹膜透析，或自动化腹膜透析的持续循环腹膜透析。

（3）低于平均转运。超滤充分，但溶质平衡作用慢，膜效率低，肌酐清除能力低于平均值。因此，低于平均转运类型的病人在刚开始时可以做持续性循环腹膜透析。但残于肾功能丧失时，适合采用大剂量不卧床腹膜透析治疗的方法。

（4）低转运。超滤作用强，但膜效率低，对毒素的清除能力很差。因此，低于平均转运类型的病人应进行大剂量持续性不卧床腹膜透析或者更换为血液透析。

4.腹膜平衡试验检测的周期

在腹膜透析初期，腹膜转运功能会有轻微的变化，然后趋于平衡。因此，基础腹膜平衡试验测定应在腹膜透析治疗开始2～3周后进行。此后每3～6个月重复1次，动态观察腹膜平衡试验的变化，有助于纠正透析过程中出现的各种问题。但是若平时发现超滤状态明显改变的时候，要及时去做腹膜平衡试验。此外，腹膜炎发生后1个月也需要及时评估腹膜功能。

腹膜透析腹膜炎的诊断以及可能的原因？治疗以及病人居家需要注意的事项？

腹膜炎是维持性腹膜透析病人治疗过程中常见的并发症。我们在肾内科门诊经常可以看到，刚开始进入到腹膜透析的病人或者已经维持性腹膜透析的病人，表情痛苦，捂着肚子就来到了门诊，这种情况就是腹膜发生感染，得了腹膜炎。腹膜透析相关性腹膜炎是病人在腹膜透析治疗过程中由于接触污染、胃肠道炎症、导管相关感染、医源性操作等原因造成致病原侵入到腹腔引起的腹腔内急性感染性炎症。

1.腹膜透析病人具备以下 2 项及以上可诊断为腹膜炎

（1）腹痛、腹水浑浊，伴或不伴发热。

（2）腹膜透析液流出液中白细胞计数＞$100×10^6$/L，有核细胞百分比＞50%。

（3）腹膜透析流出液涂片查见致病菌或培养有病原微生物生长。

对于居家规律腹膜透析的病人来讲，如果出现腹痛、低热、腹膜透析液浑浊、腹膜透析液超滤量明显减少或者负超滤，一定要警惕是不是发生了腹膜炎，要及时就医，明确病因，针对性治疗。避免自行居家处理，导致更严重的后果。

2.腹膜炎可能的原因

（1）腹膜透析操作环境的卫生不达标。按腹膜透析操作指南要求，腹膜透析病人在每次腹膜透析治疗前，需要对腹膜透析的空间进行紫外线消毒；腹膜透析的空间和生活的空间要隔开，不能混用。否则，每次腹膜感染都会导致腹膜功能的损伤，加重腹膜纤维化，加快腹膜失功的进程。

（2）腹膜透析病人营养不良：维持性腹膜透析病人虽然每天都在坚持行腹膜透析治疗，但是尿毒症毒素的水平是达不到健康人的水平的，也就是说尿毒症病人相当于在毒水中泡着，导致身体产生微炎症状态，这种微炎症状态可以导致机体高代谢，消耗人体的营养，同时，因为病人饮食的控制，也导致营养摄入不足，再有，腹膜透析治疗每天都有一定量的蛋白从腹透液中丢失。

（3）腹膜透析病人在腹膜透析操作过程中没有按照无菌操作原则进行：好多病人在住院期间，护理人员把操作步骤以及操作标准都教给病人和家属，病人和家属也能按照操作顺利完成，在护理人员考核合格后，才会允许病人出院。但病人一旦出院，离开了医院的环境，操作就变了样，不该摸的地方也去摸了，不该省的步骤也省了，比如说操作前要求洗手和戴口罩，有的病人不仅不洗手不戴口罩，还一边做一边说话，甚至打喷嚏，把口腔和鼻子里的病原菌都带到了腹膜透析管周围，更增加感染的机会；更有甚者，腹膜透析过程中腹透短管掉床上了或者掉地上了，捡起来就又拧上了，还有的病人觉得自己手快，还挺庆幸，结果第二天肚子疼、腹透液浑浊，感染了。遵守无菌原则，减少感染概率，保护好腹膜透析病人的生命线——腹膜，就是很好的延长生命的措施。

（4）胃肠道功能紊乱：腹膜透析病人的大便要求畅通，腹泻和便秘都可能导致腹膜炎的发生。腹透病人腹泻，肠道菌群处于紊乱状态，平时处于平衡状态的微生物，这时候比例出现异常，有益的肠道菌群失去优势，致病的微生物占据优势，在这个过程中，肠道菌群会迁移到肠腔，导致腹膜炎的发生；便秘期间，其实肠道菌群也是处于紊乱状态，益生菌群和致病菌群比例失调，这时候肠道微生物也会迁移至腹腔，导致腹膜炎的发生。

（5）腹膜透析短管出口处感染：腹膜透析病人的腹膜透析短管也是需要用心护理的，避免牵拉，避免出口部位打湿，洗澡中一定要保护好短管出口部位，这样才会尽量避免导管出口处皮肤感染以及隧道的感染。如果发生导管出口以及隧道的感染，病原菌会沿着导管进入到腹腔，导致腹膜炎的发生。

（6）腹腔其他脏器的炎症：腹膜透析病人的腹腔其他脏器的炎症，可以导致逐渐蔓延至腹腔，导致腹膜炎的发生。

3.腹膜炎的治疗

（1）初始治疗

1）应尽快找到导致发生腹膜炎的病因，详细了解是否有排便习惯改变，有无腹膜炎或管道相关感染史等。

2）一旦出现引流液混浊，应立即给予广谱强效抗生素治疗，对引流液混浊的患者，在腹透液中加入肝素，有助于防止纤维蛋白阻塞管路。经验性抗生素必须覆盖革兰阳性菌和革兰阴性菌。万古霉素或头孢菌素可能覆盖革兰阳性菌，三代头孢菌素或氨基糖苷用于革兰阴性菌。对腹膜炎治疗，腹腔应用抗生素优于静脉给药，间断和持续给药效果相同，间歇给药的换液留置时间必须在 6 小时以上。在腹膜透析早期，轻微腹膜炎如由表皮葡萄球菌引起，口服头孢菌素治疗有效，但不适用于严重的腹膜炎。持续腹腔灌洗通常用于感染性休克和腹膜透析引流液严重混浊的患者。

（2）后续治疗。一旦得到培养结果和药敏，抗生素治疗应适当调整为窄谱。初次治疗 48 小时内，大多数患者会有很大的临床改善，抗生素使用疗程 14～21 天。应每天观察引流液是否变为清亮。如果 48 小时后没有改善，应做细胞计数检查和再次细菌培养。实验室可用抗生素清除技术处理引流液，尽量得到最佳培养结果。真菌性腹膜炎患者常需立即拔管，继续抗真菌治疗至少 10 天，建议 1～2 个月后可考虑重新置管。难治性腹膜炎患者也需尽快拔管，全身使用抗生素继续控制感染，必要时借助血液透析维持透析治疗，否则将导致腹膜功能衰竭和增加患者死亡风险。

复发性腹膜炎患者若腹水白细胞计数$<100\times10^6$/L，可拔管并在原位重置新管，这可使许多患者避免转为血液透析。

（3）预后。腹膜透析相关性腹膜炎若能早发现、早治疗，一般预后良好。但反复发生腹膜炎会导致腹膜粘连、增厚，严重者可导致腹膜衰竭，腹膜透析失败。

4.预防腹膜炎的发生

（1）加强监控和培训

仔细监控透析中心所有腹膜透析相关感染的可能致病原因及

培养结果，并调查腹膜炎复发的频率。进行病因分析，给予必要的干预措施，以防再次发生腹膜炎。

（2）腹膜透析方式

在导管植入时给予预防性抗生素，并在手术时避免形成损伤和血肿。导管植入到伤口完全愈合，需要保持出口清洁干燥。导管保持固定，避免牵拉和损伤出口处，以免造成感染。

（3）要备单独更换腹膜透析的房间，室内环境整洁，空气新鲜，备紫外线灯，每日紫外线照射 2 次，每次 30min。

（4）透析液温度以 37～39℃为宜，用干燥恒温箱加温，勿用热水加湿，恒温箱每周清洁消毒 1 次。

（5）更换透析液前洗手（七步洗手法：对掌、手背、指缝、大拇指、指尖、指节、手腕），戴帽，戴口罩，严格无菌操作，仔细检查透析液内有无杂质、沉淀，透析袋有无破损等。

（6）透析管出口每周换敷料 2 次，同时检查出口周围皮肤有无红肿，疑有感染要加强换药，每天更换敷料，或及时就医。

（7）透析液的观察，正常情况下每周 1 次腹水常规。病人出现腹痛时，应及时将透析液放出，观察是否混浊，应留取标本送常规生化和细菌培养，并给予腹透液冲洗至清亮。

（8）提高患者机体免疫力，鼓励患者锻炼身体，预防感冒，除去忧郁等心理因素。

（9）严格按照无菌操作规程换液，换药，换液换药前必须洗手。规范洗手法，戴帽，戴口罩，严格无菌操作。

（10）注意导管处的护理，观察导管出口处及隧道有无红肿、压痛，及时进行分泌物的细菌涂片培养。

（11）对发热患者均应检查导管出口处及隧道有无感染迹象。

（12）注意个人卫生，勤换衣，洗澡时要防止导管口进水。

（13）保持大便通畅，不吃生冷及不洁食物，预防肠道感染，

慢性肾脏病百问百答

232

同时预防便秘的发生，经常便秘也会导致肠道菌群移位，导致腹膜炎的发生。

腹膜透析液的主要成分是什么？

腹膜透析液是腹膜透析的重要组成部分，主要由三部分构成：渗透剂、缓冲液和电解质。

理想的腹膜透析液应满足以下要求：

（1）渗透剂具有良好的超滤作用，能有效清除终末期肾病患者体内蓄积的多余水分。

（2）含有适量的缓冲碱，能有效纠正代谢性酸中毒。

（3）电解质成分与正常人血浆成分相近，能有效纠正电解质紊乱。

（4）具有良好的生物相容性，不损伤腹膜的结构和功能（生物相容性就像肾移植一样，如果供体肾和受体的匹配程度高，排斥反应就比较轻。如果腹膜透析液生物相容性高，引起人体反应就小，因此对腹膜的损伤就小）。

（5）无菌、无致热源，对人体无害。

（6）允许加入适当的药物以满足不同病情的需要。

（7）可提供部分营养物质。

（8）葡萄糖降解产物少；目前国内临床最常用的仍是葡萄糖腹膜透析液，以葡萄糖为渗透剂，浓度分为 1.5%、2.5% 和 4.25% 三种，渗透压为 $346 \sim 485 Osm/L$，pH 值 5.3。还有艾考糊精腹膜透析液、氨基酸腹膜透析液、碳酸氢钠盐腹膜透析液等。

其实，目前使用的腹膜透析液和理想中的略有差别，腹膜透析液中的葡萄糖降解产物对腹膜会有一定程度的损伤。腹膜也不像肾脏一样，肾脏是不允许蛋白质从尿液中漏出，但是，腹膜透析过程中从腹透液中每天会丢失一定量的蛋白质，这可能是导致病人营养不良的因素之一。

腹膜透析过程中液体出入不畅的原因

（1）纤维蛋白原堵塞到管口或者腹膜透析管中，导致腹膜透析液进入和放出都不通畅。

（2）腹膜透析管打折，导致腹膜透析液出入都不通畅。

（3）腹膜透析导管漂管，导致腹膜透析液进入通畅，而放液不通畅。

（4）腹膜透析管被大网膜包裹，这个时候腹透液的进入和放液都不通畅

（5）腹膜透析相关腹膜炎，这个时候腹透液进入通畅，但是放出的透析液明显减少。

（6）腹透管中被血栓堵塞，导致腹膜透液出入都不通畅。

（7）肠道功能障碍，比如肠胀气或者长期便秘导致腹透管被肠管堵塞，导致入液和出液都不通畅。

如何判断腹膜透析液不通畅的原因

首先问清楚是入液不畅还是出液不畅，还是出入都不通畅。一般情况下，不会有入液不通畅、出液通畅的情况，因为入液不通畅，说明腹透管的管口和侧孔都被堵塞或者不通畅，这种情况不可能出现放液通畅的情况。

1.入液通畅，而放液不通畅

考虑是腹透液的管口或者侧孔是通畅，但是放不出液体，说明腹膜透析管的位置变化了，所有在最低位置的腹透液放不出来，如果患者经常便秘或者肠胀气，可以给予通便药物、开塞露或者灌肠等。如果通过这些处理无效，就需要患者行腹部立位平片，明确腹透管的位置，如果显示漂管了，明确漂管的位置，可以采取手法复

位，如果仍不能改善腹透液出入的问题，就需要进入手术室，重新放置腹透管，部分患者不只是导管移位了，而是在移位的同时大网膜牵拉包裹，这种情况通过再次手术，将包裹的大网膜从导管口和侧孔分离开。

2.入液和放液都不通畅，可能有以下几种情况

（1）腹透管可能在腹腔打折或者纤维蛋白堵塞：如果发生这种情况，应该询问病人是否有白色絮状物排出过，如果患者说没有，可以采用加压灌液的方法，如果导管打折的角度不大，可通过加压灌液的方法使导管恢复通畅；如果患者诉说近日出现过白色絮状物排出，也请使用加压灌液的方法，如果仍不通畅，可采用肝素封管的方法，如果是纤维蛋白堵塞导管，肝素封管后一般可以使得导管通畅；如果是导管打折，加压灌液不能解决问题，可以使用通便、灌肠等方法，改善或改变导管的位置以及角度，如果通畅无阻，那问题就解决了，如果仍然无效，需要行腹部立位平片，明确导管的情况，可以根据导管的角度和位置，进行手法复位，如果仍然无效，那么就只能重新进入手术室，重新置管。

（2）大网膜包裹：大网膜包裹腹膜透析导管，导管的位置没有变化，但是大网膜将导管口进口侧孔都堵塞了，所以，出入液都不通畅。还有一种情况既有移位也有大网膜包裹，唯一能解决的方法就是重新进入手术室，重新放置导管的位置。

3.放液和进液都通畅，但是腹透液放出的液量明显少于进入的液量

这也分为两种情况，第一种就是腹膜透析管的位置变了，变得位置并不大，可以引流出大部分的腹透液，但是位置最低的腹透液是放不出来，这个时候可以通过通便、手法复位的方法，促进导管复位，如果仍然不能解决问题，请拍腹部立位平片，明确导管的位置，让患者放液的时候向导管移位方向偏斜，如果这种方法可以解决就是最好。第二种情况是患者入液通畅，放液也通畅，就是放不出进入的液量，这个时候就需要问病人有没有腹痛，有没有低热，有没有腹透液浑浊的情况，如果有立即查腹透液常规，如果证明有腹膜感染腹膜炎的情况，请立即按照腹膜炎的处理方式进行处理。

腹膜透析过程中的并发症有哪些？

腹膜透析并发症包括早期与透析导管相关的并发症、腹膜透析相关性腹膜炎、导管隧道及皮肤出口感染与透析相关的非感染并发症。

1.腹膜透析相关性腹膜炎

腹膜透析相关性腹膜炎是指腹膜透析过程中患者出现腹痛、发热或透析液混浊等腹膜炎表现的并发症。此为腹膜透析最常见的并发症，也是腹膜透析失败的常见原因。多与细菌感染有关。随着自动化腹透的开展及导管连接系统的改进，腹膜炎的发生率已有明显下降。

2.导管隧道及皮肤出口感染

导管隧道及皮肤出口感染是指在腹膜透析时，导管隧道及皮肤出口处感染而导致的发热、相关局部红肿热痛和（或）肉芽组织增生的并发症。此为腹膜透析最为严重的并发症，是拔除导管的主要原因，也是患者死亡的主要因素。导管隧道及皮肤出口感染的主要致病菌为金黄色葡萄球菌。

3.腹膜透析机械并发症

腹膜透析机械并发症是指导管位置不良、堵塞、移位，或被包裹所致腹腔器官穿孔、透析液渗漏以及引流不畅的并发症。在腹膜透析置管术的早期和晚期均可发生。一旦发现腹透液引流不畅，应积极寻找原因进行治疗。

4.腹膜透析消化系统并发症

腹膜透析消化系统并发症是腹膜透析并发的消化系统并发症，包括食管反流、肠道出血、胰腺炎、肝脓肿、肝包膜下脂肪沉积，以及血性透出液等其他并发症。

5.腹膜透析代谢并发症

腹膜透析代谢并发症指腹膜透析过程中会出现蛋白质-能量营养不良，以及其他营养物质代谢异常并发症，需要注意并给予适当的干预。

腹膜透析病人应该如何控制液体入量？

慢性肾脏病病人在开始蛋白尿、水肿时期，在开始肾功能异常的时候，就需要关注液体入量的情况，肾脏出现蛋白尿，肾功能出现异常，人体出现水肿，都是说明肾脏功能和结构出现问题，因此，排出水分作为肾脏其中功能之一的作用，其能力也是下降，因此，在慢性肾脏病的全部进程中液体控制就像低盐饮食一样，贯穿始终。腹膜透析是尿毒症患者肾脏替代治疗的重要方式之一。液体出入量不平衡导致的容量平衡紊乱是腹膜透析患者退出治疗的主要原因之一。长期的容量平衡紊乱，不仅使患者的高血压很难控制，而且心血管疾病的发病率也明显增加，最终导致患者退出腹透，甚至危及生命。因此，容量控制对腹透患者来说，尤其是无尿的腹透患者，至关重要。容量控制的关键，就是要控制水分摄入。

1.居家自我监测容量变化

（1）容量过多：容量过多可导致患者血压升高、心力衰竭。常用自我检测方法如下：

水肿：眼睑、脚踝、下肢出现水肿，或感到体力逐渐下降，胸闷、呼吸困难，难以平卧。

高血压：每日在相同时间和条件下测量血压，血压明显升高。

体重增加：每日在相同时间，排空大小便及腹透液、身穿同样衣服测量体重，短期内体重增长过快。

出入量：记录每天入量（饮水＋食物＋输液）和出量（尿量＋腹透超滤量），出量明显小于入量。

（2）容量过低：虽然容量过多是不利的，但容量过少也会导致脏器灌注不足，加重自身残余肾功能的损伤，并可能引发心梗、脑梗等。大量出汗、腹泻、呕吐，出现头晕、乏力、低血压、体重短期内下降，提示容量过少。如果发现自身容量过多或过少，请及时咨询腹透医生，医生会根据情况调整腹透处方和药物剂量。

2.有效的容量管理

先请大家熟记一个公式：

每日入液量＝每日超滤量+尿量+500ml

在保持入液量和出液量基本持平的情况下，人体的容量才能得到有效地控制。一旦出现容量超负荷（容量过多）或容量过低，需要进行以下调整：

（1）容量超负荷。严格控制水分：减少水分摄入！除了减少每日饮水量，不能忽视食物中的自带水分，应尽量避免进食汤类、粥类、西瓜等。可以将一天饮用的水量平均分配，用带有刻度的容器装好或将部分水混合柠檬汁结成冰块，口渴时含在口中，让冰块慢慢溶化。稍微口渴时，可用棉棒润湿嘴唇或漱口，十分口渴时再小口喝水。主食方面，可以用米饭、馒头等代替汤面、粥和馄饨等。奶制品方面，可以用奶酪或者酸奶等代替水分含量较多的牛奶。

控制盐分：每日摄入钠为 3g（相当于 5～6g 氯化钠）。烹调中尽可能少用盐和酱油等，不吃盐渍或腌制肉、烟熏食品、咸菜、咸味零食等。

准确记录：每日准确记录摄入水分，及出液量（尿量＋超滤量），可使用量杯来计量。

及时就医：携带好自己的腹透记录表，以及每日的出入液记录，及时至腹透中心与医生讨论，调整透析方案。

（2）容量低负荷。如出现容量过少的情况，可适当增加饮水量，减少或暂停利尿剂使用；如有呕吐、腹泻等症状，及时就诊。

总之，容量管理需要腹透患者们生活中点点滴滴的控制，不仅要控制水分的摄入，还要控制盐的摄入，并准确记录每日的超滤量和尿量，定期到腹透中心门诊随访。科学有效的容量控制可以帮助大家延长腹透时间，降低死亡率。腹透病人容量负荷过重，增加心脏负担，心脏开始的时候是加大力气干活，心脏所受的损伤不只是容量负荷的问题，同时还有高血压、尿毒症毒素的刺激以及酸中毒、炎症因子、贫血、高血磷、高甲状旁腺激素等多种原因的同时损害，如果病人的容量仍然控制不好，心脏会出现反复的心力衰竭、心律失常，甚至心脏骤停等危险情况。

血液透析患者的康复指南

血液透析是慢性肾功能衰竭（尿毒症期）患者维持生命的重要治疗手段，因此，透析期间正确的健康指导是非常重要的。

（1）结合中医中药进行治疗，可以减少透析的副作用，延长其间隔，减少其频率，延长患者存活时间，提高生活质量，降低经济负担，具有很好的社会效益。

（2）正确及时的心理疏导：由于透析治疗具有周期长、费用高、依赖性强的特点，患者易产生悲观失望的心理，医护人员应给予及时的心理护理，教育患者科学地认识疾病，指出尿毒症在现今医疗水平下是可以治疗的，存活率和生活质量都是很高的，并做好家属的工作，以乐观饱满的情绪配合医护人员战胜疾病。

（3）动静脉内瘘的保护：动静脉内瘘是透析患者的生命线，保护好它是非常重要的，医护人员应告诫患者平时注意对内瘘侧手的保护，多做些握拳、抬高肢体等运动，促进血液循环，并要注意吻合口的杂音和震颤音的强弱。

（4）改善贫血，防止感染：由于肾脏疾病本身的因素，透析时对血液的损耗均可导致贫血的发生，严重贫血又可影响透析患者的生存，因此，应指导患者平时加强营养，充分透析，遵医嘱及时输血及一些血液制品，应用红细胞生成素可改善贫血。注意保暖，防止感染。

（5）控制血压和体重：高血压一直是透析病人死亡的直接原因之一，可引起脑栓塞和脑溢血；体重的超负荷又可引起心力衰竭，因此，透析间期对血压的自我监护和体重的控制是非常关键的，平时应常备降压药，遵医嘱合理服用，忌激动、暴饮暴食。

（6）透析间期的服药：对于透析病人来说，合理用药也是重要的，慎用肾脏毒性药物，尽量不用或少用，保护残余肾功能。

（7）保护中心静脉导管：中心静脉导管常见的并发症是感染，感染可能由于导管口未保持干燥，或者不慎反复牵拉，增加感染的概率，皮肤隧道反复感染可能导致菌血症、脓毒血症，导致中心静脉导管保留不住，需要拔管，重新置管。增加费用不说，也增加了病人的痛苦和恐惧心理，因此，对于中心静脉导管的保护对于血液透析的患者来说也是至关重要的。

（8）适当运动：运动可以提高病人的情绪，促进肌肉运动，保持乐观向上的心态，乐观向上的心态对于任何疾病的病人都是治疗过程中的良药。

腹膜透析患者的康复指南

1.保持腹膜透析导管出口处干燥、清洁，避免反复牵拉

导管出口干燥、清洁是预防感染的第一步；病人在操作或者生活中，保护好导管，导管反复被牵拉、出血容易造成隧道口感染，

病原菌入侵腹腔，导致腹膜炎，尤其是真菌性腹膜炎病死率相对较高，反复腹膜炎会导致腹膜硬化，腹膜硬化是腹膜失功的重要原因之一。

2.腹膜透析操作过程中严格遵守无菌操作规程

操作前紫外线消毒、七步洗手法、戴口罩、操作中不能碰触的地方不要碰触，如果操作过程中不小心导管掉落，立即与腹透中心医护人员联系，切忌不做任何处理，就立即进行下一步操作。在临床工作中经常可以看到因为导管不慎掉落，立即捡起来继续进行操作导致腹膜炎的患者。

3.保持胃肠功能的稳定

胃肠功能稳定是减少腹膜透析管漂管、移位、大网膜包裹的因素之一，同时也减少腹膜炎的发生。如果反复出现便秘、腹泻，肠道菌群移位到腹腔，导致腹膜炎。

影响透析病人康复的大环境

虽然理论上讲透析病人的康复指南比较容易，因为影响因素对于医生来讲了如指掌，但实际上执行起来，可能困难重重，不管是病人自己、家属、医院还是社会都会有一些不可控制的方面。由于种种原因，患者可能受到医源、社会、经济等很难克服的因素影响，如患者看病看得太晚了，开始透析的时间比较晚、医疗条件比较差、并发症出现的也比较多，甚至一部分病人死于透析的诱导期。接下来我们来分析一下。

1.医源性因素

医源性因素就是病人在疾病早期没有任何症状，不影响正常生活，或者有点儿不舒服也想不到肾脏的问题，也不想影响工作，觉得一点儿小毛病用不着到医院。这也是肾脏疾病是"隐形杀手"的表现。因此，病人主要问题是就医太晚，透析不充分，往往透析1～

2个月患者各方面情况好转，2～3个月后病情又逐渐加重的情况，出现高血压、心力衰竭、心包炎和严重贫血等并发症。此外，还有未重视并发症的防治（特别是高血压、心脏并发症）及对透析病人饮食管理不严格、不恰当等因素。

2.病人因素

大多数病人对于尿毒症危害性和透析的作用缺乏正确的认识，所以治疗不配合，缺乏依从性，饮食无规律。再有在大部分的百姓心中，一透析就等于判了死刑，能不透就不透。有的病人透析情况一改善就要求减少透析的次数和透析的时间。其实，对于这方面的科普知识医院一直在做，尿毒症病人肾脏几乎没有功能了，不透析只能是进行性加重病情，导致生存期缩短。

3.社会因素

因为经济和社会因素，我国透析患者康复、回归社会，乃至就业比例远远低于国外发达国家。即使身体条件达到就业的水平，也会因家庭不支持，或是来自单位的阻力不能真正的"上班"。在前面我们说过一个国外的病人，18岁一发现就是尿毒症，开始血液透析治疗，治疗期间上了大学、研究生、博士，之后结了婚，成了一位透析器的工程师，在他的生活中，透析只是治疗的一个手段，照常工作，照常游泳、爬山、冲浪，出国旅游，生活质量非常高。其实，我们国人需要的是改变对透析的态度，社会也不要排斥透析人士，只要是身体条件能够达到可以工作的条件，我们是鼓励透析病人回归家庭、回归社会。其实，在我国透析病人参加工作不仅是为了生计，而是实现病人乐求的社会回归和社会的参与，所以医务人员应热情鼓励，家庭、单位和社会应积极支持。支持透析病人做力所能及的工作。

维持性腹膜透析治疗病人出现疝的原因及处理方法

疝是腹膜透析中常见的并发症，以持续性不卧床腹膜透析病人多见，有报道腹膜透析病人疝的发病率10%～15%不等。其中腹外疝占95%以上。多在腹膜透析后的半年内发生，少数可发生于透析后1年，老年及儿童的发病率明显高于青壮年，而多产妇发生率尤其高。

1.疝发生的原因

腹膜透析病人疝的发生率高于普通人群，导致疝的发生原因如下：

（1）腹壁强度减弱。常见于腹膜透析置管术后伤口愈合不良及手术中未能有效缝合腹膜及腹直肌前后鞘等。老年、肥胖及肌肉萎缩也是常见的腹壁强度下降的原因。

（2）腹内压力增高。除了常见的慢性咳嗽、便秘、排尿困难外，持续性不卧床腹膜透析病人随着腹膜透析液缓慢注入所引起的腹内压增加是引起疝的发生率增加的重要原因。

（3）手术方法及手术切口与疝发生的关系：选择旁中线切口植入腹膜透析管较正中线植入腹膜透析管脐疝的发生率明显降低。

2.处理方法

（1）维持性不卧床腹膜透析病人发生的腹股沟疝一般不提倡非手术疗法，特别是股疝及发生于成人的脐疝，尤其是疝块小，病史短，估计腹壁缺损较小而疝环也较小，及嵌顿时间在3小时以上而局部压痛明显有腹膜刺激症状，估计已经发生较窄的病人。可通过包括传统的疝成型术及聚丙烯纤维修复网加强的改良手术对其进行根本的治疗，术后停透12～14天后继续腹膜透析并很少复发。术后改维持性不卧床腹膜透析为夜间腹膜透析可减少复发。

（2）对原先有疝的病人应详细检查，并在腹膜透析之前进行修复。对有症状的疝应该仔细诊断并及时治疗。

腹膜透析患者腹壁及外生殖器水肿的原因及处理方法

在维持性腹膜透析的病人中，逐渐地出现了腹壁的水肿以及外阴部的水肿，外阴部水肿会造成病人的痛苦以及生活上的不方便。腹壁及外生殖器水肿是腹膜透析的并发症之一，占腹膜透析并发症的 1%左右。其中以持续性不卧床腹膜透析最为常见。多是发生在腹膜透析置管术的第一周和开始腹膜透析治疗后的 1 个月。

1.原因

最常见原因为腹膜透析液渗漏，渗漏的原因有：

（1）植管术中腹膜切口过大，腹膜荷包缝合、结扎不牢，或腹壁张力过大以及荷包缝合针比较粗导致针眼过大，透析液渗漏。

（2）病人年龄过大（＞60 岁）、肥胖、类固醇激素的使用，尤其糖尿病性肾病病人的伤口愈合缓慢，也是导致渗漏的原因之一。

（3）腹膜透析管腹壁段破损（也就是腹透导管在腹壁中的那一段儿破了）导致腹透液从破损的地方流出来了。腹透液就存留在腹壁内。

（4）腹膜透析液在腹腔内高压的情况下，经潜在的睾丸鞘膜隙进入睾丸鞘膜腔内引起积液和阴囊壁水肿，女性病人则表现为阴唇水肿。

2.处理方法

持续性不卧床腹膜透析病人出现腹壁及外生殖器水肿时应首先明确是不是因为透析液渗漏导致的，同时据渗漏的程度分别采用以下处理方法：

（1）卧床休息，避免下地长时间的走动，这样会加重水肿，卧位的时候可以促进水肿部位存留积液的回吸收。同时加强营养，纠正血糖、蛋白质代谢紊乱，促进腹膜破口愈合。尽量避免咳嗽等使腹压增加的情况，必要时可用止咳药。有便秘的患者应给予通便药。

（2）减少透析液量，每次1000ml，也可停透3～4天或1～2周。

（3）改持续性不卧床腹膜透析为持续性循环腹膜透析、夜间腹膜透析或卧位透析。

（4）如果以上治疗措施不能改善患者的水肿情况，可考虑行腹腔镜及手术修补术。

（5）如果腹壁或外生殖器水肿特别明显，可以用芒硝细颗粒装入布袋后放于水肿处，可暂时使水肿减轻。

（6）如手术后透析液渗漏复发，建议改为血液透析治疗。

腹膜透析病人出现血性透析液的原因是什么？如何治疗？

长期维持性腹膜透析的病人，血性透析液的发生率为30%，其中绝大多数不需进行特殊处理，仅仅约1%的病人需要输血或者外科协助处理。

1.原因

维持性腹膜透析病人出现血性透析液的原因众多，常见的原因有：

（1）手术中，植管操作过程中对腹壁及大网膜血管的损伤。

（2）女性病人由于外在性子宫内膜异位症，经血倒流及慢性盆腔炎时盆腔腹膜炎性充血，月经期由于雌激素水平增高导致充血的毛细血管破裂出血，出现血性透析液。黄体破裂及卵巢肿瘤破裂也是血性透析液的原因。

（3）多囊肾及肝动脉瘤破裂出血，导致血性透析液出现。

（4）盆腔放射治疗引起的腹膜损伤。

（5）血小板减少等全身出血性疾病。

（6）伴有上呼吸道感染的IgA型肾小球肾炎。

（7）体外震波碎石术后。

（8）腹腔慢性炎症粘连后粘连带破裂出血。

2.处理措施

加强腹膜透析治疗，如果透出液的颜色变浅，不影响透析，可不做特殊处理。必要的时候可以加用止血药，如酚磺乙胺（止血敏）、巴曲酶（立止血）、维生素 K 等。有的医生建议必要时可于透析液中加入去甲肾上腺素 1mg/L，但是过多使用会使腹膜通透性下降，影响透析效果，因此应慎用。上面的处理无效或血性透出液持续或有加深迹象，伴有血色素和血压的下降时，应立即请外科协助剖腹探查。

什么是早期腹膜透析液渗漏？透析液渗漏的原因是什么？

早期腹膜透析液渗漏即植管后的 30 天内发生腹膜透析液渗漏。根据国外的文献报道，在正中切口植管的病人中，可有 7%～29% 发生早期腹膜透析液渗漏，而经旁正中切口者中仅占 6.5%。

1.发生腹膜透析液渗漏的危险因素

（1）肥胖：肥胖的患者皮下组织松软，对于导管的包裹和压迫作用较小，因此腹膜透析液容易从缝隙中流出。

（2）糖尿病：糖尿病病人的皮下组织亦是松软，并且术口恢复比较慢，容易导致腹透液渗漏。

（3）年龄＞60 岁：年龄比较大的病人肌肉量减少，皮下组织较松弛，因此腹膜透析液容易顺着腹膜透析管渗出。

（4）多产妇：生孩子比较多的女性，腹部比较松弛，对于导管的压迫、包裹作用小，容易出现腹透液渗漏的情况。

（5）长期应用类固醇激素的病人：激素可以导致病人皮肤菲薄，导致腹透液渗漏。

（6）多次植管：多次植管导致皮肤瘢痕、纤维化，术口恢复比第一次手术时间长，因此容易导致腹透液渗漏。

2.表现

为导管周围渗漏，前腹壁局限性水肿及引流量减少。出现早期渗漏增加隧道感染和腹膜炎的危险性，常需要预防性使用抗生素，可暂时停止持续性不卧床腹膜透析治疗，改为小剂量卧位间歇腹膜透析或夜间间断腹膜透析，如果渗漏较多，可停止腹膜透析2周，改作血液透析，大多数渗漏可得到解决。难治性渗漏非常少见，一旦发生这种情况，需进行CT检查明确渗漏部位，并需要进行必要的外科手术修复，必要时需要重新置管。有学者认为渗漏与植管的经验及腹膜荷包缝合固定有密切关系。

腹膜透析病人出现胸水的原因以及处理措施

胸水是腹膜透析常见的并发症之一。

1.原因

（1）体内水分过多。尿毒症患者腹膜透析超滤下降，或饮食控制不良可致胸水增加。

（2）特发性尿毒症性胸水。病因不明，可为血性或纤维渗出性的，少数患者胸水为胶状。常合并有低蛋白血症、肝硬化、充血性心力衰竭等。

（3）合并结核性胸膜炎。尿毒症患者机体抵抗力较差，结核发生率明显高于常人。故有胸水时应认真寻找结核证据，及时处理。

（4）获得性或先天性胸腹交通。由于横膈先天性交通或腹膜透析液注入腹腔使腹内压增加横膈的薄弱处破裂所致。由于胚胎发育因素，胸腹交通常在右侧，多与左侧膈肌由心包覆盖有关。部分病例尸检时未发现膈肌有解剖学上的缺陷，估计是腹内液体在高压时经膈淋巴管进入胸腔所致。横膈缺损伴单向活瓣机制时，可出现张力性胸水。

2.处理措施

（1）胸腹交通性胸水的治疗。

1）暂停腹膜透析或改 CAPD 为间歇性腹膜透析（IPD），并减少透析液用量。部分患者可继续腹膜透析。

2）胸穿或胸腔闭式引流改善呼吸功能。

3）外科手术：可行横膈膜折襞术，胸膜切开术，术后可重返腹膜透析，很少复发。

4）化学胸膜固定术：胸腔注入四环素、土霉素、50%葡萄糖液、纤维结合素或胸腔内撒滑石粉，促使横膈缺陷闭合。

5）如以上治疗无效或患者不愿继续腹膜透析，可改做血液透析。

（2）如因为水分过多或尿毒症透析不充分所致的胸水，应加强透析，必要时改血液透析可使胸水缓解。

（3）结核性胸膜炎的治疗：抗结核治疗。

维持性腹膜透析病人出现呼吸功能不全的原因及处理方法

1.原因

（1）腹膜透析时大量透析液进入腹腔使横膈活动受限，致呼吸功能降低。特别是慢性阻塞性肺部疾患的患者，肺功能明显减退。

（2）由于透析不充分，大量代谢产物积聚，肺毛细血管通透性增加以及水分限制不严、低蛋白血症、感染、贫血及血压控制不良所致肺水肿。

（3）大量胸水压迫或尿毒症性胸水并发的纤维素性胸膜炎使肺扩张受限。

（4）肺部感染如肺炎或结核所致肺不张及肺换气功能下降。

（5）糖负荷过多：腹膜透析液中大量糖的吸收及静脉高营养

等使患者摄入的碳水化合物过多，使 CO_2 产生大大增加。为清除过多产生的 CO_2，机体需进行过度通气，从而引起患者呼吸困难。

2.处理

（1）给氧，无 CO_2 潴留的呼吸功能不全可适当增加氧流量或浓度，缓解患者的呼吸困难。

（2）拍背，多作深呼吸，稀释痰液，保持呼吸道通畅。

（3）对有慢阻肺的患者，选择腹膜透析应非常谨慎。对必须选择腹膜透析的慢阻肺患者，应减少透析液量，增加交换液体的次数。热量的补充除了从腹膜透析液中补充的葡萄糖的热量（占总热量的 8%～20%）外，胃肠道补充应为主要途径。对已出现呼吸功能不全的患者，也应采用少量多次透析法或停腹膜透析改用其他透析方式。

（4）加强抗感染治疗。

（5）纠正肺水肿，减轻心脏负荷，扩血管降压。

（6）充分透析，抽吸或引流胸水。

（7）对呼吸功能不全的患者，每日碳水化合物摄入量（包括腹膜透析液内吸收的）应限制在 2kcal 以内，以免过多吸收引起糖负荷过重，影响患者呼吸功能。

维持性腹膜透析病人出现腰背痛的原因以及处理方法

在长期腹膜透析的病人，会出现不明原因的腰背部疼痛，严重影响了病人的生活质量，同时会给病人带来很大的心理压力。

1.病因

（1）腹膜透析液注入引起腹腔内压力增加，站立时脊柱前突对下腰部肌肉是一种负荷，使背肌疲劳。

（2）用自动循环腹膜透析装置注入透析液时，可能会引起空气的注入，急性气腹可引起持续的肩背部疼痛。

（3）原有腰椎、脊柱退行性病变或代谢性骨病及椎间盘疾患在腹内压增加后复发。其他脊柱外疾病如肥胖、腹肌薄弱及髋部关节炎等，也可引起腰背部的疼痛。

2.处理

（1）缓解腰背部疼痛，训练腰部肌肉，如卧立位骨盆倾斜运动。

（2）如为气腹引起的腰背痛，可让患者取垂头仰卧位或膝胸卧位，促进气体排出。

（3）对症治疗：局部按摩或理疗，必要时可加用非甾体抗炎药。

维持性腹膜透析治疗的其他并发症以及处理方法

1.阴道接触透析管自发穿入直肠

腹膜透析患者发生阴道瘘及透析管穿入直肠均有报道。患者于植管后出现会阴部及下腹部不适。每次向腹腔注入透析液时即有液体从阴道及肛门流出，漏出的液体与透析液成分相同。腹腔注入亚甲蓝后发现阴道及肛门漏出液呈蓝色。阴道瘘及透析管穿入直肠的成因多与透析管相对较长有关，长期反复刺激子宫膀胱陷窝处的腹壁及肠壁，造成局部破损。

发生上述情况时均应停止腹膜透析，加强抗感染及对症支持。置管时尽量避免透析管插入腹腔过深过低。

2.乳糜性透出液

腹膜透析患者偶有乳糜性透出液出现。透出液呈乳白色，患者无明显腹痛及发热，透析液常规可有极少的白细胞，细菌培养阴性，而乙醚试验阳性。多数情况下与进食动物高蛋白或高脂肪饮食有关，调节食谱，透出液可望转清。也有部分患者无诱因出现乳糜透出液，未经特殊治疗数月后自行消失。确切机理不明，但未见因此影响腹膜透析进行的报道。

3.听力损伤

听力损伤的判定以语言频率听阈值（500Hz、1000Hz、2000Hz）的平均值或高频听阈值（4000Hz、6000Hz、8000 Hz）的平均值（意大利 Amplaid20 听力计）大于 30dB 为听力损害。内耳与肾脏在抗原性、组织学结构和药物作用机理等方面非常相似，加之内耳有氧代谢消耗能量，ESRD（终末期肾脏病）患者常有听力损害，PD（腹膜透析）时低血压和快速超滤或动脉硬化均可使耳蜗缺血，加重听力损害。主要为感音神经性耳聋，尤以高频听力损害更常见。耳聋为不可逆性，肾移植也不能提高听力。

4.白内障

腹膜透析患者血循环中与晶体内溶质 BUN（尿素氮）浓度差异太大或微量元素缺乏，加之血中葡萄糖增加，使晶体蛋白糖基化，晶体内产生大量山梨醇促使晶体纤维化导致白内障，视力丧失。充分透析，加强营养可减少白内障的发生，必要时可到眼科治疗。

5.获得性肾囊肿及肾恶性肿瘤

腹膜透析患者可发生获得性肾囊肿（ACKD），多见于腹膜透析年限长者。ACKD 是腹膜透析患者肾肿瘤的高危因素，伴发肾肿瘤的比例为 4%～10%，肾癌一旦明确诊断，大多已属晚期，难以手术治疗。如无恶变，ACKD 患者仍可继续腹膜透析。

维持性腹膜透析病人的维生素缺乏的原因

维生素是维持机体生命活动的重要物质，大多数在体内不能合成而需从食物中补充。大多数维生素都参与辅酶的合成。人体内必需的微量元素约有 20 种，由于肾功能丧失及从透析液中丢失及器官间转移等使某些微量元素的含量出现增减，可发生微量元素的缺乏或过多而导致急性或慢性中毒，从而影响重要脏器的功能。所以尿毒症及透析时维生素及微量元素的代谢紊乱会对机体的物质代谢产生重要的影响。

腹膜透析患者常见的维生素缺乏的原因

（1）慢性肾功能不全时合并的代谢性酸中毒及大量的尿毒症毒素蓄积使患者食欲减退、恶心、呕吐，致摄入不足。尿毒症时的食物限制也导致部分患者维生素缺乏。

（2）尿毒症毒素的刺激或低蛋白血症时肠道黏膜的水肿致维生素吸收不良，以及不规则使用抗菌药物使维生素的吸收受阻。

（3）尿毒症患者机体抵抗力低下，机体易发生感染使机体对维生素的需要增加，腹膜透析时大量的水溶性维生素从透析液丢失。

维持性腹膜透析病人微量元素的变化原因

（1）肾功能丧失使依赖肾脏排泄的微量元素排泄减少，引起体内蓄积，如锶、锂、砷、锡等。

（2）口服药物或静脉输入营养物及血等可使血中铝及铁增加。

维持性腹膜透析病人维生素 A 的代谢紊乱的原因

尿毒症患者由于肾脏对维生素 A 的排泄减少，使尿毒症患者体内的维生素 A 的含量不是减少而是增加。维生素 A 的主要生理功能为维持表皮完整及骨骼的正常发育。当大量的维生素 A 在体内蓄积后可引起患者的食欲下降、皮肤色素沉着及干燥，同时可因钙和骨代谢异常而产生肾性骨病。部分患者可有高钙血症、继发的甲状旁腺功能亢进。

维持性腹膜透析病人维生素 D 的代谢异常原因

肾脏是合成维生素 D 活性代谢产物 $1,25\text{-}(OH)_2D_3$ 的主要器官。维生素 D 通过调节破骨细胞分化，促进骨的吸收，是最强的骨钙动员物质。它同时使肾小管的钙磷吸收增加，促进骨样组织和软骨钙化。肾功能减退早期，肾 1-a 羟化酶的活性减低，钙三醇的生物合成减少，使肠道钙吸收障碍，血钙浓度下降，甲状旁腺激素分泌增加，从而通过骨钙转移及肾小管对磷吸收的减少维持钙磷平衡。而当肾功能进一步下降后，磷的滤过减少，肾小管对磷的重吸收减少，发生高磷及低钙血症，肾性骨营养不良。临床上表现为下半身持重骨的疼痛、近端肌无力、骨折、身高缩短及皮肤钙化所引起的严重瘙痒等。

维持性腹膜透析病人维生素 E 的代谢异常原因

维生素 E 是人体内具有广泛生理功能的极为重要的营养物质。食物中有 20%～40% 的维生素 E 被吸收。维生素 E 摄入与吸收的量成正比。它除了与人的生育功能有关外，还是一种天然的抗氧化剂，在清除活性氧及稳定细胞膜方面有重要作用。同时，维生素 E 还有增强免疫及改善尿毒症患者的贫血作用。尿毒症患者由于维生素 E 的摄入不足、吸收不良及消耗过多，可造成维生素 E 的缺乏，使红细胞的膜易被氧化，红细胞的寿命因此缩短。另外，骨髓中 8-氨基 y-酮戊二酸合成酶的活性因维生素 E 的缺乏而降低，使血红素合成障碍。维生素 E 的缺乏还可造成红细胞铁的利用障碍，加重贫血。尿毒症患者的机体免疫功能低下也与维生素 E 的缺乏有一定关系。腹膜透析的患者多有维生素 E 的缺乏，但是否需要补充尚有争议。

维持性腹膜透析病人水溶性维生素的代谢异常原因

1.维生素 B_6

70% 的尿毒症患者有维生素 B_6 的缺乏，慢性肾衰时的维生素 B_6 的缺乏可造成机体多系统功能障碍。因为维生素 B_6 是促进核酸及蛋白质代谢的重要物质。尤其重要的是维生素 B_6 的缺乏可使免疫系统的功能受到很大影响。由于维生素 B_6 缺乏所致的低色素小细胞性贫血及消化功能障碍和脂代谢紊乱并非少见。腹膜透析患者由于从透析液中丢失过多，故宜每日补充维生素 $B_6$10mg。

2.维生素 C

食物中的维生素 C 能经胃肠道吸收。正常成人每日的维生素 C 需要量为 60mg/ d。维生素 C 的生理功能广泛，参与体内的氧化还原反应，促进铁的吸收，并促进胆固醇的代谢。但大量的维生素 C 从尿中排出可使尿中的草酸增加，过多的草酸沉积于体内各脏器可引起炎症及纤维化和功能障碍，故尿毒症患者如无明显的维生素 C 缺乏的证据或合并高草酸血症时，不宜盲目补充维生素 C。腹膜透析患者由于每天从透析液中丢失维生素 C，可每日补充 100mg 左右的维生素 C。

3.维生素 B_{12} 及叶酸

维生素 B_{12} 存在于肝、肉等食品中，但它的吸收需要一种糖蛋白即内因子的存在。叶酸最初在动物的肝脏被发现，后来发现植物中含量很高。叶酸在小肠被吸收的过程中被转变为四氢叶酸。正常人全身的储量为 5～10mg。叶酸及维生素 B_{12} 均参与体内一碳基团的代谢，在嘌呤和嘧啶的代谢中起重要作用。对维持正常红细胞的形态有促进作用。约 10%的尿毒症患者有叶酸的缺乏，临床上表现为骨髓中三系均增生活跃，红系以大晚幼红细胞增生，粒系以中晚幼粒细胞增生，巨核细胞以裸核及产板少的巨核细胞为主。而周围血则常有两系及三系的减少。持续性不卧床腹膜透析患者由于大量叶酸从透析液中丢失，常须补充一定量的叶酸。但过量补充可导致乏力、易怒、头痛、失眠等症状。维生素 B_{12} 由于相对分子质量较大不易被透出，除非使用促红素，否则，一般不需另行补充维生素 B_{12}。

维持性腹膜透析病人腹膜炎的处理

腹膜炎的诊断主要根据临床表现、透出液常规和实验室病原学检查，具备下列三项中的两项可诊断为细菌性腹膜炎：

（1）腹膜炎的症状和体征，如在透析中出现腹痛，或腹部压痛及反跳痛，透析液浑浊。

（2）透出液混浊，白细胞数＞$0.1×10^9$（$100/mm^2$），其中中性粒细胞数＞50%。

（3）透出液革兰染色或培养证明腹膜透析液中有细菌存在。

病原学检查对诊断具有重要的价值。但是在腹膜炎早期由于透析液的稀释，病原学检查不易得到阳性结果。透出液检验标本收集方法是早晨排空隔夜腹腔液，灌入 2L 新鲜透析液，4 小时后从透出液中收集 10 ml 送检。有人报道透出液经离心或微滤器滤过的细菌培养的阳性率达 90%，透出液离心涂片的阳性率可达 50%，后者方法简单、迅速、易行。

1.腹膜炎的处理

（1）早期诊断，一旦出现腹膜透析液混浊，无论有无腹痛，应怀疑腹膜炎。及时留取第一袋浑浊透出液送检，包括细胞计数和分类、革兰染色和病原学培养。

（2）一旦考虑为腹膜透析相关性腹膜炎，留取标本后即采用一定量 1.5%腹膜透析液持续冲洗腹胶直至透析液清亮为止。然后开始抗感染治疗，抗生素使用不得推延至 12 小时以后。

（3）初始治疗可经验用药，应选用覆盖革兰阴性菌和革兰阳性菌的抗菌药物，联合使用。局部用药和静脉用药同时进行，静脉用药应选择对残余肾功能影响较小的药物。一般病原菌抗菌药物疗程 2 周左右，金黄色葡萄球菌、铜绿假单胞菌及肠球菌等为 3 周。

（4）腹腔冲洗完毕后用生理盐水 50～100 ml 加入庆大霉素 4

万单位或阿米卡星 0.5～0.1g 留腹。为避免纤维蛋白凝块形成，腹腔可注入适量肝素，同时使用生理盐水 20ml 加入肝素 20 mg 封管，一般封管时间为 3～5 天。待培养结果出来后改用敏感抗生素，重复 2～3 次，期间必要时可行血液透析。

（5）一旦诊断为真菌性腹膜炎，则应拔除导管，使用抗真菌药物。可考虑在 1～2 个月后重新置管。

（6）结核性腹膜炎一般采取四联疗法。局部和全身用药相结合。无效者拔除导管并继续抗结核治疗。

2.预防

（1）持续质量改进，教育患者采用正确的无菌技术。洗手、戴口罩、不可触碰无菌部位等；监督患者的操作技术并进行再培训，集中注意力、保持换液桌面的清洁、换液时光线要充足等；建立标准的规程，寻找腹膜炎发生的原因并进行相应的改进。

（2）预防出口处和隧道感染。

（3）加强腹膜透析病人教育和培训，内容包括腹膜透析的环境要求、透析管的护理、卫生常识、检查腹膜透析液的质量、无菌操作的训练、腹腔感染的观察与处理等。

（4）纠正营养不良，充分维持性腹膜透析治疗、加强营养、注意残余肾功能保护等。

与维持性腹膜透析治疗相关的消化系统并发症

1.食道反流

许多持续性不卧床腹膜透析肾衰竭患者常有腹胀、反酸、呃逆等症状。腹膜透析时高容量腹膜透析液灌入腹腔，腹腔内压力升高，使食道下端贲门处压力升高，导致食道下段痉挛，从而发生食管反流，患者出现腹胀、反酸及呃逆。但国外的研究人员发现腹腔内灌入 1.5～2.5L 腹膜透析液后，进行食道测压，患者食道内压和食管下段括约肌压力并无明显增加，提示其他原因也可导致患者出现上述症状。应注意膈下脓肿、淀粉样变、电解质紊乱等也可导致患者出现上述表现。患者出现上述症状时应行食道测压、腹部 B 超、电解质检查。可使用甲氧氯普胺、吗丁林及西沙必利等胃动力药物，必要时减少每次腹膜透析液交换量，待患者症状消失后酌情增加透析液交换量。

2.小肠穿孔

该并发症较罕见，常与腹膜透析导管有关。腹膜透析时，透析导管长时间压迫患者小肠壁，导致小肠出现压迫性坏死，从而发生小肠穿孔。患者常感腹痛，但不如急性腹膜炎剧烈，可能与溢出的部分肠液被大量腹膜透析液稀释有关。这种腹痛多是逐渐越来越重的。在腹膜透析患者出现腹膜炎时，应排除本并发症的可能。一旦确诊需外科手术处理。

3.肠道出血

肠道出血是腹膜透析患者的一个少见并发症。有报道腹膜透析患者肠道出血时改行血液透析，患者出血症状减轻，提示腹膜透析有关因素可导致患者发生肠道出血。腹膜透析有可能导致黏膜缺血，可能的原因是肠道血流低灌注所致的血管内压力降低。透析时加用葡萄糖可引起肠出血，可能与高渗腹膜透析导致肠黏膜血管扩张破裂有关。

4.胰腺炎

持续性不卧床腹膜透析病人常有并发急性胰腺炎的可能。腹膜透析时，腹膜透析液通过网膜孔进入与胰腺所在部位的小网膜囊中，透析液中的某些成分，如高渗糖、细菌产物及某些难以鉴别的毒性物质、透析液低 pH 值等可刺激胰腺，可引起急性胰腺炎。此外，高甘油三酯血症、补钙或给予维生素 D_3 所致的高钙血症也是急性胰腺炎的危险因素。其临床表现主要为腹痛、体温升高伴恶心、呕吐等全身症状，并可有反复发作。部分患者可无症状，仅尸解发现胰腺纤维化，钙化和囊性变方确诊。有时急性胰腺炎的诊断比较困难，常误诊为腹膜透析相关性腹膜炎，临床上应引起高度重视。如患者拟诊为腹膜炎，但病原菌检查为阴性，且腹痛局限在上腹部时应考虑有急性胰腺炎的可能。可测定患者的血、尿淀粉酶。如血淀粉酶高达正常的 8 倍以上则有诊断价值，轻度增高则很难与慢性肾衰本身所致的血淀粉酶升高相鉴别。此外，影像诊断如 CT、超声可显示胰腺充血、水肿或假性囊肿形成。持续性腹膜透析病人急性胰腺炎治疗与非透析患者相同，但死亡率更高，宜及早发现，早期治疗。

5.肝脓肿

长期腹膜透析患者全身机体抵抗力下降，特别是肠腔长期浸泡在透析液中，肠壁屏障功能降低，肠壁内的细菌经黏膜侵入血流，沿门静脉侵入肝脏，常形成多发性肝脓肿。此外，在透析合并腹膜炎时，腹膜透析液中的细菌可直接侵入肝实质形成脓肿，特别在时间较长，不易控制的腹膜炎中应警惕。患者出现右上腹痛、右上腹包块、厌食、恶心、呕吐、呃逆及腹膜炎反复不愈时，应考虑有肝脓肿。CT、B 超有助于诊断。确诊后可给予强有力的抗菌药物抗感染，如脓肿比较大，可在 B 超引导下穿刺抽脓。如治疗效果欠佳可进行手术治疗。

6.肝包膜下脂肪沉积

见于糖尿病性肾病所致肾衰竭，多因腹腔内使用胰岛素所致，主要病变见于肝脏外表面，经常见于腹腔内透析液接触的部分。肝包膜及脂肪沉积，其厚度与人体肥胖程度及使用胰岛素的剂量大小成正比。脂肪沉积处的胰岛素浓度高于外周组织，故引起该部位脂肪重新代谢酯化，有时可引起脂肪性坏死，但多不引起严重病变，肝功能大多正常。临床上常易误诊为肝脏转移癌。曾有腹痛的持续性不卧床腹膜透析病人，CT 扫描考虑为肝脏转移癌，后经穿刺活检证实为脂肪沉积的报道。

维持性腹膜透析治疗可以导致腱鞘炎、肌腱断裂与钙化性关节周围炎吗？

维持性腹膜透析治疗的病人常出现特发性肌腱断裂，且多为负重部位的肌腱，如股四头肌、肱二头肌肌腱断裂，确切的发病机制不清。有人认为与甲状旁腺功能亢进和骨萎缩有关。钙化性关节周围炎在血液透析和腹膜透析患者中均可见。主要是钙盐，如二羧焦磷酸钙、草酸钙在关节周围沉积，刺激关节周围组织及滑膜，导致这些受累部位出现炎症反应。导致钙盐沉积的原因似与甲状旁腺功能亢进以及由此出现钙磷比积变化有关，也有人认为与以上因素关系不大。钙化性关节周围炎在间歇性腹膜透析时易于出现，而改用持续性腹膜透析后可得到改善。

维持性腹膜透析治疗可以导致尿路结石吗？

有报道慢性肾衰患者接受维持性不卧床腹膜透析治疗 6～9 个月后，有 5.4% 的患者发生肾脏排石。结石多为单羧草酸钙结石，其基质由蛋白和磷酸钙所组成。正常情况下，草酸盐经肾小球滤过，也可由近曲小管分泌。肾功能恶化后，草酸盐由尿排出减少而潴留于血中，形成高草酸盐血症，在血中溶解度较差，而沉积于肾、骨、血管及神经组织中。有研究证实，维持性腹膜透析治疗每天可清除草酸盐 $300\mu mol$。维持性腹膜透析治疗患者尿钙浓度下降而草酸盐浓度增高，其活性乘积处于一种不稳定状态，依赖于草酸盐和钙的浓度。肾衰竭时尿中钙离子虽然浓度偏低，但足以改变与草酸盐的乘积，形成结晶。服用 1，25-（OH）$_2$D$_3$ 可改变尿钙浓度，是形成尿路结石的危险因素之一。而口服维生素 C100 mg，每日 3 次，可使血中草酸盐增加 20%，故维持性腹膜透析治疗患者维生素的使用是增加血液中草酸盐的主要因素，而口服维生素 AD 则可使草酸盐降低。

干细胞移植可以应用在肾脏疾病中吗？

血液透析、腹膜透析、肾移植是替代终末期肾病患者肾功能的有效方法，但是透析只能间歇性的替代肾脏的部分滤过功能，不能完全替代肾脏的全部功能（代谢、内分泌功能等），需要长期依赖，并且急、慢性并发症较多，严重影响患者的生存质量及社会回归率。肾移植存在供体器官来源匮乏、免疫排斥等诸多问题，故人们把研究转向了干细胞生物工程，以期提高患者的生存质量及社会回归率。干细胞是一类特殊的未分化细胞，主要存在于胚胎和成体中，具有长期自我更新、多向分化的潜能，在特定的条件下，可分化形成多种终末细胞。近年来干细胞治疗在血液病、肿瘤、肝病等各个领域逐步发展和应用，同时也为肾脏疾病治疗学的研究带来新的契机，可用于减少毒素、组织修复及治疗缺血导致的肾损害等。干细胞移植是如今生物医学研究中最热门的话题，它将为急、慢性肾脏疾病的治疗开辟新的道路。

干细胞是一类长期具有自我复制、增殖、自我更新能力的未分化细胞，具有多向分化潜能，属人体的起源细胞，不同来源的干细胞分化潜能各异，被医学界称为"万用细胞"。干细胞移植技术是一项再造组织器官的新医疗技术，能够替代病变或衰老的组织器官，实现组织器官的无排斥移植及无损伤修复，现已广泛涉及传统医学方法难以医治的多种难治症的治疗，应用前景十分广阔。但是道路也是曲折，也有许多待解决的问题。

什么是肾移植?

提到肾移植,其实大家都不陌生,随着肾移植技术的发展,在生活中肾移植的病人逐渐多了起来。肾移植通俗的说法又叫换肾,就是将健康者的肾脏移植给有肾脏病变并丧失肾脏功能的患者。人体有左右两个肾脏,通常一个肾脏就可以支持正常的代谢需求,当双侧肾脏功能均丧失时,肾移植是最理想的治疗方法,当慢性肾功能不全发展至终末期,可用肾移植方法治疗。肾移植因其供肾来源不同分为自体肾移植、同种异体肾移植和异种肾移植,习惯把同种异体肾移植简称为肾移植。其他两种肾移植则冠以"自体"或"异种"肾移植以资区别。

肾移植的发展史

肾移植是指将健康的肾脏从一个人(供体)移植到另一个需要肾脏替代治疗的人(受体)的手术过程。以下是肾移植发展的历史概述:

第一阶段:早期实验和尝试(1902~20世纪50年代)

1902年,法国外科医生 Emile Jean Begin 首次尝试将犬的肾脏移植到另一只犬身上。1933年,苏联外科医生 Sergei Yudin 首次尝试将猴子的肾脏移植到人体,但手术失败。1954年,美国外科医生 Joseph E. Murray 成功进行了世界上第一例肾移植手术,将一对同卵双胞胎的肾脏移植给一名患有慢性肾病的受体。

第二阶段:免疫抑制药物的引入(1960~20世纪80年代)

1962年,美国医生 Roy Calne 首次使用免疫抑制药物(如硫唑嘌呤)来抑制受体对移植肾的排斥反应。

1967年,南非外科医生 Christiaan Barnard 进行了第一例肾移植手术,采用了心脏移植术的技术。

20 世纪 70 年代，免疫抑制药物的发展和改进，如环孢素 A 的引入，显著提高了肾移植的成功率。

第三阶段：技术进步和移植法的改进（20 世纪 90 年代至今）

20 世纪 90 年代，微创手术技术的引入，使得肾移植手术更加安全有效。

21 世纪，逆行性肾脏供血技术和活体肾脏移植的发展，提高了手术的成功率和移植肾的存活率。

近年来，随着器官捐献和移植的法律法规的改进，以及移植医学和免疫学的进步，使得肾移植成为一种相对安全和常见的替代治疗方法。

总的来说，肾移植在过去几十年里取得了巨大的进展，从最初的实验和尝试到今天的成熟。

肾移植的适应证和禁忌证

1.适应证

一般来讲，肾移植是终末期肾病最理想的治疗方法，故凡是慢性肾功能不全发展至终末期，均可用肾移植治疗。特别是由于手术技术和药物的不断进步，目前绝对禁忌证已很少。然而，术前全面了解患者病因、病变性质、合并症、并发症、机体免疫状态及与移植肾功能有关的危险因素等，对于评估肾移植的近远期预后仍然非常重要。

2.禁忌证

禁忌证同"活体供肾摘取术"，术前评估过程中禁忌证比适应证更需要谨慎考虑。

（1）绝对禁忌证

1）AHG-CDC 交叉配型结果阳性。也就是配型失败的病人，不能行肾移植。

2）依从性差。什么是依从性差，就是对于病人来讲，医生说什么基本上不听话的病人不建议做移植手术。因为手术后有重要的需要遵守的事情，并且移植后抗排斥药的按时服用以及定期复诊，根据病情，医生会进行相应的治疗方案调整，如果病人依从性差，可能导致严重的后果。

3）药瘾史。

4）严重的活动性感染。

5）活动期恶性肿瘤。

6）预期寿命＜5年。

7）妊娠期间的女性病人。

8）无联合器官移植条件时，合并有其他器官的终末期疾病，如心力衰竭、肝衰竭等。

9）持久性凝血功能障碍性疾病。

（2）相对禁忌证

1）血型不相容（亲属活体供肾）。而对于尸体供肾，血型不相容多被认为是绝对禁忌证。

2）年龄＞65岁。

3）BMI＞35kg/m²，BMI是体重指数，一般建议BMI在18.5～24之间，BMI过大提示心肺功能基础较差。

4）心脏病史。

5）药瘾史。

6）HIV感染。

7）人类T细胞白血病病毒（HTLV）感染。

8）活动性肝炎。

9）严重肺气肿、肺部感染或支气管扩张等肺部疾病。

10）原肾病术后高复发率者。

11）流式细胞交叉配型（FCXM）阳性。

12）恶性肿瘤病史。根据恶性肿瘤类型，等待期 2～5 年不等。

慢性肾衰竭病人进行肾移植是一个重要的治疗手段，与血液透析和腹膜透析相比较而言，通过合适的肾脏移植，使得病人有更长的生存时间以及更好的生活质量。

肾移植前为什么需要配型？

对于肾移植前需要配型相信大家都是知道的，但是为什么肾移植前需要配型呢？做配型的意义是什么呢？为了避免或减少肾移植后发生排斥反应的可能，取得肾移植的成功和使移植肾长期存活。肾移植前必须进行包括有血型，淋巴细胞毒试验，人类白细胞抗原（HLA）系统和选择性进行群体反应性抗体（PRA）检查等多种配型。移植前血型配型一致，移植的肾功能正常，移植后没有明显的排斥。如果供者的肾脏与受者的肾脏不匹配，结果只能是出现超急性排斥反应，会导致病人有生命危险。

肾移植配型的步骤流程

1.血型检查

是指移植者和供体者的 ABO 血型检查，受体和供体的血型相同即可，若血型不同，只要符合输血原则即可。

2.组织分型检查

主要是检查受体和供体共享的抗原数量，可以识别两个人的身体组织之间的差异。

3.群体反应抗体（PRA）检查

是检查患者血液内抗体水平，抗体水平在一定范围之内，才可考虑移植，超过预定范围，需进行预处理，群体反应抗体阳性率越低，移植成功率越高。

4.淋巴细胞毒试验交叉配型（CDC）检查

是利用供体淋巴细胞和受体血清孵育，计算淋巴细胞死亡率，小于 10% 为阴性。

5.人类白细胞抗原（HLA）检查

主要有红细胞 ABO 血型抗原系统和人类白细胞抗原 A 系统检查，至少匹配三个点位以上。

肾移植的优点和缺点

1.优点

（1）长期透析治疗不仅费用昂贵，而且还存在多种并发症，这类病人的生活质量不高。可以说与透析相比肾移植是挽救尿毒症病人的一种比较有效的治疗方法。

（2）肾移植以后，患者肾功能可以迅速恢复，免除了病人的透析之苦。饮食上可以放宽很多。从面色到体态到精神面貌，移植前和移植后不可同日而语。提高了病人的生活质量，改善了病人的精神状态，从内心深处病人就觉得自己是正常人了，以前排尿是不可能的奢侈的事情，移植后病人是想尿就尿，这种感觉会让病人觉得开心、踏实，总之一句话，肾移植成功后病人觉得一切都是那么美好。

2.缺点

（1）药物反应：由于多数病人在术后需长期口服免疫抑制剂，这类药物易导致肾功能、肝功能受损，如病人会出现转氨酶升高，还会出现移植肾药物中毒引起的移植肾肾病。肾移植手术后，由于长期口服强的松，容易导致骨质疏松。

（2）感染：肾移植病人由于免疫力较低，较易继发病毒感染，常出现带状疱疹病毒感染、感冒等。病人由于长期口服大量免疫抑制剂，还易导致泌尿生殖系发生反复感染，常出现反复感染、迁延不愈的现象。

（3）排异反应：由于部分移植肾出现慢性排斥反应，部分病人会出现尿蛋白反复增高、局部消瘦和下肢水肿等现象。

（4）局部不适：部分肾移植病人在手术后，还会出现切口局部不适症状。

（5）继发损伤：由于移植肾移到髂窝处，会导致髂窝处出现明显隆起，在人流密集处应避免挤压，挤压后可能出现移植肾损伤。

（6）还有原发性肾脏疾病复发再次进入尿毒症需要透析的可能。

肾移植供体的类型

肾移植的治疗对象主要是终末期肾病的慢性肾病患者，也包括不可逆的急性肾衰竭者。供肾必须与受者血型匹配，并且无禁忌证，活体供肾应是年满 18 岁的健康志愿者。肾移植供者包括尸体供肾和活体供肾。

活体供肾的选择和评估

活体供肾肾移植包括血缘相关的活体供肾肾移植和血缘无关的活体供肾肾移植。前者包括父母子女间、兄弟姐妹间的肾移植，后者包括夫妻间、朋友及社会热心人士自愿捐肾者。最好的供肾者是单卵双胎供者，其次是兄弟姐妹，再次为父母或子女。

1.供者范围

《人体器官移植条例》规定，活体器官的接受人限于活体器官捐献人的配偶、直系血亲或三代以内旁系血亲，或者有证据证明与活体器官捐献人存在因帮扶等形成亲情关系的人员。

2.优越性

（1）可根据患者的需要及身体情况合理安排时间。

（2）活体供肾有更好的质量保证，有助于肾移植早期恢复。

（3）亲属活体肾移植不需等待供者，缩短移植前的透析时间，不必因长期等待供体而丧失移植时机。

（4）可有较多的供体选择时，可筛选出最理想的供体，减少术后移植肾排斥反应，术后药物用量可相对减少，减轻患者的经济负担。

（5）亲属供体术后移植发生排斥的机会减少，可获得更好的存活率。

（6）促进家庭间的亲情关系。

3.绝对禁忌证

（1）年龄＜18岁者。

（2）严重高血压或伴高血压所引起的器官终末期损害，高血压以24小时动脉血压为准，监测提示＞140/90mmHg者。

（3）有糖尿病史或两次空腹血糖＞7mmol/L或口服葡萄糖耐量试验2小时血糖＞11.1mmol/L者。

（4）任何情况下，尿蛋白＞300mg者。

（5）与年龄不符的肾小球滤过率异常者。

（6）有双肾结石病史者。

（7）有持续性镜下血尿者。

（8）精神状态不稳定、人类免疫缺陷病毒及乙型肝炎病毒、丙型肝炎病毒感染阳性者。

（9）有栓塞性疾病高危因素者。

（10）体质指数＞35kg/m^{2}的肥胖症患者。

（11）有恶性肿瘤病史者、慢性病患者及未控制的精神疾病者。

（12）身体状况差，不能耐受手术者。

4.相对禁忌证

（1）结核、乙型病毒性肝炎等慢性感染活动者。

（2）肥胖症患者。

（3）精神障碍的患者。

（4）下述肿瘤非活体供者的禁忌证：声带原位癌、基底细胞癌、宫颈原位细胞癌、皮肤未转移的棘细胞癌。

5.供者评估

（1）年龄：18～55 岁较适合。

（2）供者家族史：若有家族性肾病病史及遗传性肾病患者，不适作供肾者。

（3）病史及体格检查：无慢性病及全身性疾病但精神状况不稳定者不予考虑。

（4）实验室检查：血、尿、粪常规检查均在正常值范围。

（5）血液生化检查：血电解质、肾功能测定、血气分析、血糖、肝功能测定指标正常。

（6）感染方面检查：尿、痰、粪的细菌和真菌检查，口咽部分泌物涂片和培养，血中病毒感染化验如巨细胞病毒抗体、EM 病毒等检查无异常；抗 HIV 阳性者不应作为供者，常规做 HBV、HCV 检查等。

（7）影像学检查：X 线胸腹部平片、心电图检查、肝肾 B 超检查无异常。

（8）泌尿系统检查：对供肾及残存肾功能良好与否进行估计，双肾泌尿系静脉造影、肾动脉造影、肾血管 CT 三维成像。

（9）供者的心理状态和精神状态评估。

尸体供肾的选择和评估

尸体供肾是以脑死亡作为供者条件，包括有心跳的脑死亡供体和无心跳的脑死亡供体，以脑外伤供体最适宜，并且必须签署了自愿捐赠的同意书。

1.评估

（1）供者年龄：20～55 岁，但并非绝对。

（2）脑死亡前供者的情况：死亡之前有全身性疾病如糖尿病、高血压等应不考虑为供者；有心跳的脑死亡供体在供肾切除前血压最好维持在 90mmHg 以上，避免使用收缩血管和肾脏损害的药物，可使用利尿药；对无心跳的脑死亡供体，应注意休克时间不能过长。

（3）尸体供肾生前检查：ABO 血型应相容；必须进行肝炎病毒及肝、肾功能检查；供受者组织相容性检查。

2.绝对禁忌证

（1）不明原因的病毒感染者。

（2）感染性疾病：如抗-HIV 阳性者。

（3）存在不能控制的败血症者。

（4）确定的恶性肿瘤患者。

（5）急性肝炎、结核患者。

（6）药物滥用或 2 个月前有不安全性生活史者。

肾移植术后用药的注意事项

肾脏移植患者，只要移植肾脏有功能，就要终身服用免疫抑制剂（除同卵双生子之间的移植外）。用药的剂型、剂量要遵守医嘱，在医生的指导下调整药量，千万不要自己随便增减。术后除常规服用激素和免疫抑制剂外，若要应用与治疗有关的其他药物，如降压药、保肝药等都要征得医生的同意，并要遵医嘱按时按量服用。避免使用对肾脏有毒性的药物，如氨基糖苷类的庆大霉素、丁胺卡那霉素、链霉素等都应避免使用。如果必需使用，则应在严密观察和医生的指导下短期应用。特别注意，当感冒时不需要千篇一律地服用抗生素，因为感冒是病毒感染，用抗生素并无效果。在预防继发细菌感染时，应选用作用时间短、抗菌谱广的药物，服药同时应多饮水。避免应用免疫增强剂，这类药物一般都有不同程度的免疫增强作用，轻者可诱发急性排异反应，重者可导致移植肾衰竭。免疫增强剂主要包括：各种营养补品如人参、蜂王精，各种预防注射疫苗（如疫苗、菌苗等），各种生物制品如胎盘、免疫球蛋白、干扰素、转移因子等。

肾移植术后早期的生活注意事项有哪些？

肾移植后由于麻醉的作用，胃肠道功能不会很快恢复，此时需要禁食水。胃肠道功能恢复的标志是肠鸣音恢复和肛门排气。最初的食物以粥、鸡蛋羹最为适宜，逐渐过渡到普通饮食。但即使恢复了正常饮食也不宜食用动物肝脏及果核等食品。

肾移植后早期务必注意保持大便的通畅，以每天 1～2 次的软便为宜。如果出现大便干燥，要及时找医生采取措施，且不可用力排便，因为早期肾移植和肾周组织尚处于水肿状态，用力排便会明显增加腹压，挤压移植肾脏，有可能导致肾破裂，轻者要丢失移植肾脏，重者可能危及生命。

肾移植后早期需卧床，此时要注意适当翻身以防止褥疮，但要避免身体的扭曲。术后 5～7 天可下床活动，此时行动应缓慢，尽量避免突然下蹲动作。因为以上情况都可能挤压或牵拉肾脏引起意外。

肾移植术后饮食中的注意事项

肾移植是终末期肾病最有效的治疗方法，肾移植患者由于术前采取低蛋白饮食以及长期的血液透析，存在不同程度的营养不良。移植后长期使用免疫抑制剂，也不同程度影响机体代谢，引起低蛋白血症、高脂血症、糖尿病、高血压、电解质紊乱等，从而加重患者的营养不良状况，所以合理的饮食安排对肾移植患者尤为重要，不仅为肾移植患者提供良好的营养需求，也将极大提高移植肾患者的存活率。

肾移植术后患者的家庭饮食调理基本原则是补充适量优质蛋白、低脂肪、低胆固醇、低糖、低盐，适当补充矿物质和维生素。

（1）补充适量优质蛋白：对于术后蛋白质供给应根据患者肾功能耐受情况综合考虑，保证既满足机体需求又不增加尚未恢复功能的移植肾的负担。肾移植术后早期增加蛋白质供给可最大限度地减轻激素引起的副反应，减少肌肉蛋白的消耗，每天摄入量为 1.2～1.5g/kg 体重。手术后 3 个月由于激素用量的减少，蛋白质的摄入量调整为成人每天摄入量为 0.6～1.0g/kg 体重，若移植后仍需透析治疗，可适当增加蛋白质需要量。优质蛋白主要是动物性蛋白，如鱼、蛋、奶、禽、瘦肉，应减少食用植物蛋白，如花生、大豆、豆制品，其代谢后会产生大量胺，增加肾脏负担。

（2）低脂、低胆固醇饮食：肾移植术后高脂血症发病率达 60%，引起术后患者出现高脂血症的原因很多，如皮质激素、免疫抑制剂的使用，移植肾功能不全，膳食因素等等。所以术后患者饮食应清淡，以植物油为主，猪油、牛油等尽量少用，蛋黄每天不宜超过一个。南瓜、土豆、山芋和山药等有助于降低胆固醇。推荐食用鸡肉、鱼肉等，牛、羊、猪肉等"红肉类"少食用。忌油腻，不食用油炸食品，限制高胆固醇性食物，如动物内脏、蛋黄、蟹黄、鱼子、猪蹄、肉皮、鸡皮等的摄入。

（3）低糖饮食：肾移植术后，由于糖皮质激素的使用常会引起糖代谢异常，还可引起胰岛素抵抗性糖尿病，加之其他营养物质的缺乏也可加重肾移植患者糖尿病的程度，个体差异也是重要因素之一，所以肾移植术后糖类摄入不宜过高，注意加强血糖监测。

（4）补充矿物质和维生素：肾移植术后易引起高血压、低钙高磷血症和高钾血症，因此，应严格限制钠和钾的摄入。虽然肾移植能纠正甲状旁腺激素、钙、磷以及维生素 D 代谢异常，但由于肾移植后皮质激素及免疫抑制剂治疗仍能加重骨病，降低小肠钙转换，因此，应适当口服一些钙剂，但高钙摄入会增加肾脏钙结石形成。一般成人肾移植术后营养推荐钙摄入量为 800mg/d。肾移植术后需要增加含磷食品的摄入，磷摄入量应根据临床检验结果。鱼肉、骨头汤中富含磷，可适量补充。应多食各种新鲜蔬菜、水果，满足各种维生素的需要。忌用提高免疫功能的食物如白木耳、黑木耳、香菇、鳖、红枣、蜂王浆等。

肾移植术后的并发症

1.移植肾失功

指血管接通后无尿排出，最常见的原因为超急排异，其次为急性肾小管坏死（ATN），其他尚有环孢素 A 中毒，以及外科技术上的原因。淋巴毒实验阴性者很少发生超急排异，即使发生亦多在手术台上发现并诊断，但处理及其困难，通常需立即切除移植肾。活体肾移植很少发生急性肾小管坏死，因热缺血时间很短，但若手术发生意外，如大出血、休克、受者血管严重硬化使缝合困难等，偶可发生肾小管坏死。尸体肾移植肾小管坏死发生率达 40%，主要同肾的保存技术和方法、热或冷缺血时间、血管缝合时间及手术意外等有关。

2.肾移植术后发生早期肾功能不全

是指手术后移植肾已有功能，在观察期的 2 周内发生尿量减少和血肌酐升高。原因包括肾前性或肾后性、加速或急性排异反应、环孢素 A 中毒、感染等。肾前性原因有心功能不全、低血压、出血、血容量不足等。肾后性多为尿路梗阻，如输尿管坏死或狭窄、肾周围血肿或淋巴囊肿压迫等所致。另外，巨细胞病毒（CMV）感染亦可损害肾功能。

3.肾移植术后发生晚期肾功能减退

是指手术后 3 个月以上出现的肾功能减退，主要表现是血肌酐缓慢进行性升高，多数患者尿量正常。80%以上原因为慢性排异和慢性环孢素 A 中毒，其余可能为原有肾脏疾病在移植肾的复发，以及新的肾脏病变如肾炎、感染、结石等的发生。

异种肾移植的展望与未来

异种肾移植是一个复杂的课题，目前存在的最大困难是免疫排斥。随着生物科学和生物技术的快速发展，相关研究进展的不断突破，免疫排斥障碍可能被克服，例如可以通过基因改造或杂交猪成功解决异种移植间的排斥反应难题。异种肾移植在将来具有成为现实的可能性。当然实现异种肾移植面临重重困难，既要解决免疫学问题，还要解决生理学和传染病等问题。只要能有足够多的基础研究和临床试验证据，可以证明异种移植物能安全的解救生命，为人类造福，人们必然能坦诚接受。即使异种肾移植在动物实验已获得很大进展，但想要成功地应用异种肾移植于临床的道路还很长。必须进行谨慎的前期临床，严格筛查，制订一套合理的伦理制度，摸索由此研究和移植后可能带来的各种风险，这是不可脱卸的，必定是非常重要的、长期而艰巨的任务。我们始终相信，凭借人类的智慧，通过不断地努力研究，异种肾移植可解决器官短缺问题，解救患者，为之带来福音，人类终会能够长期并安全的应用异种移植物。异种器官移植发展的过程，这一人类还知之甚少的领域中，存在许多难点，也有急需解答的问题。一方面说明它的艰难，同时也说明它的生命力。现代高技术的应用，使得异种器官移植的研究和以前有着本质上的不同，如以改造供者的转基因技术为代表，研究得以大大加快步伐，因此，有科学家预言，在 21 世纪中后期，异种供器官将成为器官移植的主要来源。

随着异种移植免疫机制的阐明，对避免产生及抑制超急性排斥反应的研究不断有新的进展，对于受者可以采用以下方法避免产生及抑制超急性排斥反应，如异种抗原决定簇的抗体灌注法、免疫抑制剂、天然抗体清除法、天然抗体中和法、投用抗补体物质等。但是在异种移植中，如果存在供者的抗原性极强，仅靠受者方面的处理，作用是有限的。对此，在供者方面处理的研究，也非常活跃，如敲除异种抗原决定簇转换酶基因，应用基因工程的方法等研究，开辟了控制异种移植中超急性排斥反应的新途径。异种器官移植是一个重大的研究领域，有巨大的应用价值，应大力进行，直到克服各种障碍。

影响移植肾存活时间的因素有哪些？

1.饮食因素

影响肾移植长期存活的因素之一是饮食因素。如果患者在肾移植后没有注意饮食，经常食用含有高蛋白、高嘌呤、高盐的食物，如猪肝、鸡肝、咸菜、腊肉等，可能会加重肾脏负担，导致肾功能不全，从而影响肾移植的存活时间。

2.药物因素

如果患者在肾移植后没有遵医嘱按时按量服用免疫抑制剂，如吗替麦考酚酯、环孢素等，可能会导致免疫功能下降，从而影响肾移植的存活时间。

3.生活习惯

如果患者在肾移植后长期熬夜、过度劳累，可能会导致机体免疫力下降，从而影响肾移植的存活时间。

4.术后并发症

术后并发症也会影响肾移植的存活时间。如果患者在术后出现急性排斥反应，可能会导致肾功能下降，从而影响肾移植的存活时间。如果患者在术后出现血管并发症，如肾动脉血栓、肾动脉狭窄等，也可能会影响肾移植的存活时间。

5.免疫因素

如果患者在肾移植后患有免疫性疾病，如系统性红斑狼疮、类风湿关节炎等，也可能会影响肾移植的存活时间。

6.排异反应

首先看肾移植进入人体以后，一般移植肾的寿命是 8~15 年。平均起来，基本上在 10 年左右。它的原因主要是在于机体的免疫反应，因为这是一个异体的东西进入人体，人体会不断地发动免疫反应来消灭它，这个时候对移植肾会造成不断的伤害。

7.原发病

比如说像糖尿病、高血糖、高血压、高血脂等等，对于肾脏也会不断地造成伤害，这样就会导致病人移植肾存活有一定时间的原因。

所以说，做了肾移植的病人一定要充分地保护移植来的肾脏，可以提高移植肾的存活时间。建议患者在肾移植后需要定期到医院复查，可以通过血常规、尿常规等检查明确身体恢复情况。同时，患者还需要多休息，避免过度劳累，以免影响病情恢复。

肾移植术后的排斥反应

肾移植术后的问题主要有：肾排斥反应：新肾脏刚开始不能与新环境相处很和睦，它们彼此之间刚开始是不太适应的，所以会有一个排斥反应期。

当移植了他人的肾脏，这种"非己"的器官存在于受者体内，于是受到体内以淋巴细胞为主的免疫活性细胞的"攻击"。这就是医学上所称的排斥反应。排斥反应大致可分为四种：超急性排斥反应、加速性排斥反应、急性排斥反应及慢性排异反应。

1.超急性排斥反应

超急性排斥确实可以称为一种"超级"排斥。它来势凶猛，大多数于吻合血管开放后几分钟至几小时发生，也有人称之为"手术台上的排斥反应"。移植的肾脏突然变软，由红变紫，并很快停止工作。仅少数病人可延迟发生，但也只限于移植后的24小时内。超急排斥一旦发生，尚无治疗办法，一经确定诊断应切除移植肾。

2.加速性排斥反应

加速性排斥反应指术后3～5天内发生的排斥反应。病人表现为体温升高、尿少、血压升高、移植肾肿胀压痛、病情进行性发展、血肌酐迅速上升，病人需透析。其余病人开始治疗时有所改善，但停药后又复发，全身反应加重，移植肾区持续胀痛，肾功能不见好转，应尽快切除移植肾。

3.急性排斥反应

急性排斥反应是临床上最多见的一种排斥反应。发生于肾移植后第6天至术后3～6个月内，特别好发于移植后3个月内，以第5周发生率最高。据统计，肾移植后3个月内有30%的病人至少发生一次急性排斥。这段时间病人要按时随访、复查。抗排斥药，尤其是环孢素不得轻易改动，绝对听从医生指导。主要表现为：发热、尿少、血压升高、血肌酐上升。

对于急性排斥反应有时与突然变换抗排斥药有关。如环孢素+强的松+硫唑嘌呤，未重叠使用，有时则是与迅速减药有关。另外，不可忽视的是感染也可诱发急性排斥。对付"急排"的方法：大剂量甲基强的松龙冲击，抗淋巴细胞球蛋白或抗胸腺细胞球蛋白及专门特异性地针对排斥有关的T细胞的单克隆抗体。

4.慢性排斥反应

慢性排斥反应是指排斥反应发生在手术6个月以后。"慢排"的发生一般与以下几个因素有关：白细胞血型配合不理想、肾移植后早期发生多次的急性排斥、环孢素剂量长期不足、高脂血症等。主要表现为：内生肌酐清除率下降，以及多尿和低比重尿，甚至无尿。对于慢性排斥反应的治疗措施有：①调整免疫制剂、短程激素冲击；②抗凝，抗血小板聚集；②扩张肾血管。其中调整抗排斥药物包括：环孢素、FK506、强的松、霉酚酸酯、硫唑嘌呤、环磷酰胺、百令胶囊、雷公藤制剂等。当然，同样的药在不同的病人身上会出现不同的效果，这就要因人而异了，最终还是要听取医生的建议。

总之，病人术后出现排斥反应，要及时去医院治疗，不可耽误治疗时间。一定要尊重科学，定期复查，才能确保移植肾功能的持久、正常。

移植肾的存活率和寿命

肾移植的效果一般以一、三、五、十年的肾或人存活率表示，所谓肾存活是指肾脏有功能。肾移植后因为使用免疫抑制剂容易出现感染等合并症和药物的副反应，所以与血液透析疗法相比是否安全是大家所关心的。随着医学的进步，肾移植成功率有很大的提高，肾移植是比较安全的。据 2008 年器官移植大会介绍，我国肾移植的一年肾存活率为 90% 以上，五年肾存活率达到 90%，十年达到 60% 以上。这只是指移植肾的寿命，而人的寿命就长得多，和正常人没有多大区别。肾移植与透析相比，人的存活率高于肾的存活率。在我国不论肾移植还是透析，生存率低的原因除部分上由于技术水平的差距外，最重要的原因是难以承受医疗费用造成的。肾移植与透析相比长期的综合费用低，肾移植成功后可缓解或纠正大部分尿毒症及透析的合并症，所以肾移植与透析疗法相结合可延长尿毒症患者的寿命，改善生命和生活的质量。相信随着科学技术的发展和医学的进步，肾移植将更优越更安全。

肾移植前的准备

1.评估和筛查

在进行肾移植手术之前，患者需要接受全面的评估和筛查，确定适合接受肾移植手术的候选人，并排除潜在的不适宜条件。

2.寻找合适的供体

肾移植手术需要一个合适的供体器官，对于活体供体，需要进行详细的身体和心理评估以确保其健康和适用性。对于死亡供体，需要配型和排查相关的兼容性指标。

3.匹配测试

进行肾移植前，需要供体与受体进行匹配测试。包括血型测试、人类白细胞抗原匹配和特殊的免疫学测试，以确保供体和受体之间的兼容性。

4.健康状况优化

手术前，患者需要控制基础疾病如高血压和糖尿病，纠正电解质紊乱，管理并发症风险因素等。

5.心理评估和支持

心理评估和提供适当的心理支持非常重要，以帮助患者应对手术前后的情绪和压力。患者要保持良好的心态，不要过于紧张，要多休息，避免过度劳累。

尿毒症病人肾移植的时机

一般认为，尿毒症肾移植最佳时机是越早移植手术越好。为什么会认为越早越好呢？因为在尿毒症开始透析的早期，尿毒症的并发症少，尿毒症毒素对于人体组织器官的损害小，肾移植术后病人的好处也就越多，否则，移植的越晚，病人的心脏、肺部、周身血管、骨骼的并发症就多，患者即使移植后可能也难以完全恢复到患病之前的状态，有些损害形成后是永久性的。根据《Kidney International》研究表明，尿毒症患者越早进行肾移植，可能获益越大，风险越低，同时移植物的存活时间也会明显的延长，而且透析时间越长，移植后 6 个月之内，发生急性排斥的风险就越高。在实际中由于需要配型等待合适的供体，尿毒症患者在等待的同时，需要进行充分的透析，来纠正水电解质紊乱、酸中毒等并发症，从而减少肾移植手术可能出现的风险。

移植肾区疼痛的原因

肾移植后肾区微疼的原因较多，包括生理性疼痛和病理性疼痛，如排斥反应、感染、软组织损伤等。

1.生理性疼痛

肾移植手术过程中，肾脏周围的软组织会受到一定程度的损伤，可能会引起肾区微疼。这种疼痛通常比较轻微，而且随着时间的推移会逐渐减轻。

2.排斥反应

肾移植后，人体可能会对新肾脏产生排斥反应，这可能导致肾区疼痛。排斥反应的其他症状包括发热、尿量减少、肿胀等。

3.感染

如果肾移植后出现感染，也可能会导致肾区疼痛。感染的其他症状包括发热、寒战、疲劳等。

4.软组织损伤

肾移植后，如果不小心受到外力撞击等，可能会导致肾脏周围的软组织损伤，从而引起肾区疼痛。

5.尿路感染

尿路感染是移植肾的常见并发症，可导致移植肾部位疼痛。患者常伴有尿频、尿急、尿痛、发热等症状。

6.肾静脉血栓形成

是移植肾的严重并发症之一。肾静脉血栓形成可导致血液回流受阻，引起移植肾肿胀、疼痛。

7.局部血液循环不畅

如果是女性进行移植肾移植，可能是在取卵时对局部组织造成损伤，引起局部血液循环不畅，这时会导致肾脏部位轻微疼痛，一般不会很严重，不需要进行特殊治疗。

8.肾盂积水

如果移植肾出现肾盂积水，这时局部可能会有包裹性积液，所以会导致肾脏部位有疼痛感，需要及时到医院就医，然后根据医生建议进行治疗，必要时需将积液抽出。

9.其他原因

如移植肾周围积液、移植肾周围血肿、手术切口愈合不良等，也可引起移植肾部位疼痛。

如果肾移植后持续出现肾区微疼的症状，建议及时就医，以明确病因，并采取相应的治疗措施

移植肾病人发热的原因

1.免疫排斥反应

如果患者在肾移植后，出现了免疫排斥反应，可能会导致体温调节中枢出现异常，从而引起发热的情况。建议患者可以在医生指导下使用硫唑嘌呤、环孢素等药物进行治疗。同时，患者也可以通过温水擦浴的方式，达到降温的效果。

2.急性排斥反应

急性排斥反应是指移植肾在术后数天至数周内出现的一过性功能性异常，患者可能会出现发热、血尿、蛋白尿等症状。建议患者可以在医生指导下使用甲泼尼龙、吗替麦考酚酯等药物进行治疗。

3.术后感染

如果在肾移植手术后，患者没有做好护理工作，可能会导致细菌或病毒侵入体内，从而引起术后感染的情况。患者可能会表现为发热、乏力等症状。建议患者可以在医生指导下使用阿莫西林、头孢呋辛钠等药物进行抗感染治疗。同时，患者也可以遵医嘱通过温水擦浴的方式，达到降温的效果。

4.急性肾盂肾炎

如果患者在肾移植手术后，身体免疫力比较低，可能会导致细菌通过尿道进入肾盂部位，诱发急性肾盂肾炎，从而引起发热的情况。建议患者可以在医生指导下使用左氧氟沙星、阿莫西林等药物进行抗感染治疗。同时，患者也可以遵医嘱通过温水擦浴的方式，达到降温的效果。

5.急性肺损伤综合征

急性肺损伤综合征是指由于肺泡毛细血管损伤，导致肺泡内的氧气交换功能出现障碍的一种综合征，可能与肺部感染、肺栓塞等因素有关，患者可能会出现发热、咳嗽、呼吸困难等症状。建议患者可以在医生指导下使用醋酸泼尼松等糖皮质激素药物进行治疗。同时，患者也可以遵医嘱使用高流量吸氧的方式进行治疗。建议患者及时就医，明确具体病因后进行对症治疗，以免延误病情。在日常生活中，患者应注意饮食健康，可以适当进食富含蛋白质的食物，如鸡蛋、牛奶等，有助于补充机体所需营养，从而增强抵抗力，有助于疾病恢复。

根据上面的情况，如果肾移植后出现了发烧的情况，建议不要自己盲目吃退烧药，要及时到医院请医生帮忙查找一下病因。找到病因才能针对性治疗。对于发烧不要掉以轻心。

肾移植后病人出现血尿、蛋白尿的原因?

1.尿路感染

由于患者肾移植后免疫力降低,导致机体容易受到细菌等病原体感染,引起尿路感染,造成尿道黏膜充血、水肿,排尿时尿液刺激充血水肿的尿道黏膜,就会出现肾移植过后小便出血的情况,同时可伴有尿频、尿急、尿痛等症状。建议患者及时就医,进行尿常规、尿培养检查,明确诊断后,可在医生指导下使用左氧氟沙星片、阿莫西林胶囊等药物进行治疗。

2.肾功能恢复不佳

肾移植后如果恢复不佳,可能会导致肾脏功能减退,造成肾脏无法正常过滤水分和毒素,若毒素在体内大量蓄积,就会引起肾功能紊乱,从而导致肾移植过后小便出血,还可伴有食欲减退、乏力等不适。建议患者平时应控制饮水量,避免高盐食物的摄入,可遵医嘱服用百令胶囊、金水宝胶囊等药物,改善不适症状。

3.排异反应

肾移植后,机体排异反应可导致肾脏组织和血管受到损伤,若损伤部位发生在肾脏血管,则可引起出血,可表现为肾移植过后小便出血,还可伴有血压升高、血尿等不适。患者可在医生指导下应用环孢素软胶囊、他克莫司胶囊等药物治疗,必要时需进行手术治疗。

4.尿路结石

若肾移植过后,患者出现尿路结石,如输尿管结石或膀胱结石等,结石在排出的过程中,可能会划伤输尿管或膀胱黏膜,也会引起肾移植过后小便出血,还可伴有排尿困难、尿频等不适。患者可遵医嘱应用排石颗粒、肾石通颗粒等药物进行治疗,若结石较大,则需进行体外冲击波碎石术、输尿管镜碎石取石术等手术治疗。

5.蛋白尿明显

当蛋白尿比较明显的时候，好比如说 2 个加号甚至 3 个加号的时候，最好做 24 小时尿蛋白定量看看每天蛋白尿排泄的情况。需要做一些影像学的检查，除了移植肾的超声或者是 CT 以外，整个泌尿系统的检查也是非常必要的，特别是移植肾以后出现血尿的时候，除了要高度的警惕泌尿系统的感染，还要除外泌尿系统的肿瘤的问题。尿红细胞的检测也是非常重要的，如果这个蛋白尿比较多，同时甚至合并有肾功能损伤的时候，最好做移植肾的肾活检来看一看肾脏的病理类型。

肾移植以后出现蛋白尿血尿主要原因是肾脏移植以后出现排异反应或者移植肾脏出现了新的肾脏疾病。做尿常规查看是否有感染，做 24 小时尿蛋白定量查看蛋白尿排泄情况，泌尿系统影像检查排除泌尿系统感染或者肿瘤，有条件最好做尿红细胞检测和肾活检确认肾脏的病理类型。

肾移植后需要监测的指标

肾移植手术对于肾移植患者来说，只是走了一小步，手术结束后，病人病情稳定了，逐渐地恢复到正常健康人的生活轨道后，还需要持续的吃抗排斥药，这些抗排斥药物要跟随病人一生，抗排斥药物有副作用，因此，在肾移植后的生活中有些地方需要小心谨慎，肾移植后除了监测各项常规指标外，还需要监测药物可能导致的脏器损伤的指标以及药物的血药浓度。常规指标：血常规、肝肾功能、凝血功能、尿常规、便常规；药物的血药浓度；比较特殊的检查：抑制免疫功能检测，比如 T 淋巴细胞、B 淋巴细胞等功能。在此，嘱咐肾移植的病人移植后，即使自己觉得身体各方面感觉不错的情况下，一定也要定期的复查各项指标，评估身体状况，为抗排斥药物的调整提供依据。

肾移植术后发生早期肾功能不全的原因

部分肾移植的病人会出现早期的肾功能异常，这是肾移植术后医生、病人和家属都不愿意看到的情况。肾移植后早期肾功能不全，是指手术后移植肾已有功能，在观察期的 2 周内发生尿量减少和血肌酐升高。肾移植术后早期发生肾功能不全的原因有以下几方面。

1.移植肾本身就带有损伤

移植肾在接在受者身上之前就是损伤状态，即肾源质量本身就差，因为移植肾要经过摘取，保存运输，再缝合接入受者身上，各个环节移植肾都可能出现损伤，有损伤，就可能出现肾功能不全状态。

2.肾移植后肾功能未恢复

考虑移植时间和肾功能状态，因为肾功能好，移植前各项功能检查就没有问题，移植初期肾功能还没完全恢复，另外移植后肾功能恢复不好也对于移植肾正常运作有影响。

3.免疫抑制剂

药物浓度无法反应出人体免疫状态，移植后医生都是看浓度调药，很多人都是由于肾移植后药量过大，免疫抑制过度而出现病毒感染，免疫抑制过度还会出现药物毒性肾损伤，影响肾功能恢复，出现肾功能不全状态。

4.药物损伤

这里说的药物损伤是指除免疫抑制剂外的其他一些药物，术后所服用的很多药物都具有不同程度的肾毒性，比如普利类和沙坦类降压药、拉唑类保胃药、磺胺抗菌药等，或者不合理使用利尿剂。

5.缺血性损伤

比如移植肾主动脉血管由于各种原因导致的狭窄，血管狭窄会出现移植肾总血流量下降，严重会造成移植肾血流灌注不良，引起移植肾缺血性肾损伤。

6.加速或者急性排异反应或者心功能不全、低血压等这些情况，也是导致肾脏功能损害的原因

肾移植术后发生晚期肾功能减退的原因

在开始这个问题前，我们需要弄清楚什么是晚期肾功能减退？一般来说，在临床上肾移植术后发生晚期肾功能减退是指肾移植手术后 3 个月以上出现的肾功能减退，主要表现是病人的血肌酐水平缓慢进行性升高。多数病人尿量正常，大部分原因为慢性排异反应和慢性环孢素中毒导致的肾脏损害，同时，其他可能的原因还有基础肾病的复发，新的肾脏病变，如肾炎，还有泌尿道感染或泌尿系结石等的出现。如果病人在肾移植术后发生晚期的肾功能减退的情况，建议病人不要自行服用药物，同时也不要自行减药或者停药，应当尽快到正规医院进行诊断及治疗，避免因自行不当的用药，加重肾脏功能的进一步损害。

移植肾脏失功的原因

移植肾失功是指：血管接通后无尿排出，最常见的原因为超急排异，其次为急性肾小管坏死（ATN），其他尚有 CsA 中毒（环孢素 A 中毒）以及外科技术上的原因。淋巴毒实验阴性者很少发生超急排异，即使发生亦多在手术台上发现并诊断，但处理及其困难，通常需立即切除移植肾。活体肾移植很少发生 ATN，因热缺血时间很短，但若手术发生意外，如大出血、休克、受者血管严重硬化使缝合困难等，偶可发生 ATN。尸体肾移植 ATN 发生率达 40%，主要同肾的保存技术和方法、热或冷缺血时间、血管缝合时间及手术意外等有关。

夫妻间肾移植的条件

肾移植是治疗尿毒症比较有效的方式，到现在为止，肾移植手术的成功率并不算很高。并且手术后的排异性并没有得到很好的解决。在夫妻间实施的肾移植，明显高于尸体供肾移植的存活率。

夫妻间供肾移植的存活率等同于有血缘关系的亲属活体供肾移植，因为长期生活在一起的夫妻，在生活环境、饮食习惯上很相似，而且因为性生活的密切接触，生育过子女之后，双方体内就会有抗原的交换，细胞的嵌合，组织有相容的地方，从而形成免疫耐受，手术后排异性小。据有关专家研究表明，亲密关系较好的夫妻相互之间的体液得以充分交流；因此当其中一方需要移植对方的器官时，其排斥性会明显地降低。因此，符合共同生活 2 年以上的条件，血型相符的夫妻，即可进行肾移植，临床效果很好。

肾移植后必须终身服用抗排异药物吗？

为了保证移植肾脏在体内生存下去，肾移植患者需要终身服用免疫抑制剂，以抑制免疫细胞对新肾脏的识别和攻击，防止免疫反应的发生。

答案必须终身服用。我们的人体是一个非常神奇的也非常聪明的器官，身体里有一群细胞叫免疫细胞，免疫细胞时时刻刻保护我们不受到外来的毒物或者细菌病毒的侵害，它能分辨我们身体的哪些东西是侵入的而不是你的，比如识别病毒、细菌，甚至我们手上扎了个刺，它都能把它们排出体外，而且也保护我们人体不经常感冒不经常生病。

而肾移植就是把原本不属于你的肾脏放在你的身体里，代替你已经坏掉的肾脏继续工作，这个时候身体的免疫细胞就会产生免疫反应，它发现这个器官不是自己的，就会想办法召集各种的其他细胞来攻击它，想办法把不属于你的细胞或器官，也就是说移植肾要清除掉。那这个时候为了保证我们这颗移植肾脏继续在我们体内生存下去，就得通过一些叫作免疫抑制剂来抑制免疫细胞对这个新肾脏的识别，不让它对这个新肾脏发起攻击，这样人体就不会有免疫反应，也不会形成抗原抗体损害肾脏，因此这个肾脏就生存下来为新主人工作了。如果病人要是不吃免疫抑制剂，自身的免疫细胞就像士兵一样，把新移植进来的肾脏打倒、打死，这颗移植肾就白白地移植了，所以肾移植的病人是需要终身服用免疫制剂的。

肾移植术后的护理

肾移植后要做好患者的心理疏导，并通过饮食调理、日常护理、定期检查等方式护理。

1.心理疏导

对于肾移植的患者，家属要做好患者的心理疏导，避免心理压力过大，患者日常要保持积极健康的情绪以及乐观的心情，可有效帮助患者病情的康复。

2.饮食调理

对于肾脏移植的患者，日常要注意保持良好的饮食习惯避免高油脂、高脂肪、高糖类的食物，保证必需蛋白质或氨基酸的摄入，同时多吃一些富含维生素的食物，避免暴饮暴食。

3.日常护理

对于肾脏移植的患者，日常要保持室内空气的通畅，定期进行紫外线消毒，防止细菌感染或者是交叉感染，日常可适当锻炼身体，避免劳累过度。

4.定期检查

肾移植后，患者要定期去医院测身体生命指征，如心率、体温、血压、尿常规等，在肾移植后容易发生排斥反应，可在医生的建议下合理服用药物。

如果肾移植后身体有其他不适症状，应及时去医院检查，并根据患者的具体情况，在医生的帮助下积极治疗，避免给身体造成更严重伤害。

移植肾并发症的预防及护理

1.感染

感染是肾移植术后最常见的并发症，也是造成病人死亡的主要原因，其主要是因为病人接受大量的免疫抑制药治疗，使机体对各种病菌的抵抗力大大降低，极易引起感染，特别是肺部感染发生率最高。

2.出血或血肿

出血或血肿是肾移植早期最常见的并发症之一，出血部位常为皮下及肌层，血管吻合口，输尿管的断端，多发生在术后1～2天内．表现为伤口渗血，负压引流管持续大量引流出鲜红血液，严重时出现移植肾区突然肿大及胀痛，继而血压下降，甚至休克。因此，手术后病人应平卧1周，并严密监测引流的颜色、性状、量及生命体征的变化。

3.消化道出血

多发生在急性排斥反应，用大量激素"冲击"治疗后．为防止消化道应激性溃疡出血，移植术后必须应用保护胃黏膜及抗酸类药物。

4.尿瘘

表现为肾移植术后，病人尿量减少，腹壁伤口有尿液外渗。一旦出现尿瘘，做负压吸引，保持伤口下敷料干燥；留置导尿，保持导尿管通畅。尿瘘一般能自行愈合，如不愈合，则手术处理。

肾移植术后病人的健康教育要点

肾移植后病人在生活和服用药物过程中有许多需要注意的事项。

（1）终身服用免疫抑制药物。指导病人掌握服用药物的方法和剂量，注意事项及不良反应的观察。

（2）应加强预防与治疗感染。

（3）保护移植的肾脏免受外界的伤害。移植肾一般置于髂窝内，距体表较近，且无脂肪囊保护，故缺乏缓冲能力，在受外力挤压时极易挫伤。

（4）注意对尿量、尿色的观察，定期进行尿蛋白，尿比重，血色素及肾功能的测定，注意有无慢性排异的发生。

（5）进行适当的锻炼，提高机体抗病能力，为恢复工作创造条件。

（6）定期复诊。一般出院后第 1 个月周复查 2 次，第 2 个月周复查 1 次，第 3 个月周复查 1 次，至术后半年每个月复查 1 次，若病情有变化，随时就诊。

参考文献

[1] 葛均波，徐永健，王辰. 内科学（第 9 版）. 北京：人民卫生出版社，2018，9

[2] 陈孝平，汪建平. 外科学（第 9 版）. 北京：人民卫生出版社，2018，8

[3] 王辰，王建安. 内科学（第 3 版）. 北京：人民卫生出版社，2015，9

[4] 赵玉沛，陈孝平. 外科学（第 3 版）. 北京：人民卫生出版社，2015，8

[5] 王海燕，赵明辉. 肾脏病学（第 4 版）. 北京：人民卫生出版社，2020，12

[6] 陈香美. 血液净化标准操作规程. 北京：人民卫生出版社，2021，11

[7] 陈香美. 腹膜透析标准操作规程. 北京：人民卫生出版社，2021，11